PROMOVER A SAÚDE:
DOS FUNDAMENTOS À ACÇÃO

ISABEL LOUREIRO
NATÉRCIA MIRANDA

PROMOVER A SAÚDE:
DOS FUNDAMENTOS À ACÇÃO

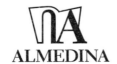

PROMOVER A SAÚDE:
DOS FUNDAMENTOS À ACÇÃO

AUTORAS
ISABEL LOUREIRO
NATÉRCIA MIRANDA

EDITOR
EDIÇÕES ALMEDINA, SA
Av. Fernão Magalhães, n.º 584, 5.º Andar
3000-174 Coimbra
Tel.: 239 851 904
Fax: 239 851 901
www.almedina.net
editora@almedina.net

DESINGN DE CAPA
FBA

PRÉ-IMPRESSÃO | IMPRESSÃO | ACABAMENTO
G.-C. GRÁFICA DE COIMBRA, LDA.
Palheira – Assafarge
3001-453 Coimbra
producao@graficadecoimbra.pt

Novembro, 2010

DEPÓSITO LEGAL
319329/10

Os dados e as opiniões inseridos na presente publicação
são da exclusiva responsabilidade do(s) seu(s) autor(es).

Toda a reprodução desta obra, por fotocópia ou outro qualquer
processo, sem prévia autorização escrita do Editor, é ilícita
e passível de procedimento judicial contra o infractor.

Biblioteca Nacional de Portugal – Catalogação na Publicação

LOUREIRO, Isabel, e outro
Promover a saúde: dos fundamentos à acção / Isabel Loureiro,
Natércia Miranda
ISBN 978-972-40-4399-9

I – MIRANDA, Natércia

CDU   613
      614

AGRADECEMOS

a Lawrence Green, *pelo constante estímulo à produção deste livro e por ter autorizado a utilização de esquemas e extractos de textos de sua autoria,*

a Isabel Andrade, *pelo apoio incansável na pesquisa e organização das referências bibliográficas,*

a Vítor Ramos e a José Manuel Pereira Miguel, *pelos contributos técnicos e incentivo permanente,*

a Cipriano Justo e a Nuno de Miranda, *pela revisão do texto e encorajamento,*

a Marta Cerqueira, *pela permanente disponibilidade,*

às nossas famílias, *pela sua compreensão e paciência,*

e a todos *os que, de uma forma ou de outra, apoiaram este trabalho.*

PREFÁCIO

Promoção da saúde pode definir-se como o conjunto de esforços realizados colectiva e individualmente para que se concretize o potencial máximo de saúde a que podemos aspirar. Isto, que parece simples de equacionar, é tarefa complexa, urgente e exige esforço e empenhamento. É disto que nos fala este livro, um manual bem escrito e bem fundamentado, que nos convida a advogarmos a causa e a praticarmos as intervenções necessárias. Todos somos chamados a colaborar: o cidadão em geral, os profissionais de saúde, os políticos, os autarcas, os professores, as famílias. Ninguém deve eximir-se.

A necessidade urgente de desenvolver a promoção da saúde advém de um direito e da expectativa natural de todo o ser humano. Acresce que o aumento de frequência das doenças crónicas e a persistência e reemergência de muitas doenças infecciosas, por todo o mundo, se não consegue resolver com as abordagens médicas tradicionais, orientadas sobretudo para o diagnóstico e tratamento dos doentes e menos para a prevenção. Concorrem ainda o envelhecimento das populações e o aumento imparável dos custos com as tecnologias e os recursos humanos tornando difícil uma resposta adequada dos sistemas de saúde. Note-se que na perspectiva da promoção da saúde o envelhecimento pode e deve ser enriquecedor tanto para o indivíduo como para a sociedade.

Numa analogia antiga propunha-se que em vez de gastar avultados recursos tentando resgatar as pessoas afogadas num rio, se procurasse evitar que caíssem ao mesmo. É essa a promessa salvífica da promoção da saúde, assente na compreensão das causas da saúde (os determinantes da saúde, sobretudo os de índole social) sobre as quais é forçoso actuar, de forma concertada. Há de facto necessidade em estabelecer consensos e compromissos entre todos os sectores sociais quanto aos objectivos a atingir. Esta presença da preocupação "saúde" em todas as políticas é hoje internacionalmente aceite como a via mais promissora, se exercida a todos os níveis, do global ao local.

São de destacar a este propósito as experiências inovadoras e o repto que as Autoras lançam aos Municípios, nível ímpar para a concertação de políticas em torno de objectivos de saúde locais, democraticamente estabelecidos. Da história chegam-nos os ecos das reformas de Ricardo Jorge e como falta cumprir-se este desígnio que tantos frutos tem dado sobretudo nos países nórdicos.

O livro pugna ainda por uma adequada capacitação dos cidadãos e das comunidades. É também já hoje largamente admitido que a saúde beneficia de escolhas livres e informadas dos cidadãos. Estas, para existirem, requerem um esforço particular dos sistemas de saúde, centrado nos interesses do cidadão e não nos dos seus funcionários, e que as sociedades sejam efectivamente democráticas, assentes na participação (incluindo na tomada de decisões). As circunstâncias que afectam a saúde são dinâmicas e o equilíbrio instável, por isso, os mecanismos de acompanhamento e o diálogo permanentes indispensáveis.

Central também à promoção da saúde é a preocupação com as assimetrias em saúde, sobretudo as que são desigualdades mais óbvias e gritantes, que designamos por inequidades em saúde, com isto querendo assinalar o seu carácter injusto ou imoral. A promoção da saúde tem aqui mais um imperativo ético que muito a enobrece.

A obra em apreço não se esgota na explicação dos conceitos e na fundamentação dos métodos usados em promoção da saúde, leva-nos até ao planeamento e à forma de delinear as intervenções. Cabe perguntar como se teria podido chegar a tantas e importantes conclusões se não tivesse havido uma investigação científica, no âmbito da saúde, das ciências sociais, da psicologia e das ciências da educação, que as suportasse. Esta interrogação lembra-nos a necessidade de desenvolver mais a investigação aplicada entre nós. Mais investigação-acção, investigação qualitativa, translacional (para a comu-nidade) e tantas outras facetas essenciais ao progresso e tantas vezes menosprezadas. Por isso, a última reorganização do Instituto Nacional de Saúde Doutor Ricardo Jorge contemplou uma unidade de promoção da saúde que se espera possa ser mais um esteio no desenvolvimento deste campo em Portugal.

Concluo elogiando as Autoras pelo seu magnífico trabalho, fruto de longa experiência, estudo e reflexão e faço votos para que os seus ensinamentos estimulem todos os que dentro e fora do sector da Saúde lutam por mais saúde para todos.

Lisboa, 21 de Outubro de 2010

JOSÉ PEREIRA MIGUEL
*Professor Catedrático de Medicina Preventiva
e Saúde Pública da Faculdade de Medicina da Universidade de Lisboa
e Presidente do Instituto Nacional de Saúde Doutor Ricardo Jorge*

FOREWORD

In the same year that this book appears, the global declining trend line for mortality from infectious diseases crossed the rising trend line for chronic diseases. These trends forced a growing recognition that our health care systems, especially hospitals and public health programs, were rapidly becoming anachronisms. They were designed to deal with the prevention and medical care of acute, infectious conditions, while the increasingly prominent health conditions were ones that must be prevented with changes in the behavior and lifestyle of whole populations, and the social environments, experiences and resources that produce those behaviors. This book bravely summarizes the short history of the new field of health promotion emerging from the longer history of health education, and how it can be planned, managed and evaluated to maximize its benefits to whole populations.

The authors present this recent development in the broadest perspective of international initiatives, world conferences, and declarations of the World Health Organization and the United Nations. My great hope is that this book will be translated to other languages, because it has great value to all the countries of the world in their struggle to reform their outdated medical care systems, to confront the commercial forces drawing whole populations into unhealthful lifestyles, and to strengthen their neglected public health infrastructures to address the new morbidities and mortalities. Besides the historical context, they also cast the new field's principles in the context of the world's philosophers and the competing paradigms of pathogenesis and salutogenesis--one preoccupied with intervening on the illness process, the other with creating environments and living conditions that promote a wellness process. The latter emphasizes some features of this "new public health," as health promotion has been viewed, such as developing "social capital," and policies in all sectors of society that protect or promote health. These lead to the ecological perspective of forces in the social, economic, psychological and physical environments of everyday living that shape healthful behavior and health itself. That perspective saves a place for health education, among the major dimensions of health promotion, for people in democratic societies will always retain a degree of autonomy and self-determination, even in the face of policies and regulations that would constrain or dictate their behavior.

This book strikes a harmonious balance between the "victim blamers" who would place the full responsibility of health on individuals, regardless of their economic or social condition, and the "system blamers," whose arguments taken to an extreme would exonerate individuals from any responsibility or freedom, putting the responsibility entirely on the state to shape their behavior and living conditions, leaving little room for personal choice and autonomous decision making. Often forgotten in attempts to apply the ecological model to public health is the central ecological principle of reciprocal determinism—that environments not only influence behavior, but behavior also influences the environment. Individuals, especially acting in concert with others in community efforts, can preserve and modify their environments to protect and promote their health. They must do this at least in part through participation in the political processes of their communities, to promote health for all, but also the reduce inequalities and disparities in the determinants of health. Health literacy, health education, social mobilization, and media advocacy aid them in this participatory process of promoting health.

Building on these solid foundations for health promotion, the authors present systematic procedures and evidence-based methods for engaging populations in assessing their health needs, designing interventions and programs to address those needs, and implementing programs. Because evidence-based interventions are always limited in their applicability to populations other than those in which the studies of their efficacy were conducted, the authors include in their chapter on planning, a section on research methods by which communities can produce their own practice-based evidence to complement the scientific literature's evidence-based practices. This book thus completes the circle of science to practice and back. It should be a valuable resource on the desk of every health planner, program manager, and other health promotion professional.

Professor LAWRENCE W. GREEN, DrPH, *DScHonoris Causa*

San Francisco, CA, USA, 21st September, 2010

SIGLAS

ASAP	Adolescent Social Action Program
CAN	Centro de Apoio Nacional
CHOICE	CHOose Interventions that are Cost Effective
EUPHID	European Health Promotion Indicators Development
HIA	Health impact assessment
HMSO	Her Majesty's Stationery Office
CDC	Centers for Disease Control
CDSS	Comissão dos Determinantes Sociais da Saúde
CSDH	Comission of Social Determinants of Health
CSP	Cuidados de Saúde Primários
DALYs	Disability Adjusted Life Years
DGS	Direcção Geral da Saúde
EC	European Comission
ECDPM	European Centre for Development Policy Management
ESSS	Escala de Satisfação com o Suporte Social
EVA	Evaluation
FAO	Food and Agriculture Organization
HLY	Healthy Life Years
I & D	Investigação e desenvolvimento
INA	Instituto Nacional de Administração
IOM	Institute of Medicine
IUPHE	International Union for Health Promotion and Education
MHI	Mental Health Inventory Scale
NCD	Non Communicable Diseases
NCL	National Civic League
OCDE	Organização para a Cooperação e Desenvolvimento Económico
ODM	Objectivos do Desenvolvimento do Milénio

OEDT	Observatório Europeu da Droga e da Toxicodependência
OMS	Organização Mundial de Saúde
ONG	Organização Não Governamental
PATCH	Planned Approach to Community Health
PNS	Plano Nacional de Saúde
PRECEDE	Predisposing, Reinforcing, Enabling, Constructs in Educational/Ecological Diagnosis and Evaluation
PRECEDER	Predisposição, Reforço, Empowerment, Conjugados na Educação e Diagnóstico Ecológico e de Recursos
PROCEDER	Políticas, Regulação, Organização, Conjugados na Educação e Desenvolvimento Ecológico e de Recursos
PROCEED	Policy, Regulatory, Organizational, Constructor in Educational and Environmental Development
RE-AIM	Reach, Effectiveness, Adoption, Implementation and Maintenance
REEPS	Rede Europeia de Escolas Promotoras de Saúde
RGR	Recursos Generalizados de Resistência
RNEPS	Rede Nacional de Escolas Promotoras da Saúde
SOC	Sense of Coherence (Sentido de Coerência)
UK	United Kingdom
UNCED	United Nations Conference on Environment and Development
UNDP	United Nations Development Programme
UNESCO	United Nations Educational, Scientific and Cultural Organization
UNICEF	United Nations Children's Fund
WHCA	World Health Communication Associates
WHO	World Health Organization

I – INTRODUÇÃO

"É necessário olhar para os seres humanos como fins em si e não como meios para atingir outros fins".
IMMANUEL KANT

É amplamente reconhecida a ligação entre saúde e desenvolvimento humano e económico. A saúde é uma condição para o desenvolvimento pessoal e um investimento no futuro. É a base da produtividade no trabalho, da capacidade de aprender na escola e do bem-estar intelectual, físico e emocional. Não é apenas o resultado do desenvolvimento, mas um caminho para o atingir (United Nations, 2000).

Em termos económicos, saúde e educação são as duas pedras fundamentais do capital humano (WHO, 2001). *"Um bom nível de educação e de saúde têm valor intrínseco para o bem-estar das pessoas. Os dois estão estreitamente ligados: a educação ajuda a melhorar a saúde e uma boa saúde contribui para uma melhor educação. Além disso, a educação favorece o crescimento económico e o aumento do rendimento de pessoas pobres. As melhorias na saúde também geram retornos significativos."* (UNDP, 2003, p.68).

Amartya Sen, prémio nobel da Economia em 1998, considera a liberdade de participação política e a oportunidade de receber educação básica e cuidados de saúde como componentes do desenvolvimento e contributos para o progresso económico (Sen, 1999) afirmando que a saúde, como a educação, se encontra entre as capacidades básicas, que dão valor à vida humana.

O Programa de Desenvolvimento das Nações Unidas (UNDP, 1990, 2003) assume que o desenvolvimento humano é o processo de alargamento das escolhas das pessoas, conduzindo, idealmente, a uma vida longa e saudável, a um bom nível de educação e à obtenção dos recursos necessários para um padrão de vida condigno. Assim, o índice de desenvolvimento humano é avaliado segundo três vertentes: esperança de vida com saúde[1] (longevidade, com saúde), grau de literacia e capacidade de controlo dos recursos.

Os Objectivos de Desenvolvimento para o Milénio (ODM), adoptados por 189 países (United Nations, 2000), estabelecem como linha prioritária o desenvolvimento económico e a erradicação da pobreza, esta entendida como a privação ou falta de acesso aos meios através dos quais os indivíduos podem realizar, em plenitude, o seu potencial. Outros objectivos incluem a garantia dos direitos humanos, da democracia e boa governação, a protecção dos mais vulneráveis e a defesa do ambiente comum.

Para a Organização Mundial de Saúde (OMS) é necessário garantir que todos tenham condições facilitadoras de acesso aos cuidados de saúde, à informação, ou a ambientes que capacitem para vidas mais saudáveis (WHO, 2003).

Os objectivos apontados relacionam-se todos eles com a Promoção da Saúde, quer quanto aos valores subjacentes, quer quanto às estratégias e às competências necessárias para os concretizar. A Comissão dos Determinantes Sociais para a Saúde, líder do processo ODM, apontou como objectivos até 2015, a melhoria da educação, da capacitação das mulheres, o desenvolvimento de cuidados de saúde (materna, infantil, controlo das doenças epidémicas), a protecção ambiental, um sistema justo de comércio, a diminuição da pobreza e da fome. Os ODM reconhecem que muitas das doenças crónicas não transmissíveis, incluindo as doenças cardio-vasculares, a diabetes, as doenças mentais e o cancro, podem ser abordadas de forma efectiva com intervenções de baixo custo, utilizando em especial acções de prevenção relacionadas com a alimentação, a actividade física, o uso do tabaco, o estilo de vida. Nos países pobres, a experiência sugere que as abordagens que preparem os sistemas de saúde para fazer face às doenças infecciosas e investir na saúde reprodutiva, serão capazes de melhorar, também, a capacidade de resposta às doenças não transmissíveis.

---

[1] Healthy life expectancy (HALE) – uma medida que procura abranger toda a experiência de saúde da população e não somente a mortalidade (WHO – The European Health Report 2002. Copenhagen: WHO Regional Office for Europe, 2002. p.15.).

A melhoria de determinantes da saúde como a pobreza, o acesso aos bens, incluindo a educação, a capacidade de ouvir os cidadãos, tem de ter por base políticas que promovam a democracia, ambientes saudáveis, rendimentos económicos capazes de satisfazer, pelo menos, as necessidades básicas, serviços de saúde próximos das pessoas e um nível de literacia dos cidadãos que seja habilitante para opções críticas e fundamentadas. Terá sido, por isto, certamente, que a garantia da liberdade de escolher um estilo de vida saudável foi um exemplo escolhido por Sen para ilustrar a sua definição de desenvolvimento humano (Sen, 1999).

A Comissão em Macroeconomia e Saúde (WHO, 2001) defende a necessidade de posicionar o sector da saúde num contexto mais vasto de Promoção da Saúde. Uma política de saúde efectiva requer a compreensão detalhada de que as condições locais – ecológicas, sociais, demográficas, económicas e políticas – afectam a saúde e precisam de ser abordadas segundo uma estratégia de saúde pública. O conhecimento epidemiológico – quem sofre e quem morre, onde, quando e por que causa – deve ser melhorado pois é uma das principais ferramentas para o controlo das doenças. A Comissão considera que são necessários investimentos importantes e mudanças de comportamento em muitas áreas-chave para além dos que se fazem no sector dos serviços de saúde. A saúde, sendo um objectivo prioritário, é, também, uma questão central para o desenvolvimento e redução da pobreza.

O modelo de desenvolvimento da saúde integra os valores da democracia e do *empowerment* dos cidadãos e das comunidades e procura explicar os fenómenos de saúde e de doença segundo uma abordagem sistémica e holística. Neste paradigma estão alicerçadas as premissas que enformam toda a estratégia de mudança que a Promoção da Saúde representa e que se desenvolvem ao longo deste livro.

II – A SAÚDE E OS PARADIGMAS DA SAÚDE

1. Conceitos de saúde

A Promoção da Saúde é o resultado dos avanços da investigação científica, das conquistas sociais e da evolução do conceito de saúde que remonta a períodos anteriores ao início da medicina científica.

A ligação entre a saúde e o sobrenatural, atribuindo aos deuses, como Apolo ou Asclepius, o poder sobre a saúde e a doença, era a visão antes de Hipócrates (sec.V-VI a.C.) responsável pelo processo de separação entre a religião e a medicina. Defendendo o pensamento dedutivo e a argumentação lógica, estabeleceu os princípios da medicina científica. Recusou a explicação do estado de doença como resultado de comportamentos imorais e atribuiu-o a factores ambientais, físicos e sociais, colocando a responsabilidade sobre o indivíduo e a comunidade como um todo.

O *Corpus,* tratado de medicina, atribuído a Hipócrates, passa a constituir a principal referência para o exercíco da medicina, desprovido de magia e intervenção sobrenatural. Para Hipócrates, o estado de saúde/doença dependia do equilíbrio entre o ambiente interno – o corpo humano – com os seus quatro humores (bílis negra, bílis amarela, sangue e fleuma) com o ambiente externo (clima, ar, comida, bebida). Para a restauração da saúde os médicos passaram a prescrever, numa óptica holística, não só uma dieta específica para o doente, mas também banhos, massagens, exercícios de ginástica e mesmo mudanças de clima.

A teoria hipocrática dos quatro humores, que coloca o ser humano no centro do universo, vem a ser reforçada por Galeno (séc. II a. C.). Galeno contribuiu para o diagrama que a seguir se apresenta e que constitui a referência principal da medicina até ao século XVII, altura em que Descartes, através da sua visão dualista, começa a permitir novas práticas.

FIGURA 1
Teoria dos quatro humores: representação em diagrama

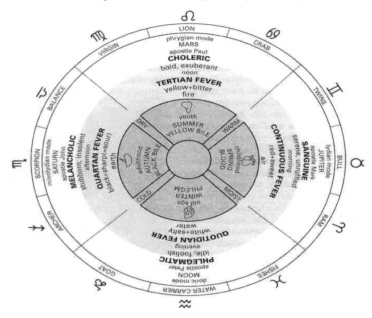

Fonte: Loudon, I. – Western medicine. Oxford: Oxford University Press, 1997. p.32

Aparentemente, muitos dos elementos hoje valorizados mantiveram-se ao longo dos séculos, com maior ou menor ênfase em cada época. O ser humano vai construindo as suas aspirações e bem-estar com base na experiência, sobre a qual também se alicerçam os fundamentos da educação. É a essência do ser humano que se vai manifestando através de várias expressões, do corpo e da mente, hoje reunidos de novo, de uma forma integrada, como já tinham estado, durante séculos, antes de Descartes.

Assim, o conceito de saúde, desenvolvido ao longo do tempo, primeiro com uma larga abrangência e, posteriormente, mais restrito a uma visão bio-médica, desperta novamente para um entendimento da pessoa na sua totalidade, no seu ambiente físico, psíquico e social.

Antes da era cartesiana, a relação médico/doente assentava na unidade do corpo com a mente. Actualmente, está refeita esta integração que é uma das bases da Promoção da Saúde.

Aquele conceito reflecte a importância atribuída quer ao ambiente interno quer ao externo e à sua interrelação, vindo a encontrar-se nas definições de saúde do século XX, como a da OMS (WHO, 1948), a de Antonovsky (1979) e, mais recentemente, em estudos sobre stresse e psiconeuroimunologia (Damásio, 2003; Goleman, 2003).

A OMS define saúde (WHO, 1948) de uma forma positiva mas estática: "é um estado de completo bem-estar físico, mental e social e não mera ausência de doença ou enfermidade". Dubos (1960) consegue imprimir-lhe um carácter de dinamismo da parte do indivíduo: "é o estado de adaptação ao meio e a capacidade de funcionar em melhores condições nesse meio"; e comenta "A ilusão de que a saúde e a felicidade perfeitas estão ao alcance das possibilidades humanas, floresceu sob muitas formas ao longo da história..." e a saúde deve ser "um *modus vivendi* que permite a seres humanos imperfeitos viver uma existência compensatória e não excessivamente dolorosa quando enfrentam um mundo imperfeito".

A Conferência de Alma-Ata, em 1978, considera a saúde não uma finalidade em si mesma mas "um recurso que deve estar ao alcance de todos para o desenvolvimento progressivo das comunidades"; é uma perspectiva centrada sobretudo na comunidade como receptora dos vários contributos individuais. O conceito de serviços de saúde passa a abranger outros sectores sociais, considerados imprescindíveis para promover a saúde. Também em 1978, o Congresso de Médicos e Biólogos de Língua Catalã traz uma nova definição para saúde: "é a forma de viver que é autónoma, solidária e profundamente gozosa; o *locus* de controlo está dentro do próprio indivíduo". Coloca o indivíduo no centro (Congreso de Médicos y Biólogos de Lengua Catalana, 1978).

Ainda hoje não se pode dizer que o caminho esteja completado. Se na Idade Média a peste bubónica e a sífilis, que dizimaram grande parte da população na Europa, foram consideradas, por muitos, como castigo divino, culpando judeus e "marginais", hoje continua a existir uma representação social estigmatizada, por exemplo, sobre quem está infectado com o VIH.

Nos anos 80, a Organização Mundial de Saúde (OMS) posiciona-se, em definitivo, no processo de promoção da saúde, vindo a realizar a 1ª Conferência Internacional sobre Promoção da Saúde em que adopta uma carta para a promoção da saúde, a "Carta de Ottawa" (International Conference, 1986).

Em 1998 a OMS afirmava que a Promoção da Saúde é *o processo que assegura às pessoas os meios para terem maior controlo sobre o seu nível de saúde e serem capazes de o melhorar. Para alcançar um completo bem-estar físico, mental e social, um indivíduo ou grupo deve ser capaz de determinar e atingir as suas próprias aspirações, satisfazer as suas necessidades e influenciar o ambiente. A saúde é considerada como um recurso para o dia-a-dia, não um objectivo de vida. É um conceito positivo, para além das capacidades físicas, que valoriza os recursos individuais e sociais. A promoção da saúde não é da exclusiva responsabilidade do sector da saúde, vai para além dos estilos de vida e visa o bem-estar.* (WHO, 1998).

Deste modo, a OMS passa a considerar a saúde como a capacidade de desenvolver o potencial próprio e responder de forma positiva aos problemas do ambiente, sendo encarada como uma componente indispensável ao desenvolvimento económico.

2. A evolução da Medicina e das estratégias para obter saúde

A ligação entre o ser humano, o seu estilo de vida e o ambiente era clara para Hipócrates cujas intervenções, considerando o indivíduo na sua globalidade, consistiam, sobretudo, em abordar o estilo de vida, dando particular atenção à alimentação, actividade física, repouso e ao ambiente em que vivia. Mais tarde, Galeno e Avicena desenvolveram a abordagem holística de Hipócrates e preocuparam-se com a higiene e a situação psicológica dos doentes, dando um importante contributo na educação para a saúde (Modolo, 1999).

No ano 1000 foi fundado, em Itália, o Schola de onde emergiu o *"Regimen Sanitatis Salerni"*, um conjunto de recomendações para uma vida saudável e prevenção da doença, com informação que foi seguida durante séculos e que assentava em três pilares: *"mens laeta, requies, moderata diaeta"*[2] com espírito de observação e respeito pela natureza.

A Saúde Pública permaneceu à parte da esfera dos médicos durante muitos anos até à necessidade do confronto com as grandes epidemias, quando a atenção se voltou a concentrar também na importância do ambiente.

---

[2] "Mente feliz, descanso e alimentação moderada (tradução das autoras).

Na Europa, nos séculos XIII a XVI, nas tentativas de controlo da epidemia de peste bubónica, a ligação do estado de saúde/doença às condições sanitárias foi particularmente tida em conta; foram preconizadas medidas de quarentena, em Veneza e noutras cidades.

Com o processo crescente de urbanização, o papel dos municípios foi-se tornando particularmente importante, sendo chamados a responder pelo diagnóstico e prognóstico da saúde dos seus munícipes. A necessidade de intervenção governamental e a profissionalização e especialização da prática médica foram sendo paulatinamente reconhecidas e foi-se investindo na formação, cada vez mais cuidada e aprofundada, em universidades.

No século XVII, Descartes estabelece uma nova linha de pensamento "cartesiano" a qual, com base na dúvida metódica, se constitui como fundamento da investigação científica. Descartes separa a mente do corpo, num processo que veio a ser conhecido como dualismo. Fica, assim, desmembrada a abordagem orgânica, integrada, mente-corpo, que predominou desde Hipócrates até àquela altura. A nova orientação vem facilitar o estudo do corpo humano, até então dificultado por questões religiosas.

A perspectiva cartesiana passou a dominar tanto a investigação como a prática em Medicina. Mas teve, também, como resultado, a sub-valorização das consequências psicológicas das doenças do corpo, propriamente dito, as chamadas doenças reais. As perturbações mentais quase passam a ser ignoradas, só voltando a ser levadas em linha de conta muito mais tarde. Segundo António Damásio, mais negligenciado tem sido, ainda, o inverso, ou seja, os efeitos dos conflitos psicológicos no corpo (Damásio, 1994, p. 256).

Após a descoberta de Harvey sobre a circulação sanguínea, também no século XVII, os progressos na Medicina foram enormes. Sintomas, auscultação, percussão, vieram a tornar-se, no século XVIII, a base do diagnóstico, substituindo a teoria dos humores. O diagnóstico físico e a história clínica passam a constituir uma componente crítica da arte do médico, segundo Laennec (1781-1826), o inventor do estetoscópio (Loudon, 1997). Em 1796, Jenner descobre a primeira vacina, a vacina contra a varíola e faz-se um grande investimento na educação das mães e amas, esboçando-se uma linha de intervenção em saúde materno-infantil.

Com a revolução industrial, os movimentos pelo reconhecimento dos direitos humanos e as reivindicações pela melhoria das condições de segurança no trabalho, levaram a algumas conquistas às quais não é alheio o papel de muitos médicos envolvidos nestes movimentos. No final do século XVIII a Revolução Francesa veio alterar o panorama europeu ao nível da participação dos cidadãos nas decisões políticas. A fundação de hospitais, a melhoria da organização médica e as leis da Saúde Pública apareceram associadas à consolidação da autoridade municipal e do Estado. Ao mesmo tempo que se verifica uma progressiva medicalização, dão-se enormes transformações sociais que demonstram que a saúde é um campo muito mais vasto do que a simples intervenção médica.

A ligação dos padrões de mortalidade às condições sócio-económicas surge em 1820, com Louis-René Villermé, um dos fundadores da estatística em saúde pública, que analisou a relação entre dados económicos e a mortalidade em Paris (Villermé, 1830).

Chadwick, em 1839, encomenda um estudo a três médicos sobre a relação entre pobreza e doença. Trata-se de um dos primeiros estudos que evidencia que a pobreza é um dos principais determinantes da saúde. Segue-se o Relatório das Condições Sanitárias da População Trabalhadora da Grã-Bretanha em 1842 (Chadwick, 1843) em que se expõem as ligações entre as más condições de vida e a menor esperança de vida, a redução da eficiência no trabalho e o aumento do crime e da violência entre os pobres. Este relatório está na origem da primeira lei de saúde pública do Reino Unido. Nele se reconhece a importância da melhoria das condições de trabalho, da higiene e saneamento do meio ambiente na saúde individual e colectiva e na diminuição do risco de disseminação de doenças contagiosas, agravado por uma progressiva concentração de habitantes. Também, tendo em conta a relação entre trabalho e saúde, em 1883, Bismark, na Alemanha, tornou obrigatório o seguro de saúde, pago, no entanto, pelos próprios trabalhadores.

Friedrich Engels (1845) leva a cabo uma profunda análise económica e política sobre o impacte da industrialização e urbanização nas condições de vida dos trabalhadores, proporcionando os fundamentos para uma análise marxista da saúde urbana (Engels, 1958). Karl Marx e Friedrich Engels defendem a necessidade de uma transformação radical da sociedade face às condições de trabalho de então. A integração dos movimentos de trabalhadores na mediação política para obtenção de melhores condições de trabalho e de vida, representa a implicação da comunidade na tentativa de controlar o seu destino. Nesta altura, a participação de médicos socialistas e liberais nas administrações locais e parlamentos testemunha o valor dado à intervenção política ligada à saúde.

O pensamento sobre a medicina gerou polémica entre uma abordagem materialista da medicina e outras formas de entender a prática profissional no campo da saúde. Florence Nightingale marcou um novo paradigma da prática da enfermagem considerando que cada ser humano, com capacidade auto-organizativa, não só está ligado ao seu ambiente como é capaz de o influenciar. O cuidado, a pessoa, a saúde e o ambiente, passam a constituir-se nos quatro pilares do exercício da profissão (Loudon, 1997).

Pasteur e Koch, ao descobrirem as bactérias, desencadeiam a teoria do germe, Virchow a da célula, abrindo caminho à etiopatogenia e ao desenvolvimento racional de estratégias para tratar as doenças, desde medidas anti-sépticas e de educação sanitária, ao uso de medicamentos. Koch continuou a apontar como linhas de conduta para proteger a saúde:

1. acção pública sobre o ambiente para evitar a disseminação de microorganismos;
2. as acções das pessoas para promover a saúde e, sobretudo, corrigir comportamentos.

Virchow, em 1848, afirmou que "a medicina é uma ciência política e a política não é outra coisa senão a medicina em larga escala" (Hayek, 1994).

Nos finais do século XIX a higiene do trabalho centrou as questões da saúde em medidas de responsabilidade individual e colectiva. Surgem, nesta altura, duas novas disciplinas: Higiene e Educação para a Saúde.

Com a ajuda da estatística e da epidemiologia, estudam-se os efeitos das terapêuticas. A indústria farmacêutica prolifera e, com ela, também a indústria dos meios complementares de diagnóstico.

As consequências do desenvolvimento científico fazem-se sentir profundamente. Por um lado sobrevive-se a doenças que anteriormente não tinham cura ou que nem chegavam a ser diagnosticadas; por outro, aumenta a esperança de vida. A população idosa é cada vez mais numerosa. Acompanhando as alterações demográficas altera-se também o perfil epidemiológico das doenças, aumentando a prevalência das doenças cronico--degenerativas. O estilo de vida revela-se como um dos principais factores determinantes da saúde, mantendo-se a pobreza como o factor central.

A identificação dos agentes etiológicos de algumas doenças infecciosas, os avanços da biologia e da química, combinando conhecimentos a partir das teorias da célula e do germe, tornaram, também, possível, a descoberta de vacinas protectoras do contágio e de meios terapêuticos. A descoberta da pílula anti-concepcional, já na segunda metade do século XX, trouxe, pelo decréscimo do número de nascimentos e uma melhor prestação de cuidados, uma melhoria da saúde materna e infantil, com a consequente diminuição da morbilidade e mortalidade e, também, uma nova forma de encarar a saúde sexual e reprodutiva.

Os avanços na medicina e noutros campos, como o socio-económico e o sanitário, permitiram que a esperança de vida aumentasse e, com ela, a prevalência de patologias crónicas. Na maior parte dos casos, são identificados os seus determinantes, muito ligados a práticas repetitivas ao longo de largos períodos de tempo e que caracterizam o estilo de vida. Estas patologias, de origem multicausal e profundamente arreigadas ao comportamento humano, vão exigir novas abordagens no tratamento e na prevenção.

O sociólogo Max Weber, na obra "Economia e Sociedade", foi o primeiro autor a discutir o termo "estilos de vida". Via os acasos da vida como oportunidades que surgiam às pessoas de acordo com a sua posição social. As escolhas, por sua vez, correspondiam às decisões que as pessoas tomavam. Referia que os acasos e as oportunidades não podem ser controladas individualmente, sublinhando o carácter colectivo dos comportamentos ao associar os estilos de vida com os estatutos dos grupos e não apenas com os indivíduos (Weber, 1922). Mais tarde, Bourdieu retoma a ideia através do seu conceito *habitus*, apresentado mais adiante neste livro.

3. A Organização Mundial de Saúde e a Declaração Universal dos Direitos Humanos

Após a II Guerra Mundial, em 1946, é fundada a Organização Mundial de Saúde (OMS). Estabelece na sua Constituição a finalidade de atingir o mais alto nível de saúde para todas as pessoas, incluindo nas suas funções trabalhar com os estados membros e agências especializadas na melhoria das condições de vida e de trabalho. A Constituição da OMS força, assim, a integração das abordagens biomédica, tecnológica e social que se tinha mostrado, ao longo do tempo, difícil de concretizar.

Em 1948, é aprovada por 146 países, a Declaração Universal dos Direitos Humanos, em que a saúde passa a ser considerada um dos direitos fundamentais (United Nations, 1948).

Com a passagem do padrão de morbilidade das doenças agudas infecciosas para as doenças crónicas e as grandes oscilações na situação económica, provocadas essencialmente pela II Guerra Mundial, desencadeiam-se sucessivas mudanças na organização da saúde. Reconhecendo-se os benefícios reais da indústria farmacêutica, os seus *lobbies* tornaram-se uma força com influência crescente a nível das políticas de saúde.

Durante este período, a Saúde Pública caracterizou-se pela proliferação de programas "verticais" focalizados e orientados por campanhas de carácter essencialmente tecnológico, dirigidas a doenças específicas. Estes programas eram vistos como altamente eficientes e ofereciam a vantagem de terem objectivos facilmente mensuráveis que tendiam a ignorar o contexto social e o seu papel na produção do bem-estar ou doença. Esta abordagem foi-se revelando limitada e um falhanço em termos económicos.

Pelo facto de este modelo vertical não dar resposta às necessidades das comunidades, procuraram-se alternativas, tendo emergido uma nova preocupação com as dimensões sociais, económicas e políticas da saúde.

Nos anos 60 e 70 surgem iniciativas que promovem a participação comunitária e o *empowerment* dos cidadãos na tomada de decisão na saúde. A educação para a saúde e a prevenção das doenças constituem o coração destas estratégias. Nalguns países da América Latina, por exemplo, os métodos de desenvolvimento da consciência e do conhecimento foram adaptados à promoção e educação para a saúde. O "diagnóstico comunitário" dos problemas de saúde analisa a multiplicidade de causas e planeia acções estratégicas de resolução, com formas inovadoras.

Em 1974, no Canadá, o Relatório Lalonde sublinha que "saúde e doença são consideradas como resultando de uma interacção entre quatro influências-chave: factores genéticos, o ambiente, o estilo de vida e os serviços de saúde" (Lalonde, 1974).

Em 1977, na 30ª Assembleia Mundial da Saúde, sob a liderança de Hafden Mahler, Director Geral da OMS, um dos grandes responsáveis pelo movimento dos Cuidados de Saúde Primários, surgem as metas da "Saúde para Todos no Ano 2000", colocando na agenda a questão da equidade. É posta ênfase no esforço colectivo para uma vida social e economicamente produtiva, o que faz mover o conceito de saúde de "resultado do desenvolvimento social para passar a ser um dos seus maiores recursos" (Mahler, 1987, p. 1).

Em 1984, a OMS chama a atenção para que as ciências e tecnologias da saúde só podem causar impacto real para o desenvolvimento posterior dos padrões de saúde se as próprias pessoas se tornarem parceiros na protecção e promoção da saúde (WHO, 1984).

Ashton, num documento publicado pela Univeridade de Liverpool em 1988, aponta como princípios básicos da Promoção da Saúde:

1. A Promoção da Saúde envolve a população como um todo no contexto do seu quotidiano, mais do que focalizar-se em pessoas em risco de doenças específicas;
2. A Promoção da Saúde é dirigida para a acção sobre as causas ou determinantes da saúde;
3. A Promoção da Saúde combina diversos, mas complementares, métodos ou abordagens, incluindo comunicação, educação, legislação, medidas fiscais, mudança organizacional, desenvolvimento comunitário e actividades locais espontâneas contra perigos para a saúde;
4. A Promoção da Saúde visa em particular a participação efectiva e concreta das pessoas;
5. A Promoção da Saúde é basicamente uma actividade nos domínios social e da saúde e não um serviço médico; os profissionais de saúde, particularmente nos cuidados de saúde primários, têm um importante papel no seu desenvolvimento.

4. Da Prevenção à Promoção da Saúde

A utilização excessiva de medicamentos e exames complementares de diagnóstico foi subalternizando o senso clínico e a recolha de uma boa anamnese e observação, passando, muitas vezes, os exames complementares de diagnóstico a serem mais "imprescindíveis" do que complementares e o uso inadequado de certos medicamentos a criar problemas de iatrogenia e de resistência.

As infecções nosocomiais assumem proporções alarmantes, trazendo insegurança aos próprios serviços de saúde. Doenças como a tuberculose tornam-se difíceis de controlar pela multiresistência dos bacilos aos antibióticos específicos, enquanto outros microorganismos se revelam através de formas mutantes lançando novos desafios de prevenção e tratamento.

Face à evolução dos padrões de doença, sobretudo ao longo do último século e, reconhecendo as limitações da medicina, Tones (Tones, 2002) pondera algumas questões:

- A Medicina não tem sido bem sucedida na cura da "nova geração" de doenças crónicas;
- As suas tentativas para o conseguir têm envolvido custos em escalada (conjuntamente com um grau de iatrogenia e uma perda de sua tradicional função de cuidar);
- O que não é curável deve ser prevenido;
- O comportamento humano tem estado intimamente implicado na etiologia e gestão das doenças preveníveis;
- As pessoas deviam ser capazes de adoptar estilos de vida e comportamentos saudáveis, não só para defender o seu bem-estar como também para pouparem recursos à sociedade e aos cada vez mais pressionados serviços de saúde.

Encontrar soluções para as questões relacionadas com a gestão e financiamento dos serviços de saúde que compatibilizem uma enorme competitividade e consumismo com o direito à saúde para todos e a necessidade de fazer um acompanhamento diferente para o doente crónico, mais exigente em termos de tempo e comunicação, torna-se cada vez mais difícil.

A prevenção primária, secundária ou terceária, tem como ponto de partida teórico e prático a "doença", enquanto que a Promoção da Saúde se desenvolve em torno dos conceitos de "saúde" ou de bem-estar bio-psico-social, colocando a tónica no aumento das capacidades e resistências dos indivíduos e dos grupos para lidar de forma positiva com os factores adversos da vida (Antonovsky, 1979).

As doenças crónicas colocam um enorme desafio à lógica economicista da gestão dos cuidados de saúde, pois os profissionais terão de passar muito tempo ouvindo, orientando, aprendendo, educando, única via de implicar os próprios cidadãos no auto-cuidado, com competência e motivação (Oliveira, 2004, p.71).

A complexidade está a aumentar, quer quanto às condições de saúde, quer nas respostas sociais a essas condições através do sistema de saúde. É necessária uma estratégia compreensiva que faça uma ponte entre as três tradições intelectuais e programáticas da Saúde Pública:

1. Determinantes sociais da saúde – transformações a longo prazo nas estruturas e relações de uma sociedade;
2. Intervenções específicas para categorias específicas de doenças (conhecida por abordagem vertical da Saúde Pública);
3. Modificação da estrutura e funcionamento geral do conjunto de organizações que compõem o sistema de saúde (abordagem sistémica ou "horizontal").

5. Promoção da Saúde: uma abordagem estratégica e ética

As questões da estratégia encontram-se no âmago do conceito e das propostas de acção em Promoção da Saúde.

A Promoção da Saúde não pode ser vista como um processo linear mas sim como um processo incremental de "modelação através de" (Lindblom, 1959). O contexto determina a escolha do modelo e da estratégia a usar. Esta reflexão aplica-se plenamente às intervenções em Promoção da Saúde.

Estratégia não tem uma definição única, sendo a versatilidade uma das suas principais características (Volberda e Elfring, 2001). A Estratégia em Promoção da Saúde recolhe contributos de várias escolas de pensamento. A *escola do design,* por exemplo, com o modelo *SWOT*, é um referencial importante para o planeamento estratégico. Outras mostram igualmente relevância para a intervenção em Promoção da Saúde. É o caso da *escola política* que se focaliza na liderança dos processos, da escola do *empreendedorismo* que valoriza a visão, a liderança e a inovação ou da *escola cultural*, segundo a qual a questão central do desenvolvimento colectivo depende de uma perspectiva comum para a organização (Mintzberg, 1990).

Mintzberg (*ibid*) considera a existência de nove escolas de pensamento estratégico que relaciona com disciplinas como a psicologia, a economia, a teoria de sistemas e a cibernética, a psicologia, a antropologia, a biologia e a política. Começa por agregá-las em dois grupos, as que têm uma abordagem prescritiva (escolas do *design*, do planeamento, do posicionamento) e as que apresentam uma abordagem descritiva (escolas do empreendedorismo, cognitiva, da aprendizagem, política, cultural e ambiental).

Para Mintzberg (Mintzberg, 1979, p. 25) a formulação da estratégia envolve a interpretação do ambiente e o desenvolvimento de padrões consistentes em correntes de decisões organizacionais.

> A estratégia surgiu, inicialmente, no campo militar[3], tendo-se alargado, sobretudo a partir do século XX a outros domínios, como o da política, o da economia, surgindo, paulatinamente, nos sectores públicos da produção, vindo a afirmar-se em áreas como a educação e a saúde, aparentemente a partir da aplicação dos métodos da administração a estes sectores.
>
> Muito do conhecimento estratégico provém de pensadores antigos como Sun Tzu (sec. V a.C.), Maquiavel (sec. XVI), Miyamoto Musashi (sec. XVII), entre outros, que focalizavam o seu pensamento na resolução de conflitos bélicos.
>
> Os desenvolvimentos posteriores na área da estratégia têm-se centrado em áreas restritas e em organizações, produzindo modelos aplicáveis em cada contexto específico que vão servindo de referência, sendo sucessivamente adaptados a novas situações. Em geral, deram origem a várias escolas, demonstrando a fragmentação neste campo. "O melhor pensamento estratégico adopta uma visão abrangente da vida e do mundo" (Patel, 2006, 10).

Para Patel (2006) o pensamento estratégico não tem acompanhado o ritmo de mudança e a evolução noutros domínios, gerando dissonância entre as necessidades de difundir os novos conhecimentos e a "obsolescência" das ferramentas estáticas tradicionais. Este autor considera que

---

[3] "Estratégia – arte militar de planear e executar movimentos de operações de tropas… visando alcançar ou manter posições relativas e potenciais bélicos favoráveis a futuras acções tácticas sobre determinados objectivos";… "Arte de aplicar os meios disponíveis com vista a consecução de objectivos específicos"; "Arte de explorar condições favoráveis com o fim de alcançar objectivos específicos"… In: Brasil. Nova Fronteira – Dicionário Aurélio. 1ª edição. Rio de Janeiro: Editora Nova Fronteira, 1975.

o papel do estratego, ao ser assumido por diferentes actores denominados como "analistas" e "consultores" em vários domínios – militar, político, social, económico – parte da ignorância, ou da indiferença perante a realidade, de que a estratégia se refere aos desafios da vida e que são as pessoas, as comunidades e as famílias os grandes motores de mudança, independentemente da vontade e orientação dos "peritos em estratégia".

A Conferência de Alma-Ata, ao definir "cuidados de saúde primários" como "cuidados essenciais baseados em métodos de trabalho e tecnologias de natureza prática, cientificamente credíveis e socialmente aceitáveis, universalmente acessíveis aos indivíduos e às famílias, com a sua total participação e a um custo comportável para as comunidades e para os países, à medida que eles se desenvolvem, num espírito de autonomia e autodeterminação", constituiu-se como um marco para a Promoção da Saúde. Para além de ser valorizada a proximidade dos serviços de saúde às populações, estas são chamadas a participar e a sua autonomia é reconhecida como um valor.

Em 1979, o Surgeon General's Report on Health Promotion and Disease Prevention publica a definição: "Promoção da Saúde é qualquer combinação de educação para a saúde e respectivas intervenções a nível organizacional, político e económico destinadas a facilitar mudanças de comportamentos e do ambiente conducentes à saúde" (U.S. Department of Health, Education and Welfare,1979; Green, 1979).

Em 1985, na Conferência de Ottawa, a saúde é considerada um conceito positivo que dá ênfase aos recursos sociais e pessoais, bem como às capacidades físicas. Nesta conferência é apresentada uma lista de pré-requisitos para a saúde: paz, habitação, educação, alimentação, salário, eco-sistema estável, recursos sustentados, justiça social e equidade. Na Conferência de Ottawa é aceite por todos os países participantes que a saúde deixa de ser apenas da responsabilidade do próprio sector e que a sua promoção requer uma acção concertada entre todos: governos, sector da saúde e outros sectores sociais e económicos, ONGs, autoridades locais, indústria e meios de comunicação social.

Figura 2
Diagrama da Carta de Ottawa

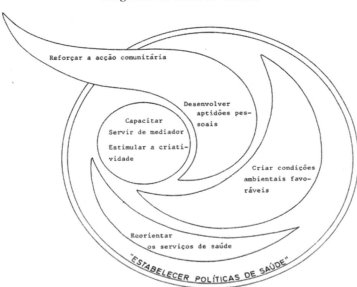

Fonte: Conferência Internacional para a Promoção da Saúde, Ottawa, Canada, 17-21 Novembro 1986 – Carta de Otawa para a promoção da saúde; organizadores Health and Welfare. Canadian Public Health Association. OMS. Lisboa : Direcção Geral de Cuidados de Saúde Primários, 1987. p.1.

Segundo a Carta de Ottawa a promoção da saúde é "um processo que visa criar as condições que permitam aos indivíduos e aos grupos controlar a sua saúde, a dos grupos em que se inserem e agir sobre os factores que a influenciam" (Conferência Internacional, 1986). Para além da dimensão social, trata-se de capacitar indivíduos e grupos para identificar e realizar aspirações, satisfazer as próprias necessidades e mudar ou ser capaz de lidar com o ambiente. Na formulação das estratégias são considerados três elementos-chave: estilos de vida, ambiente e participação a nível político e profissional. As estratégias abrangem cinco áreas:

1. políticas públicas de saúde
2. ambiente sustentável
3. reorientação dos serviços de saúde/construção de redes

4. competências pessoais e sociais/ construção de parcerias
5. participação comunitária

Estas estratégias continuam a ser uma referência, embora ainda não implementadas em muitas das suas vertentes, apesar de várias inciativas da OMS terem vindo a reforçar estas orientações.

A Conferência de Adelaide, em 1988, apela novamente para a necessidade de reorientação dos serviços e de políticas públicas de saúde que relevem o envolvimento das pessoas e a cooperação entre os diferentes sectores da sociedade. Considera-se que estes objectivos só serão concretizáveis se os governos, aos seus diferentes níveis – nacional, regional e local – forem pró-activos no desenvolvimento económico e na conservação dos recursos limitados do planeta, reiterando os laços existentes entre equidade e acesso aos progressos em saúde. (WHO, 1988).

Nos anos 90, a ênfase é colocada no processo: a construção de capital social, de redes de apoio social, como meios de melhorar a saúde e de combater as desigualdades sociais. Da Conferência do México, realizada em Junho de 2000, resultou a Declaração Ministerial sobre Promoção da Saúde "Das ideias à acção" (Global Conference, 2000)

Em 1991, na Conferência de Sundsvall (International Conference, 1991), é salientado o papel do Estado em iniciativas para um ambiente favorável à saúde, a realizar pelas comunidades e governos locais, envolvendo todos os sectores: educação, transportes, habitação, produção industrial, agrícola e planeamento urbano. É salientado o papel da educação como um direito humano fundamental e a importância de se valorizar o trabalho e a participação das mulheres nas tomadas de decisão política.

Em 1992, a Conferência do Rio sobre Ambiente e Desenvolvimento constituiu um ponto de partida para a Agenda 21, um Plano de Acção que incentiva a participação social e a implementação de medidas para um desenvolvimento sustentável (United Nations, 1993). De acordo com Stevens e Morris (Stevens; Morris, 2001) a Agenda 21 constitui uma abordagem verdadeiramente holística ao desenvolvimento, que se centra em todos os aspectos da vida: espiritualidade, *empowerment*, sociedade, ambiente e economia.

A importância da cooperação entre os vários sectores sociais, do público ao privado, da construção de parcerias e do grau de participação das pessoas e das estruturas no processo de Promoção da Saúde é o tema central da Conferência de Jacarta (International Conference, 1997). Identifica-se a importância de reforçar e incentivar:

1. o apoio à criação e desenvolvimento de parcerias para a saúde;
2. a mobilização de recursos para o desenvolvimento da saúde;
3. a existência de uma infra-estrutura para a Promoção da Saúde;
4. a melhoria e registo dos conhecimentos sobre as melhores estratégias;
5. a oportunidade de partilhar aprendizagens;
6. a solidariedade na acção;
7. o aumento da capacidade da comunidade e o *empowerment* dos indivíduos;
8. a transparência e a responsabilidade pública na Promoção da Saúde.

Em 1998, a Estratégia da OMS "Saúde 21" substituiu as 38 metas regionais da Estratégia Europeia da OMS "Saúde para Todos". "Saúde 21" trouxe como objectivos reduzir a doença com o aumento do potencial de saúde, através da equidade, segurança ambiental e parcerias (OMS, 2004).

Em 2000, a Assembleia Geral das Nações Unidas adopta a Declaração do Milénio e é assumida a co-responsabilidade dos Estados em garantir a defesa dos princípios da dignidade humana, com igualdade e equidade, com particular atenção aos mais vulneráveis e, em particular, às crianças. São considerados como valores fundamentais a liberdade, a igualdade, a solidariedade, a tolerância, o respeito pela natureza e a partilha das responsabilidades na condução do desenvolvimento social e económico (United Nations, 2000). Na sequência dos vários apelos à protecção do ambiente, nomeadamente do protocolo de Quioto, é apresentado em Joanesburgo, em 2002, o Relatório do World Summit sobre desenvolvimento sustentável que reconhece os objectivos da Declaração do Milénio das Nações Unidas como centrais para a agenda do desenvolvimento sustentável (United Nations, 2002). A Declaração de Joanesburgo sobre Desenvolvimento Sustentável reafirma o compromisso de tomar medidas que promovam o desenvolvimento económico, social e a protecção do ambiente, o combate à pobreza, a rentabilização das fontes energéticas e infra-estruturas locais, com a participação da população indígena, e apela à responsabilidade do sector privado em contribuir para uma evolução justa, digna e saudável das comunidades (Cimeira Mundial, 2002).

O desafio aos governos para incentivarem e financiarem redes de Promoção da Saúde, quer no país, quer entre países, consubstanciou-se em exemplos bem sucedidos. É o caso de algumas iniciativas da OMS, como a "Rede das Escolas Promotoras de Saúde", a "Rede dos Hospitais Amigos dos Bébés" (*Baby Friendly Hospital Initiative*), a "Rede dos Hospitais Promotores de Saúde" e a "Rede das Cidades Saudáveis".

A Carta de Bangkok, em 2005, apela a planos de acção orientados para os determinantes da saúde e para a monitorização do desempenho através de indicadores e metas, propondo o desenvolvimento de um tratado global para a saúde entre as organizações e países que integram as Nações Unidas (WHO, 2006a; WHO, 2006b; WHO, 2009). Reconhece os expectáveis progressos de se colocar a saúde no centro do desenvolvimento, como transposto nos Objectivos de Desenvolvimento para o Milénio.

A mudança de paradigma, a salutogénese, o *empowerment* e as abordagens inter-sectoriais para lidar com os determinantes da saúde, conduzem ao modelo de saúde socio-ecológico e ao conceito positivo da saúde. As implicações que daqui derivam para a prática são traduzidas em recomendações sobre o que devem fazer os governos, qual o papel dos serviços de saúde, que parcerias e negociações, como aumentar o nível de literacia em saúde, qual o papel das forças associativas na dinâmica dos processos de mudança, qual a responsabilidade do sector público e como se entende o papel do sector privado, num contexto de mobilização das forças sociais numa perspectiva salutogénica (WHO, 2005).

A saúde é, progressivamente, compreendida nas suas dimensões socio-económica e socio-ecológica e a participação das pessoas cada vez mais valorizada. A Comissão dos Determinantes Sociais da Saúde, no seu relatório, salienta a participação de todos no processo de construção da saúde e a responsabilidade dos governos na diminuição das desigualdades na saúde (WHO. CSDH, 2008).

Através da abordagem pela Promoção da Saúde, altera-se a percepção do conceito de saúde e demonstra-se que, se é necessária a informação de "cima para baixo", também é fundamental que a decisão política seja alicerçada na realidade local.

A importância do trabalho intersectorial e do compromisso dos decisores políticos, a todos os níveis da governação política – local, regional, nacional e internacional – no investimento em saúde, é, novamente, reforçada pelo documento "Declaração de Adelaide sobre Saúde em Todas as Políticas" (WHO, 2010). Este documento salienta o papel que o sector da saúde pode desempenhar na resolução de problemas sócio-económicos particularmente complexos.

III – VALORES E PARADIGMAS

1. Os valores da Promoção da Saúde

No século XVIII, Kant entendia os valores individuais e sociais como dois aspectos de um único princípio: "Respeito pela natureza autónoma dos seres humanos, quer na sua própria pessoa, quer na de outrém" (Kant, 2001) e defendia que temos o dever de "sermos tudo o que pudermos".

Ao nível individual, diversas características garantem o desenvolvimento pleno das potencialidades: a auto-determinação, a auto-gestão ou a capacidade de formular e levar a cabo os próprios planos, o sentido de responsabilidade, a auto-realização. No seu conjunto, conduzem à autonomia, um dos objectivos maiores da Promoção da Saúde, possível de concretizar através de estratégias de *empowerment*. A este propósito, cabe referir que a Promoção da Saúde não é neutra, dado que se propõe fazer mudanças, envolvendo as componentes afectiva, cognitiva e de motivação (Damásio, 2003; Downie; Tannahill; Tannahill, 2003).

Ao nível colectivo, os valores partilhados são a condição básica para que uma dada sociedade funcione e evolua. A justiça social e o bem-estar para todos, são, por inerência, os valores colectivos que impulsionam e desenvolvem a Promoção da Saúde.

Para Seedhouse, a Promoção da Saúde orienta-se por uma visão semelhante à da filosofia política, com a qual está intimamente ligada, isto é, parte do que se considera ser realmente válido, na vida humana, para estabelecer daí consequências práticas e recomendações para a acção. "A Promoção da Saúde não pode ser levada a cabo *seriamente*[4] sem

---

[4] Em itálico no autor original

que exista uma referência às preocupações da filosofia moral e política "(Seedhouse, 2004, 124)."

> Para ilustrar o impacto do capital social sobre a saúde das pessoas, a Universidade de Harvard levou a cabo um estudo que comprovou que mudar para um Estado com alto nível de coesão social, partindo de outro onde esse nível era considerado baixo, melhorou a saúde das pessoas quase tanto como se elas tivessem deixado de fumar (Putnam e Myers, 1999).
> Outro exemplo é o de Roseto, uma cidade da Pensilvânea, onde se verificava uma prevalência de doenças cardio-vasculares muito inferior à das restantes povoações circundantes, sendo que as diferenças observadas nas variáveis consideradas como causas destas doenças – dieta, exercício, peso, tabagismo, predisposição genética – não justificavam o "fenómeno Roseto" que apresentava dados piores que as outras terras. Uma investigação mais aprofundada demonstrou a existência de uma enorme socialização informal, através da igreja, clubes desportivos, jornais, etc.. Anos mais tarde, aquelas ligações sociais foram enfraquecendo e Roseto passou a apresentar indicadores de doença cardio-vascular piores do que os seus vizinhos. (Egolf et al., 1992; Putnam e Meyers, 1999).

Contribuindo para equacionar a componente afectiva da Promoção da Saúde, destacam-se as reflexões de António Damásio. O neurocientista salienta a importância dos sentimentos, defendendo a sua relação com a justiça, a organização política e o bem-estar: *"O considerar das relações entre fenómenos sociais e a experiência da alegria e da mágoa parece-me indispensável para a discussão de sistemas de justiça e de organização política. Os sentimentos, especialmente os sentimentos de alegria e de mágoa, podem também inspirar a criação de um ambiente físico e cultural que promova a redução da dor e defenda o aumento do bem-estar."* (Damásio, 2003, 190). Damásio sugere, ainda, que *"Os sentimentos continuam também a ser um guia necessário para a invenção e negociação de meios que permitam o atingir de um determinado objectivo sem perturbar os mecanismos de regulação automática e sem corromper as intenções desse objectivo"*. (*Ibid*, 2003, p. 194)

À responsabilidade e capacidade individual e comunitária, não pode ser sonegado o suporte político que é regido por valores próprios. As políticas públicas, em vários sectores com impacte na saúde dos cidadãos, devem ser orientadas para o desenvolvimento pleno das capacidades humanas, assegurando oportunidades a todos. Convém assinalar que constituem atribuições dos poderes políticos zelar pela criação de ambientes com condições de segurança, favoráveis à adopção de comportamentos conducentes ao desenvolvimento pessoal e social e criar ou aperfeiçoar mecanismos estruturais que assegurem a participação dos cidadãos no processo de desenvolvimento da sociedade.

Aos poderes políticos cabe reconhecer o cidadão como parceiro no processo de construção do seu bem-estar e do da comunidade em que se insere. Por sua vez, o cidadão tem de tomar consciência da sua responsabilidade como interventor crítico no papel de decisor, encontrando ou criando os mecanismos para fazer valer os seus direitos e defender a sua dignidade. Por outro lado, é através do corpo social que é possível proceder a mudanças estruturais, pelo reforço da coesão social, fortalecendo os laços afectivos e conseguindo melhor organização no que se refere à participação e à capacidade de liderança.

2. O modelo integrado de desenvolvimento da saúde

Numa perspectiva de complementaridade entre os paradigmas da salutogénese e da patogénese, o "Modelo de desenvolvimento da saúde e abordagens de intervenção em saúde" (Bauer et al., 2006) afigura-se adequado a uma visão integrada e integradora das propostas de análise e de intervenção apresentadas neste livro. O modelo em questão resulta de um trabalho desenvolvido no âmbito de um projecto europeu, o "European Health Promotion Indicators Development" (EUPHID, 2002).

Figura 3
Modelo de desenvolvimento da saúde e abordagens de intervenção em saúde

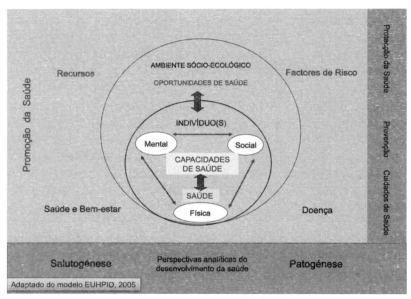

Fonte: Adaptação de Bauer, G.; Davies, J.K.; Pelikan, J. on behalf of the EUHPID Theory Working Group and of the EUHPID Consortium – The EUHPID health development model for the classification of Public Health indicators. *Health Promotion International*. 21: 2 (2006), p. 155

Neste modelo, a saúde de um indivíduo ou de um grupo – é encarada como um processo em curso, através da auto-regulação, em equilíbrio com o contexto socio-ecológico.

Segundo este modelo, serão necessários ao desenvolvimento e às abordagens em saúde:

1. uma infra-estrutura da Promoção da Saúde pré-existente;
2. um ciclo de acção sistemática em Promoção da Saúde, que identifique pontos fortes para o desenvolvimento da saúde a serem objecto de intervenção;
3. a combinação adequada das cinco áreas de acção definidas na Carta de Ottawa;
4. os sete princípios básicos a que deve obedecer um modelo de Promoção da Saúde, tal como foram definidos por um grupo de peritos da OMS (Rootman et al., 2001):

5. *empowering* (capacitar indivíduos e comunidades a assumir maior poder sobre os factores pessoais, socio-económicos e ambientais que afectam a saúde);
6. participação (com envolvimento daqueles a que diz respeito, em todos os estadios do processo);
7. abordagem holística (encorajando a saúde física, mental, social e espiritual);
8. intersectorialidade (com a colaboração de agências de sectores relevantes);
9. equidade (orientando-se por uma preocupação de equidade e justiça social);
10. sustentabilidade (trazendo mudanças que os indivíduos e as comunidades podem manter após terminar o financiamento);
11. multiestratégia (usando uma combinação de abordagens: desenvolvimento de políticas, mudança organizacional, desenvolvimento comunitário, legislação, *advocacy*, educação e comunicação).

Este modelo responde e organiza as perspectivas das diferentes teorias e da prática em Promoção da Saúde.

3. A Promoção da Saúde e a Saúde Pública

O que diferencia a "nova saúde pública" da abordagem tradicional é a maior importância atribuída à descrição e análise dos determinantes da saúde e aos métodos de abordagem dos problemas, como a necessidade de mobilizar recursos e de fazer investimentos significativos em políticas, programas e serviços que criem consistência e sinergias para a manutenção e protecção da saúde. Para isso, são necessárias novas competências profissionais e o investimento dos vários sectores da sociedade.

Em 1988, Acheson (UK. HMSO, 1998) refere que a Saúde Pública é

a ciência e arte de prevenir a doença, prolongar a vida e promover a saúde através de esforços organizados da sociedade

Em 1979, Lawrence Green (Green, 1979) definia Promoção da Saúde como

qualquer combinação de educação para a saúde e respectivas intervenções a nível organizacional, político e económico destinadas a facilitar mudanças de comportamentos e do ambiente conducente à saúde

A partir da Carta de Ottawa, as políticas sociais passaram a ser encaradas como responsáveis pela mudança de padrões de estilos de vida e as políticas económicas chamadas a ponderarem as ameaças à saúde associadas a mudanças industriais e tecnológicas. Para Lester Breslow, a Carta de Ottawa, ao focalizar as estratégias na "construção de capacidades para a saúde", contribuiu para uma abordagem única e revolucionária da Saúde Pública" (Breslow, 1999).

Contrapondo-se a algumas correntes que consideram que a Promoção da Saúde é sobreponível à educação para a saúde, Tones (Tones e Tilford, 1994) propõe uma fórmula que coloca em evidência as diferenças:

Promoção da Saúde = educação para a saúde x políticas consistentes com o investimento em saúde

Através desta equação, Tones mostra que a educação para a saúde é uma das componentes da Promoção da Saúde; que não pode desligar-se de políticas adequadas sinérgicas. Por outro lado, sem uma componente de educação, focalizada na saúde, as políticas públicas podem não ser compreendidas, ou aceites. E, por isso, encontrarão maiores resistências à sua implementação.

The Lancet, de Junho de 2004, publicou um artigo de um grupo de líderes de opinião no campo da Saúde Pública (Beaglehole et al., 2004) em que se aborda a necessidade urgente de incluir, no trabalho em Saúde Pública, a participação de todos no processo de mudança, direccionada aos determinantes da saúde:

Saúde Pública consiste na acção colectiva (em colaboração ou organizada) para a melhoria sustentada da saúde da população, em larga escala

A preocupação daqueles autores, revela o reconhecimento crescente da importância da participação dos cidadãos, para além do papel que cabe aos peritos e às instituições.

O "domínio médico" tradicional sobre a prática em Saúde Pública, a ideologia neoliberal predominante, a insuficiente investigação sobre os determinantes de políticas e programas efectivos, o poder de interesses comerciais e, sobretudo, a falta de confiança de muitos profissionais de Saúde Pública, tem dificultado a ligação crucial entre esta e a política.

Uma ciência da Saúde Pública e uma liderança forte, a funcionar de forma integrada e em estreita ligação com o envolvimento civil, incluindo os meios de comunicação social, podem mudar as fronteiras do que é, actualmente, exequível (Hamlin, 2002).

Este novo paradigma em que se constitui a Promoção da Saúde, está permanentemente em perigo de ser afastado da sua base populacional e orientação socio-ambiental, para uma abordagem mais individualista, comportamental, baseada na doença. Este risco existe, apesar de estar demonstrada a insuficiência desta última abordagem (USA. Institute of Medicine, 2000).

Ilona Kickhbush (2004) recorda que a Saúde Pública está em profunda crise, não por falta de meios financeiros, mas, por uma questão de paradigma, isto é, por não ter encontrado consenso sobre o modelo a adoptar. Que modelo quer a comunidade de saúde pública promover?

A Saúde Pública encontra-se, de facto, perante a mudança de paradigma, numa sociedade em rápida transformação e a exigir o desenvolvimento, reconhecimento e o contributo de cada um e de todos, a partir das suas competências e potencialidades, num esforço conjunto, coordenado e sinérgico, apoiado por políticas que garantam infra-estruturas e oportunidades, facilitando escolhas conducentes a uma melhor qualidade de vida para todos.

Comparar o estado de saúde em diversos países e as respectivas políticas e estratégias, poderá permitir analisar criticamente a situação, reconhecendo oportunidades e forças, para participar na construção/re-construção de um sistema mais organizado e humanizado que viabilize uma acção mais eficaz de desenvolvimento do potencial de saúde, reduzindo as desigualdades e tornando as pessoas mais saudáveis e felizes.

O modelo da salutogénese considera as perspectivas teóricas que suportam a coerência e a integração dos sistemas, mais do que reparar em diferenças e obstáculos. Conjugando os princípios da Carta de Ottawa, do modelo salutogénico e do movimento para a integração europeia com a consciência das responsabilidades em reduzir drasticamente a pobreza e criar mais oportunidades de acesso à educação e à saúde, poder-se-á construir um caminho em que as pessoas adquiram maior consciência do que são, dos seus recursos, de como manter a identidade e lidar com a diferença, e, assim, construir uma Europa com melhor qualidade de vida para todos os que nela vivem e que a ela chegam. Na Europa, a Promoção da Saúde começou a ser reconhecida na contribuição para o objectivo de uma "Europa comum" no desenvolvimento da saúde dos cidadãos.

A Promoção da Saúde é um movimento que defende uma acção salutogénica envolvendo todos os sectores da sociedade.

4. Construção do conhecimento e salutogénese

Nos vários domínios do saber, designadamente em Promoção da Saúde, não tem sido sem conflitos que se vão modificando as referências teóricas e impondo novos paradigmas.

O desafio colocado pela Promoção da Saúde exige não só o intercâmbio interdisciplinar entre ciências biológicas e ciências humanas, mas também um pensamento verdadeiramente transdisciplinar e criativo. Cabe realçar, neste domínio, os contributos de Edgar Morin, de Atlan, de Maturana e de Francisco Varela.

> Edgar Morin, em "Paradigma perdido: a natureza humana" (1973) concebe uma *alta organização na própria origem da vida, como se a célula fosse uma sociedade complexa de moléculas regidas por um governo (ibid. p. 22)* e refere...*enquanto a desordem interna, isto é, em termos de comunicação, o "ruído" ou erro, degrada sempre a máquina artificial, a máquina viva funciona sempre com uma parte de "ruído" e o aumento de complexidade ainda vai aumentar, em vez de reduzir, a parte de ruído que é tolerada.* E acrescenta:*... parece existir, entre certos limiares, uma relação generativa íntima....entre o aumento do "ruído" ou desordem e o aumento da complexidade...o ser vivo está submetido a uma lógica de funcionamento e de desenvolvimento ...em que a indeterminação, a desordem, o acaso, intervêm como factores de organização superior ou de auto-organização. Esta lógica do vivo é, sem dúvida, mais complexa do que aquela que o nosso entendimento aplica às coisas, embora o nosso entendimento seja o produto dessa mesma lógica... A noção de vida modificou-se: está ligada, implícita ou explicitamente, às ideias de auto-organização e de complexidade (ibid. p. 24).*

Mais adiante, Morin afirma ...*Quanto mais autónomo é um sistema vivo, tanto mais ele é dependente em relação ao ecosistema; com efeito, a autonomia pressupõe complexidade, que por sua vez pressupõe uma enorme riqueza de relações de toda a ordem com o meio ambiente, isto é, depende de interrelações...A individualidade humana, que é a flor final dessa complexidade, é ao mesmo tempo tudo o que há de mais emancipado e de mais dependente em relação à sociedade. O desenvolvimento e a manutenção da sua autonomia estão ligados a um número enorme de dependências educativas (longa escolaridade, longa socialização) culturais e técnicas. Quer isto dizer que a dependência/independência ecológica do homem se encontra em dois graus sobrepostos e interdependentes, que são o do ecossistema social e o do ecossistema natural.* (ibid. p. 26, 27).

Sistemas que influenciam a *praxis*

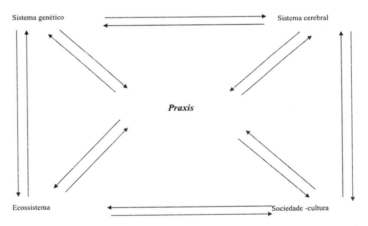

Fonte: MORIN, E. – O paradigma perdido: a natureza humana. Mem Martins: Publicações Europa-América, 1973. (Biblioteca Universitária) p. 55.

A hominização é uma morfogénese complexa e multidimensional resultante de interferências genéticas, ecológicas, cerebrais, sociais e culturais. A hominização é considerada, no essencial, como um processo de complexificação multidimensional, em função de um princípio de auto-organização e de auto-produção (Ibid). É neste contexto paradigmático que se procuram explicações no campo dos processos de aprendizagem.

De acordo com o "princípio da complexidade pelo ruído" (Atlan, 1979), os factores ruidosos constituem a base de uma aprendizagem do organismo saudável face a novas variáveis. Essa aprendizagem, não colocando em causa a manutenção autopoiética do ser vivo, estimula-a, complexificando-o. Assim, esta aprendizagem pode ser considerada um factor salutogénico de todos os seres vivos, dentro dos limites da sua espécie e das propensões hereditárias da sua linhagem familiar.

O biólogo Humberto Maturana opõe-se à visão dualista da cognição. Segundo a sua teoria do Movimento de Auto-Organização (MAO), os organismos vivos têm uma capacidade interna de se auto-organizarem, face a elementos estranhos, sendo disso ilustrativo o que se passa com o sistema imunitário quando entra em contacto com anti-corpos: reage, transforma-se e enriquece (Maturana e Varela, 1980b).

> No seu livro de 1980, Autopoiesis and Cognition, Maturana e o seu discípulo, Francisco Varela, descrevem sistemas vivos (como organismos) em termos de autopoiesis, uma noção técnica introduzida por Maturana para descrever a forma como as diferentes partes de um sistema vivo interagem para produzir aquilo a que chamamos vida...Para Maturana, *é enganador pensar num único "estado" isolado de um sistema autopoiético. Temos de considerar tanto o seu ambiente como a sua história. Em particular, a mente não pode ser compreendida isoladamente do corpo...* (Devlin, 1999, p. 335).

No caso do ser humano, que tem a faculdade de pensar, a capacidade de se organizar face a elementos estranhos é acompanhada da reconstrução do seu saber, isto é, após um período de perturbação, pela introdução dos novos elementos, segue-se a reconstrução de uma nova estrutura, que corresponde a um outro nível de conhecimento.

Outra corrente importante, o construtivismo, recebeu a influência clara das teorias do Movimento de Auto-Organização: a da Autopoiese, de carácter biológico (Maturana e Varela, 1980a) e a teoria da Complexidade pelo Ruído (Atlan, 1979). Para a teoria construtivista, a capacidade de auto-organização está em permanente dinâmica na sua relação com situações desconhecidas ou estranhas, que se podem considerar os "ruídos" necessários para progredir. Cada pessoa tem uma carga genética e experiências de vida (Damásio, 1999) que condicionam o significado que atribui às novas situações e que a leva a processar essa informação de uma forma absolutamente particular e individual, através da sua capacidade autopoiética e de construção do conhecimento, reagindo com decisões que se integram num sistema de coerência interna.

Antonovsky, a quem se deve o "salto" do pensamento no que se refere à acção em saúde, da abordagem preventiva para a da salutogénese, realça a importância do reforço das competências, das pessoas e das comunidades, na melhoria do nível de saúde, potenciando os factores geradores de saúde, integrando-os na capacidade de gestão dos factores de risco, através da resiliência.

Para Bengel e colaboradores, o modelo salutogénico de Antonovsky, cujo âmago é o sentido de coerência (SOC – Sense of Coherence) (Bengel et al., 1999), significa consistência, congruência e harmonia. Antonovsky define-o, da seguinte forma:

> *O sentido de coerência é uma orientação global que expressa a extensão para a qual se tem um penetrante, resistente todavia dinâmico, sentimento de confiança em que (1) os estímulos provenientes do seu ambiente interno e externo no decurso da sua vida são estruturados, previsíveis e explicáveis; (2) os recursos estão disponíveis para responder às exigências colocadas por estes estímulos; e (3) estas exigências são desafios merecedores de investimento e envolvimento* (Antonovsky, 1987, 19).

Segundo Antonovsky, a atitude de sentir o mundo de uma forma coerente e significativa, é construída a partir de três pilares (Bengel et al., 1999, 26 e 27):

"*... – capacidade de compreensão – descreve a expectativa ou capacidade da pessoa para processar estímulos, familiares ou não, consistentes, segundo informação estruturada.*

– capacidade de gestão – segundo a qual cada um se apercebe de que os recursos ao seu dispôr são adequados para responder às exigências colocadas pelos estímulos.

– capacidade de construção de sentido – segundo a qual cada um sente que a vida tem sentido e que, pelo menos, alguns dos problemas e

exigências colocados pela vida merecem o investimento de energia e são desafios bem-vindos. Esta componente, da motivação, é considerada por Antonovsky como a mais importante. Sem sentido e sem expectativas positivas, a vida será percepcionada como um peso e cada nova tarefa como mais uma agonia..."

> O filósofo grego Platão (427 a 347 a C.) conhecido pelos seus contributos para o ambiente urbano, sendo considerado um precursor do movimento "Cidades Saudáveis" da OMS do século XX, considerava que o espírito humano se compunha de três dimensões, cada uma delas contribuindo para o funcionamento global e bem sucedido da pessoa no seu todo: a dimensão racional (ou intelecto) que permite distinguir o que é real do que é aparente, o que é verdadeiro do que é falso e que torna as decisões racionais e sábias de acordo com a experiência de vida; a dimensão espiritual da vontade, cuja função é transformar o que a razão dita para a vida corrente, assumindo o que o intelecto determinou como melhor; a dimensão motivacional (emoção, desejo) a parte de cada um de nós que deseja e sente, mas que tem, por vezes, que adiar, racionalmente, caso queira atingir um nível salutar de auto-controlo.
>
> Tendo em atenção que aquelas dimensões explicavam o funcionamento global da pessoa, será que se podem considerar como uma validação histórica da essência do ser humano?

Antonovsky identificou variáveis que se correlacionam com o estado de saúde a que chamou recursos generalizados de resistência (GRR – Generalised Resistance Resources) e que estão relacionadas quer com factores individuais, como as características físicas, a inteligência e as estratégias de adaptação, quer com factores culturais, como o suporte social, o poder financeiro e a identidade cultural. A pessoa é capaz de reforçar o seu sentido de coerência através da acção, através da utilização destes recursos. Se a capacidade de processamento dos dados, da sua interpretação e (re)construção, é lesada, a pessoa pode sentir que entrou em ruptura. Poder-se-á, então, identificar uma situação de doença, de perturbação do estado homeostático.

5. O ensino/aprendizagem em Promoção da Saúde

Do atrás exposto, poder-se-à aceitar que a metodologia da aprendizagem e a metodologia da Promoção da Saúde apresentam algumas semelhanças essenciais. Assim, se o processo de aprendizagem é baseado na compreensão percepcionada, na criação de significado e na transformação instrumental do conhecimento, a teoria salutogénica ou da promoção da saúde está fundamentada em compreensão, capacidade de gestão e atribuição de significado.

No paradigma tradicional de aprendizagem no Ocidente – o paradigma objectivista – a realidade obriga à precisão da sua representação, as funções da linguagem são a transmissão de significados dos transmissores para os receptores, o conhecimento é objectivo, a lógica e a racionalidade são formais e os padrões intelectuais não são arbitrários (Searl, 1993). De acordo com esta teoria, o comportamento é ditado pelo que foi aprendido; a linguagem é orientada pela cognição, considerando-se neutral quanto a valores.

Segundo o paradigma interpretativo, são tidas em consideração as capacidades do indivíduo em organizar, seleccionar e actuar face às propostas do ambiente. Reconhece a importância das estruturas da mente, considerando a compreensão como inerentemente um acto social, mais do que um acto biológico. Para compreender os outros, deve ter-se acesso à sua experiência vivida, por forma a clarificar o modo como é, por eles, interpretada a realidade.

No paradigma emancipatório, a aprendizagem é entendida como um processo que interpreta as mensagens, tendo em conta o conhecimento e experiência prévios, construindo-se uma nova interpretação e significado com vista a uma acção futura (Mezirow, 1996). Este pressuposto constitui uma das bases da teoria da transformação da aprendizagem de adultos, a qual representa uma síntese dialéctica entre os paradigmas objectivista e interpretativo, salientando, em particular, os papeis da reflexão crítica e do discurso. Contém em si a preocupação da construção social de estruturas de significado, da centralidade à crítica e da sensibilidade à diversidade cultural. Traz a lume o potencial transformativo dos nossos quadros interpretativos de referência. Realidade e aprendizagem não são verdades absolutas, pelo que estes conceitos estão em permanente discussão. Foucault (Foucault, 1974, 1981) demonstrou que a realidade social é definida pela natureza e distribuição do poder e influências; a verdade torna-se contingente e formulada exclusivamente, pela cultura local.

> *Procurar concordância nas nossas interpretações e crenças e a possibilidade e potencial de reflexão crítica, são conceitos fulcrais no processo de aprendizagem de adultos* (Mezirow, 1996, p. 163).

Se uma crença é um substracto que guia a acção, sempre que as acções ditadas por crenças falham na prática, os nossos quadros de referência deverão ser, eventualmente, transformados através da reflexão crítica dos seus pressupostos, ou seja, conduzindo a uma "redefinição objectiva" e a uma "redefinição subjectiva".

Por exemplo, redefinir a resolução de um problema envolve "redefinição objectiva", isto é, a sua explicitação de forma racional face ao conhecimento actual. A "redefinição subjectiva" envolve a transformação do próprio quadro de referência funcional e o reconhecimento das razões que o justificam. As transformações mais significativas são as que envolvem uma crítica às premissas que dizem respeito a si próprio.

> *Educar alguém para a saúde implica que tenhamos, por um lado, investido comunitariamente em estruturas e modos de vida com significados ricos e múltiplos e que, por outro lado, tenhamos efectivamente conseguido contribuir para a construção de mundos de significação, num processo de aprendizagem ininterrupto entre todos, simultaneamente educandos e educadores. (Freire, 1975)*

Conforme já referido, de entre os factores que influenciam o estado de saúde de um indivíduo, consideram-se as influências sociais, do ambiente, genéticas e do seu estilo de vida, este resultante da decisão/escolha dos comportamentos, situando-se ao nível do sistema cerebral e sendo influenciado por todos os outros factores, incluindo, as políticas em saúde, conforme consta do quadro seguinte:

FIGURA 4
Determinantes da saúde

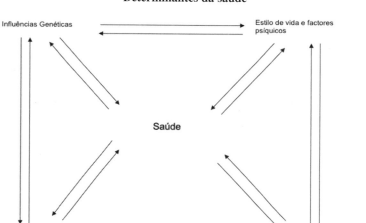

Fonte: Adaptado de Tones, K. – Health promotion, health education, and the public health. In: Oxford Textbook of Public Health. Volume 2: Methods of Public Health. Oxford: University Press, 2002. p. 830.

A abordagem tradicional de "carácter preventivo" focaliza-se nos estilos de vida. Ao contrário, uma abordagem sistémica, do tipo socio--ecológico e educativo, requer uma compreensão mais vasta do que é saúde e doença, tendo em conta questões como as relações sociais de poder ou as relações económicas e de equidade. O primeiro modelo dá ênfase a explicações de carácter biológico sobre saúde/doença. O segundo entra na linha das narrativas socio-históricas de saúde/doença, em que uma abordagem metodológica pluralista é considerada mais adequada (Labonte; Robertson, 1996).

O paradigma construtivista parece particularmente apropriado à Promoção da Saúde, que tem no *empowerment* um princípio fundamental. Este paradigma, para além do seu potencial na resolução de algumas tensões entre a prática e a investigação, aborda o processo do conhecimento de uma forma diferente do paradigma convencional ou positivista. As realidades são socialmente construídas, não governadas por leis universais: as realidades são locais e específicas (ontologia relativista).

No campo da epistemiologia, objecto e sujeito, segundo o mesmo paradigma, estão interrelacionados e os resultados da investigação vêem da criação de um processo em que o investigador não é um mero agente mas também um ser pensante. A metodologia utilizada é interpretativa e dialéctica, envolvendo a comparação constante de diferentes interpretações; focando-se em experiências vividas por pessoas e inseridas num determinado contexto social e histórico.

Tendo em vista o *empowerment,* a conquista da autonomia, o papel do educador será essencialmente o de facilitador, o de catalisador de processos de reflexão crítica em que sejam questionados os dados no seu contexto, sejam eles de carácter cognitivo, afectivo, motivacional, possibilitando a reconstrução do pensamento, pelo próprio. Piaget (1967, p. 568) referia-se ao construtivismo no sentido da integração de... *novas propriedades para passar de uma estrutura a outra durante a sua elaboração.*

Os promotores de saúde devem reconhecer a necessidade de um trabalho prévio de identificação/consciencialização da lógica organizacional das pessoas e/ou das comunidades que dê suporte à acção em Promoção da Saúde, baseando a sua prática num estado cognitivo que resulta numa intrínseca motivação para a acção (Thomas et al., 1990).

Geller propõe um modelo que junta alguns dos factores individuais e sociais necessários para a transformação de uma organização ou sociedade (Geller, 1995, p. 193) em que são valorizados os sentimentos de auto-confiança e de pertença, essenciais aos profissionais que investem na Promoção da Saúde:

FIGURA 5
Estadios das expectativas pessoais com possível influência na propensão para cuidar activamente

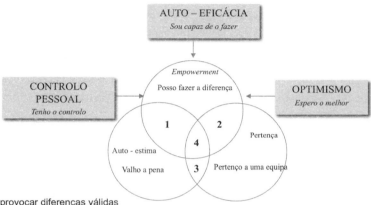

1. posso provocar diferenças válidas
2. podemos fazer a diferença
3. sou um membro válido na equipa
4. podemos provocar diferenças válida

Fonte: Geller, E.S. – Actively caring for environment: an integration of behaviorism and humanism. *Environment and Behavior*. 27 (1995) p. 193.

Em Cuidados de Saúde Primários, sob uma perspectiva ecossistémica, parece ser o modelo construtivista aquele que poderá contribuir para a evolução da relação com a comunidade e o entendimento dos motivos pelos quais algumas estratégias funcionam e outras não.

É necessário quebrar a distância entre formadores e formandos, passando os formandos a ter um papel mais efectivo na construção do seu saber e uma voz mais audível nas opções de aprendizagem, relevantes para o seu desempenho profissional.

Educação para a saúde, prevenção e protecção da saúde são as três componentes consideradas no diagrama de Venn, conhecido como o modelo de Promoção da Saúde de Tannahill (Downie; Tannahill; Tannahill, 2003).

FIGURA 6
Um diagrama organizativo para o ensino da Promoção da Saúde

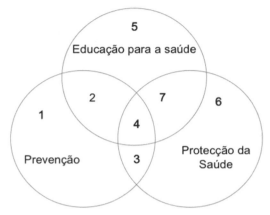

Fonte: Downie, R.S.; Tannahill, C.; Tannahill, A. – Health promotion: models and values. 2nd ed. Oxford: Oxford Medical Publications, 2003. 59.

1. Serviços de prevenção, por ex. vacinação, citologia do colo do útero, rastreio da hipertensão, vigilância do desenvolvimento infantil;

2. Educação para a saúde na perspectiva da prevenção, por ex.: informação e aconselhamento sobre cessação tabágica;

3. Protecção preventiva em saúde,por ex.: fluoretação das águas;

4. Educação para a saúde para a protecção da saúde na perspectiva preventiva, por ex.: argumentação da importância da obrigatoriedade da utilização do cinto de segurança

5. Educação para a saúde positiva, por ex.: desenvolvimento junto dos jovens de competências para a vida;

6. Protecção positiva da saúde, por ex.: políticas sobre o tabagismo nos locais de trabalho;

7. Educação para a saúde para uma protecção positiva, por ex.: argumentos explicativos da proibição da publicidade ao tabaco.

Segundo este diagrama, a intersecção da educação para a saúde com a prevenção irá proporcionar os fundamentos para uma tomada de decisão, tendo em conta a mensagem sobre os factores de risco e factores protectores para uma determinada situação e as vantagens e desvantagens das medidas preventivas que se propõem. A intersecção da educação para a saúde com a protecção da saúde diz respeito a acções que visam facilitar o entendimento sobre as medidas legislativas, ou outros normativos, no contexto global dos problemas existentes e dos valores éticos da sociedade. A intersecção da prevenção com a protecção da saúde refere-se às medidas legislativas ou normativas impostas, com fundamento na evidência do nível de risco e/ou no nível de benefício dessas medidas para a resolução de um problema de saúde.

Apesar de haver críticas a este diagrama que o consideram redutor, dado que parece não incluir tudo o que está envolvido na prática da Promoção da Saúde, nomeadamente no tratamento e recuperação dos doentes, pode-se considerar, no entanto, que representa as principais áreas da intervenção da Promoção da Saúde. Conforme os próprios autores alertam (Downie; Tannahill; Tannahill, 2003) a razão para algum artificialismo em separar os vários domínios prende-se com a constatação de que a dimensão positiva se perde facilmente na prática. A Promoção da Saúde com base neste diagrama define-se como o conjunto dos esforços para aumentar a saúde e reduzir o risco, através da sobreposição das esferas da educação para a saúde, prevenção e protecção da saúde. Prevenção, protecção da saúde e cuidados de saúde partem do conhecimento sobre os factores de risco/elementos patogénicos para a acção de defesa da saúde. Mas, qualquer intervenção em saúde, prevenindo ou reduzindo as possibilidades do desenvolvimento da doença, pode contribuir positivamente para a saúde. Num processo terapêutico os serviços de saúde devem investir na motivação e capacidade de auto-gestão das doenças e dos processos terapêuticos pelos doentes, aumentando as potencialidades de bem-estar.

Apesar de alguma virtualidade reconhecida no modelo apresentado, não se pode deixar de enfatizar que a Promoção da Saúde não consiste apenas em evitar factores de risco mas, fundamentalmente, em potenciar os factores protectores, desenvolver e organizar os recursos existentes e criar novos recursos, para melhorar o nível de bem-estar e a sustentabilidade dos processos, incluindo nas situações de recuperação/reabilitação de doença. Encarando o(s) indivíduo(s) no contexto sócio-ecológico, numa visão sistémica e de oportunidades, mais uma vez se reforça o entendimento de que a Promoção da Saúde não só não é sinónimo de educação para a saúde, mas, também, inclui a acção política.

A formação dos profissionais

Os profissionais devem dominar metodologias que conduzam a habilitar os cidadãos para o usufruto dos recursos da comunidade, incluindo os da saúde. Neste domínio, a formação profissional e a investigação revestem-se de importância crucial. Do mesmo modo, é fundamental incluir a sensibilização para a necessidade da tradução e translação do conhecimento com vista a corrigir o enorme desfasamento entre os avanços da investigação e a sua difusão e apropriação pelo público.

As diferentes instâncias de formação terão de fazer emergir as suas próprias potencialidades para formar profissionais que têm de lidar com uma realidade complexa e em permanente mutação, valorizando "a comunidade, a interacção, os contextos, os processos orgâ-nicos, a geometria variável, a complexidade, o fluxo, a mudança" (Figueiredo, 2001, p. 41) e não apenas os conteúdos curriculares, desprovidos de contexto.

A formação de base e a formação dos profissionais ao longo da vida tem de equacionar a variedade dos grupos de profissões, desenvolvendo um trabalho de complementaridade e potenciação das diversas competências. Deverá realçar o que cada um vale, com as suas competências específicas mas não apenas o que vale por si, mas, também, pela forma como se relaciona com os outros, mostrando-lhes que pode construir com eles o que nunca conseguiria sozinho.

A integração em projectos internacionais, mais favorecida nos meios académicos, facilita aos formandos o intercâmbio de saberes e culturas. A capacidade e gosto de aprender ao longo da vida podem tornar-se o garante, para os profissionais e as instituições, da captação dos meios necessários para fazer face à complexidade da mudança social e do ambiente, conciliando as tecnologias com a dimensão humana.

A Promoção da Saúde surge como área de ensino, a nível europeu, em Itália na década de 50 do século XX. Em Portugal começa a ser abordada a partir da década de 80, aparecendo no ensino formal já nos anos 90. Actualmente, inclui várias áreas do saber, como as relacionadas com determinantes da saúde, pedagogia da saúde, metodologia de intervenção em diferentes *settings* – a escola, o local de trabalho ou a cidade – planeamento estratégico e avaliação da efectividade das práticas preventivas e de promoção da saúde e investigação.[5]

O desafio da transdisciplinaridade e a construção do conhecimento torna-se um processo colectivo em que cada um cria os seus próprios saberes e contribui para a construção dos saberes dos outros (Wenger, 1998). Os profissionais são estimulados a fazer o seu percurso, através da reflexão individual e conjunta, da partilha de saberes e afectos, tanto quanto possível enquadrados em projectos de intercâmbio entre instituições, a nível nacional e internacional.

---

[5] Universidade Nova de Lisboa (Escola Nacional de Saúde Pública), Universidade do Minho, Universidade de Aveiro, Universidade de Trás-os-Montes, são alguns exemplos de instituições que, em Portugal, têm desenvolvido o ensino da Promoção da Saúde.

IV – DETERMINANTES DA SAÚDE

1. Introdução

Os factores com influência na saúde individual e colectiva são chamados determinantes da saúde.

Tarlov (1996) recorda Lalonde ao considerar quatro categorias de determinantes da saúde: factores genéticos e biológicos, serviços de saúde, comportamentos individuais relacionados com a saúde e características sociais, considerando estas últimas como os factores predominantes.

Diversos modelos têm tentado fazer a representação gráfica da inter-relação entre os factores determinantes da saúde. Um dos mais reconhecidos é o arco-iris de Dahlgren e Whitehead (1991). Representa a abordagem holística da saúde e tem vindo a revelar-se importante para estimular ideias para a acção em várias áreas políticas.

Neste modelo, todos os factores determinantes se interrelacionam, levando a intuir que só fazem sentido intervenções que integrem articuladamente todos ou o maior número possível de factores, conforme se pode ver na figura 7.

Factores de risco modificáveis como a alimentação inadequada, o abuso do álcool e do tabaco, factores protectores como o aleitamento materno (Singhal e Lucas, 2004) e os ambientes não poluídos, seguros e estimulantes da comunicação, da troca de afectos e de uma boa coesão social (Gardner e Assadourian, 2004) determinam a saúde. A incidência e a gravidade de doenças crónicas são, frequentemente, atribuídas às "escolhas individuais de estilo de vida". Mas tais escolhas são grandemente condicionadas por padrões de privação material e de exclusão social. Por exemplo, verifica-se que, em países pobres, o uso do tabaco é tanto maior quanto menor o rendimento, conforme ilustra a figura 8.

Figura 7
Os principais determinantes da saúde

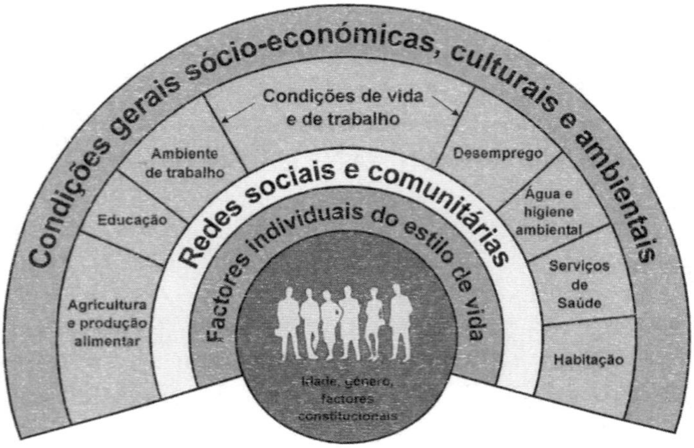

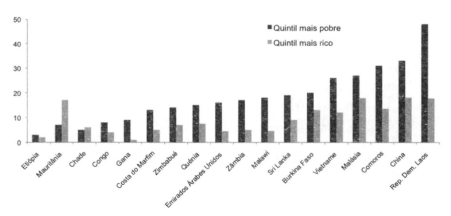

Fonte: Dahlgren, G.; Whitehead, M. – Politiques et stratégies en faveur de légalité devant la santé. Copenhague: Bureau Régional de l'Europe. OMS, 1991.

Figura 8
Prevalência de fumadores diários (%) nos quintis mais pobres e mais ricos de uma selecção de países de baixo e médio rendimento

Fonte: Suhrcke, M., coord. *et al.* – Chronic disease: an economic perspective: confronting the epidemic of chronic disease. [Em linha]. London: The Oxford Health Alliance, 2006. [Consult. 13-12-2006]. Disponível em http://www.oxha.org/knowledge/publications/oxha-chronic-disease-an-economic-perspective.pdf. p. 14.

Os padrões de consumo parecem ser uma das causas principais da mortalidade e morbilidade urbana, nos locais onde o consumo alimentar e de tabaco, o uso do automóvel e da oferta de produtos de outras indústrias se têm revelado como incentivos a comportamentos e estilos de vida prejudiciais à saúde (Freudenberg e Galea, 2008). O crescimento urbano atingiu, em 2007, metade da população a nível mundial, prevendo-se que em 2030 mais de três quartos da população viva em áreas urbanas, concentrando-se, sobretudo, em África, América Latina e Ásia, envolvendo desafios enormes para os investigadores e decisores políticos na identificação de orientações que promovam a saúde nestes contextos. A densidade populacional, a sua diversidade, a multiplicidade de culturas, as desigualdades de rendimento, assim como o surgimento de um conjunto de organizações, formais e informais, são algumas das vertentes que contribuem para a complexidade da situação.

2. Determinantes sociais e desigualdades em saúde

Os determinantes sociais estão associados à justiça social e ao exercício dos direitos humanos. Marmot e Wilkinson (2005), entre outros autores, consideram que os determinantes sociais da saúde são as condições sociais em que as pessoas vivem e trabalham e às quais é atribuída a maior quota parte do estado de saúde.

Numerosos estudos sobre diferenças no estado de saúde entre grupos populacionais em todos os continentes, entre países, entre regiões dentro dos países, entre cidades, entre bairros dentro de cidades, atribuem aquelas diferenças a factores sócio-económicos (Black et al., 1982; Illsley e Svenson, 1990; Elmén, 1993; WHO, 1993, World Bank, 1993; Illsley e Le Grand, 1993; Aday, 1994). As conclusões destes estudos podem traduzir-se, resumidamente, em maior taxa de mortalidade, menor esperança de vida, mais incapacidade e em idades mais precoces, mais morbilidade dos segmentos populacionais com menor rendimento económico, com menor nível educacional ou que residam em zonas habitacionais especialmente carenciadas.

Whitehead e Dahlgren colocam em evidência a falta de progresso dos países em enfrentar a inequidade social em saúde, constatando que ela tende a aumentar em consequência de situações de crise económica, desemprego prolongado e empobrecimento de grupos populacionais cada vez mais numerosos (Whitehead e Dahlgren, 1994).

Nem todas as diferenças de níveis de saúde se podem considerar desigualdades. O termo desigualdade tem inerente uma dimensão moral e ética, de injustiça, face às condições do resto da sociedade.

Apesar dos progressos tecnológicos globais sem precedentes, as desigualdades em saúde continuam a crescer (Evans et al., 2001; WHO, 2003). Também, conforme reconhecido há muito, a disponibilidade de cuidados médicos de qualidade tende a variar inversamente com as necessidades da população, sendo esta situação tanto mais verdadeira quanto mais os cuidados médicos estão expostos às forças do mercado. Esta "lei dos cuidados inversos", estabelecida por Hart (Hart, 1971), tem vindo a ser comprovada em diversos contextos e em múltiplas áreas de cuidados. Em todo o mundo, as pessoas mais vulneráveis e socialmente desfavorecidas têm menor acesso aos recursos da saúde, adoecem mais e morrem mais cedo do que quem desfruta de posições sociais mais privilegiadas (Irwin et al., 2006).

A frequência de problemas sociais, como o insucesso escolar, perturbações emocionais, comportamentais e sociais, está em relação directa com a existência de condições materiais adversas, como a pobreza, a falta de saneamento e a exposição a tóxicos (Antonovsky, 1967). Também se observa uma relação semelhante no que diz respeito a maus resultados em saúde. (Berkman e Kawachi, 2000; Marmot e Wilkinson, 2005; Kawachi; Kennedy; Wilkinson, 1999).

Em países em que se verificam grandes assimetrias quanto aos rendimentos da sua população, existe uma menor esperança de vida e maior mortalidade se comparados com outros países onde se verifica maior equilíbrio económico (Kawachi; Kennedy; Wilkinson, 1999; Lynch et al., 1998).

Tanto nos países desenvolvidos, como nos países em desenvolvimento, os comportamentos que comprometem a saúde estão concentrados sobretudo em grupos socialmente desfavorecidos. Uma política efectiva para modificar a situação de saúde terá, assim, de se dirigir às condições sociais subjacentes, visando a diminuição das desigualdades (Marmot, 2005) e deve pautar-se por desencadear acções integradas envolvendo os vários domínios e sectores, tendo por objectivo o fortalecimento das comunidades e dos indivíduos.

Sucessivos estudos têm vindo a debruçar-se sobre se existirá, de forma generalizada, uma susceptibilidade psicossocial e/ou imunológica à doença por condições sociais (Syme e Balfour, 1999; Wallerstein, 1992).

Por exemplo, no conhecido "Estudo de Whitehall", que envolveu 17.000 funcionários públicos britânicos (Marmot; Shipley; Rose, 1984), o nível hierárquico no emprego provou ter uma influência mais forte no estado de saúde do que a combinação dos factores de risco clássicos, como o tabagismo, o colesterol sérico e a pressão arterial alta.

FIGURA 9
Frequência de problemas sociais
segundo o nível de rendimento familiar

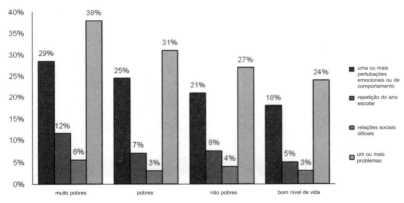

Fonte: Canada. Statistics Canada – National Longitudinal Survey of Children and Youth 2005-2006. Ottawa, Ontario: Statistics Canada, 2007.

O estado de saúde está associado ao nível e duração da exposição a pressões psicológicas, à capacidade de controlo das situações e à recompensa associada ao esforço (Bosma et al., 1997). Uma maior compensação relacionada com um maior esforço apresenta-se como promotora da saúde. De facto, em 1991-93, quando os factores de risco biomédico e fisiológico foram estudados em detalhe num segundo exame médico dos indivíduos no estudo Whitehall II (Brunner et al., 1997), encontrou-se um padrão particular de factores de risco que aparecia associado a um mais baixo controlo no trabalho. Outros estudos realizados em contexto laboral consideraram o efeito negativo para a saúde, quando existe pouco acesso ao trabalho, desemprego, más condições de trabalho ou estagnação na carreira.

Com base no estudo *Withehall II*, Kuper e colaboradores (Kuper et al., 2002) mostraram que a relação entre a gratificação e o esforço no trabalho explicava um maior risco de doença coronária cardíaca nos indivíduos que obtinham uma baixa compensação para um grande esforço (Figura 10).

FIGURA 10
**Equilíbrio gratificação-esforço no trabalho e doença coronária cardíaca
(ajustado para idade, sexo e escolaridade)**

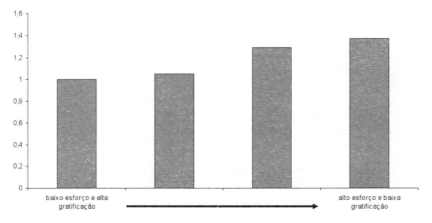

Fonte: Adaptado de Kuper et al. When reciprocity fails: effort-reward imbalance in relation to coronary heart disease and health functioning within the WhitehallII Study. Occup.Environ. Med. 2002: 59: 777-784

São muitos os autores que concluíram que viver em condições desfavorecidas, tanto no que se refere ao ambiente físico como ao ambiente social, está associado com um maior risco para a saúde. Logue e Jarjoura (1990) estudaram, em 1200 regiões censitárias no estado americano do Ohio, a relação entre classe social e mortalidade por doença cardio-vascular. Encontraram uma taxa de mortalidade duas vezes maior na classe social média comparativamente à classe alta e quatro vezes maior na classe social baixa comparativamente à alta. Outros trabalhos como um estudo elaborado por Haan e colaboradores com base no *Alameda County Study* (Haan; Kaplan; Camacho, 1987) mostraram que a mortalidade é mais elevada em áreas de pobreza com baixos serviços públicos e mau acesso a cuidados de saúde. Neste estudo, de regressão multivariada, os autores observaram que a residência num local pobre era a variável que apresentava maior significado estatístico relativamente à mortalidade.

A relação entre desigualdades económicas e a falta de coesão social, para todas as causas de mortalidade e morbilidade observadas, foi também comprovada por outros autores (Yen e Syme, 1999; Whitehead; Scott-Samuel; Dalhgren, 1998; Smith, 1996). Foi demonstrado que bairros com habitação degradada, concentração de pessoas desfavorecidas e baixo investimento dos serviços públicos, podem levar a disrupção social (Yen e Syme, 1999; Wallace; Wallace, 2000). Igualmente, a segregação social está associada a maus indicadores de saúde (House e Williams, 2000; Collins e Williams, 1999).

Embora todos os indivíduos em diferentes momentos da vida estejam potencialmente sujeitos a riscos de saúde física, psicológica e social, alguns poderão ver acrescido esse risco se não possuírem recursos materiais (económicos) e não materiais (psicológicos ou sociais) para lidar com a doença. A maior ou menor vulnerabilidade dos indivíduos ou dos grupos varia em função dos referidos recursos materiais e não materiais e das oportunidades, associadas ao seu estatuto social, capital social e capital humano (Aday, 1994).

Desigualdades em saúde entre homens e mulheres

Nas culturas que remetem a mulher para as funções domésticas, não investindo na sua educação, para além das tarefas do lar, o seu grau de literacia é, a maior parte das vezes, muito baixo; por outro lado, os serviços de saúde são frequentemente escassos nestes países, não dando cobertura de cuidados em muitas situações, do que resultam maus indicadores de saúde, por exemplo, no que respeita à mortalidade materna e perinatal conforme se pode verificar nos quadros apresentados mais adiante (Mathers et al., 2003).

Enquanto as estatísticas reflectem as desigualdades em saúde entre mulheres que vivem em países com diferentes níveis de rendimento, outras desigualdades existem entre homens e mulheres, independentemente do seu nível socioeconómico. Para além das relacionadas com as especificidades de cada sexo – ginecológicas ou do foro androlológico –

existem diferenças relacionadas com aspectos culturais, em regiões onde são atribuídos determinados papéis sociais para os homens e outros para as mulheres.

Actualmente, em muitos países ocidentais, a mulher tem grande sobrecarga de trabalho, devido à acumulação da sua actividade profissional com as funções de esposa e de mãe, nem sempre partilhadas e apoiadas pelo parceiro ou por estruturas sociais. O padrão epidemiológico está a mudar nos homens e nas mulheres, quer ao nível de comportamentos, quer ao nível da morbilidade e da mortalidade.

A esperança de vida continua a ser diferente apesar de estar a aumentar nos homens, aproximando-se progressivamente da esperança de vida das mulheres. Nos países ocidentais, como Portugal, a mulher vive em média 80 anos enquanto o homem vive 73,2 anos, sendo a esperança de vida da mulher ligeiramente inferior em Portugal relativamente aos países da OCDE (OECD, 2006). Nos países nórdicos, os maiores ganhos na esperança de vida que se têm verificado em relação aos homens, depois dos 60 anos, são atribuídos a políticas específicas orientadas para a Promoção da Saúde e prevenção da doença.

Em Portugal, problemas como o tabagismo e o alcoolismo que eram mais prevalentes nos homens, começam a ser mais comuns nas mulheres. Estas apresentam, hoje, maior prevalência de obesidade, hipertensão e diabetes (Santana, 2005), apesar de continuarem a ter uma maior longevidade. Os homens mantêm comportamentos de risco que se traduzem numa maior mortalidade por acidentes rodoviários, especialmente com motociclos, por homicídios e por suicídio, morrendo mais prematuramente do que as mulheres, por causas preveníveis (WHO, 2004). No que respeita à saúde mental, uma avaliação efectuada através de inquérito do Eurobarómetro incluiu um indicador de stress psicológico com base na *Mental Health Inventory Scale* (MHI-5) (Ribeiro, 2001) que permitiu o cálculo de casos prováveis de doença mental e fez a comparação do risco segundo o género, tendo mostrado que, para a maioria dos países da EU, as mulheres apresentam risco mais elevado. Esta situação revelou-se significativamente mais grave em Portugal, em que se verificou um risco três vezes superior para as mulheres relativamente aos homens (European Commission, 2004).

A esperança de vida continua a ser diferente, apesar de estar a aumentar nos homens, aproximando-se, assim, da esperança de vida das mulheres. No entanto, estas referem ter uma qualidade de vida inferior, talvez pelo facto de sofrerem mais em resultado de doenças crónicas, como a diabetes e a hipertensão. Hoje, em Portugal, as mulheres morrem mais do que os homens por acidentes vasculares cerebrais, tendo aumentado bastante a sua mortalidade por doença isquémica cardíaca (Portugal. MS. DGS, 2005). Estes factos nem sempre estão a ser tidos em conta pelos profissionais de saúde que parecem privilegiar um atendimento mais sofisticado dos homens em situações de emergência cardiovascular (Fernandes; Perelman; Mateus, 2010), traduzindo uma possível inequidade nos cuidados de saúde quanto ao género. Há que saber dar resposta às especificidades e ter a sensibilidade para as questões de género que podem não ser adequadamente equacionadas em função de ideias preconcebidas.

3. A Comissão dos Determinantes Sociais da Saúde da OMS

Em 2005, foi constituída no âmbito da OMS (WHO, 2005) a Comissão dos Determinantes Sociais da Saúde (CDSS) com a finalidade de apoiar os países e os parceiros em saúde a enfrentarem os factores sociais que a influenciam negativamente e que são responsáveis por desigualdades e inequidades. A CDSS pretende catalisar a mudança política e institucional de instituições que trabalham na saúde global.

Em Setembro de 2006, a Comissão propôs o desenvolvimento de uma estratégia de envolvimento da sociedade civil, englobando todas as regiões. Sugeriu, então, a constituição de organizações regionais denominadas Facilitadoras da Sociedade Civil da CDSS, com participação nos domínios da aprendizagem, *advocacy*, acção e liderança. Salientou a importância da abordagem política para a acção sobre os determinantes sociais da saúde que funcionam, simultâneamente, *top-down*, envolvendo os mais altos níveis de liderança política e *bottom-up,* a partir do conhecimento e das capacidades de liderança da comunidade.

O enquadramento geral dos Objectivos de Desenvolvimento para o Milénio oferece uma boa oportunidade para promover a compreensão da ligação entre os resultados em saúde e as condições sociais, económicas e políticas subjacentes. Os Objectivos de Desenvolvimento para o Milénio, por definição, constituem uma referência para a acção internacional coordenada, incorporando o compromisso dos actores *major* em jogo. A CDSS, para alinhar as suas recomendações políticas com as dos Objectivos de Desenvolvimento para o Milénio, poderá capitalizar o compromisso global e nacional para com aqueles objectivos (WHO, 2005).

FIGURA 11
Quadro técnico de referência
da Comissão dos Determinantes Sociais da Saúde (WHO, 2008)

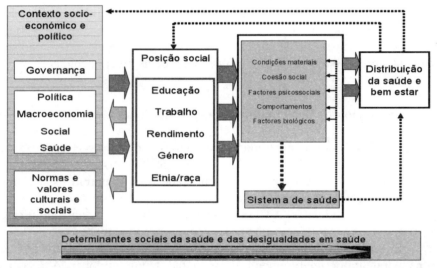

Fonte: Solar, O.; Irwin, A. – A conceptual framework for action on the social determinants of health: discussion paper for the Commission on Social Determinants of Health. Geneva: World Health Organization, 2007. p. 43.

4. Enfrentar as desigualdades em saúde

Segundo Whitehead (Whitehead, 1990), podem considerar-se sete determinantes principais das diferenças em saúde:

1. variação natural, biológica;
2. comportamento prejudicial à saúde, escolhido livremente;
3. vantagem de um grupo em relação a outro, quando esse grupo adopta mais precocemente um comportamento que melhora a saúde (sempre que o outro grupo tenha a oportunidade de adoptar o referido comportamento logo que pretenda fazê-lo);

4. comportamentos que atentem contra a saúde, sempre que a capacidade de escolha do estilo de vida esteja muito restringida;
5. exposição a condições de vida e de trabalho pouco saudáveis e estressantes;
6. acesso inadequado a saneamento básico e a outros serviços públicos;
7. mobilidade social relacionada com a saúde, que leva a que as pessoas doentes baixem o seu nível social.

Apenas as quatro últimas se podem classificar como inequidades, por serem simultaneamente evitáveis e inaceitáveis (Dahlgren e Whitehead, 1991).

Não ter poder ou "não ter controlo no seu destino", segundo expressão de Syme (Syme,1988) apresenta-se como um determinante social fulcral.

A política de saúde tem de ter em conta que a melhoria do estado de saúde e das condições de vida deve assentar na compreensão do papel dos factores sociais, de protecção e de risco para, com base nesse conhecimento, se adoptarem medidas e estratégias efectivas na redução das desigualdades em saúde.

A importância relativa dos diversos factores de risco para a saúde que estão na origem das desigualdades varia de região para região. Acresce que alguns dos factores estão intimamente ligados, não podendo ser facilmente individualizados.

Há muito que se preconiza a discriminação positiva em relação a quem tem maiores necessidades (Morris, 1979). Esta posição transparece em várias recomendações para a elaboração de políticas, nomeadamente, das que dizem respeito à distribuição de recursos. Todavia, segundo Dahlgren e Whitehead (1991) o direito teórico aos cuidados de saúde não garante a prestação de cuidados de igual qualidade a todos os indivíduos, nem a supressão de obstáculos ao acesso a esses cuidados, sendo necessário elaborar novas estratégias e manter uma prática de análise da situação. Para aqueles autores, as políticas de luta contra as desigualdades em matéria de saúde poderiam visar três objectivos:

1. Dirigir-se às causas primárias das desigualdades, limitando os factores e os riscos para a saúde ou impedindo o seu aparecimento. Por exemplo, melhorar as condições de trabalho, diminuir o desemprego, melhorar a educação e o reconhecimento social.

2. Minimizar a influência negativa dos factores de risco para a saúde, ajudando as pessoas a lidar melhor com eles para que possam resistir melhor às doenças. Por exemplo, a criação de serviços de orientação e apoio.
3. Assegurar-se de que os cuidados de saúde correspondem, em volume e em qualidade, ao volume e à complexidade crescente dos problemas de saúde aos quais as colectividades devem fazer face. Este terceiro objectivo visa responder de forma equitativa às necessidades crescentes em cuidados médicos gerados pelas desigualdades.

Relativamente à equidade, Mooney (Mooney, 1983) refere que todas as definições de equidade "contêm alguma visão de justeza de distribuição de alguma coisa. Está também, de algum modo, relacionada com a ideia de distribuição justa entre diferentes indivíduos ou grupos da sociedade". Citando West (1981) recorda a existência de dois princípios de equidade: equidade horizontal, "tratamento igual de iguais" e equidade vertical, "tratamento desigual de desiguais". Refere as dificuldades em definir "igual tratamento" e "iguais", bem como em medir e avaliar diferentes estados de saúde. Em 1994, o mesmo autor diz, sobre a equidade, que "tem qualquer coisa a ver com justeza e justiça e muitas vezes tem ligados ou associados certos aspectos de igualdade. Mas não é simplesmente – e talvez mesmo nada – igualdade de pessoas, mas antes igualdade com respeito a certos atributos das pessoas".

Mooney considera que, com algumas variações, há três possibilidades de definir a equidade nos cuidados de saúde: igualdade de saúde, igualdade de utilização dos cuidados de saúde e igualdade de acesso a cuidados de saúde. Assim:

– **Igualdade de saúde** – cai na categoria da justiça distributiva. Preocupa-se com as consequências da política e julga a bondade de qualquer distribuição na base do *outcome*. Não se liga directamente ao processo de chegar à distribuição, sendo a sua única preocupação a consequência para a saúde, ignorando outras consequências. Mooney apresenta vários argumentos para defender que a igualdade em saúde é um objectivo irrealista.

– **Igualdade de utilização (para igual necessidade)** – esta dimensão é indissociável dos conceitos de necessidade e de procura de cuidados.

A necessidade é habitualmente definida por uma terceira parte, geralmente um profissional; por outro lado, a procura é um conceito económico e, portanto, baseado nas preferências individuais. Existem duas formas de definir necessidades. Uma relaciona-se com a *extensão da doença*, quanto mais doença mais necessidade. A outra com a *capacidade de beneficiar*, na opinião de Culyer (Culyer 1991) citado por Mooney (Mooney, 1994). Esta é menor do que a primeira, uma vez que a extensão da doença nem sempre pode ser resolvida pelos serviços de saúde.

A primeira definição – extensão da doença – exige que se saiba quais são os problemas de saúde e qual a sua magnitude, por exemplo, pela investigação epidemiológica, a fim de que possam ser comparados e/ou agregados. Se se entender que a equidade deve ser medida em termos de igual utilização para igual necessidade, então será preciso encontrar um mecanismo que permita tratar também de forma equitativa as necessidades diferentes.

A segunda definição – capacidade de beneficiar – também apresenta problemas. Um deles é o significado da palavra benefício, a forma como pode ser medido e quem o mede. Habitualmente o termo é usado para significar ganhos em saúde, embora existam outros benefícios. Deveria ser o utente/doente a julgar o benefício, mas, em geral, quem julga quer o benefício quer a capacidade de beneficiar é uma terceira parte, quase sempre o médico ou outro decisor.

Quanto à utilização, no sentido de consumo real, ela é função da procura (ou necessidade expressa) e também da oferta. Assim, consumo e utilização não significam o mesmo que procura ou necessidade. A utilização pode assemelhar-se à oferta sempre que se verifique excesso de procura ou excesso de necessidade, de tal modo que é consumido tudo o que for oferecido.

Mooney defende que não é correcto definir equidade como igual utilização para igual necessidade com vista a atingir igual saúde, porque estão implícitos "demasiados valores" e a saúde é tratada como "um bem de mérito". Seguir aquele conceito poderia conduzir ao aumento das diferenças no estado de saúde.

 – **Igualdade de acesso (para igual necessidade)** – existem dois conceitos-chave de igualdade de acesso: o mesmo "custo-oportunidade" ou o mesmo "custo de perda de bem-estar". O primeiro significa que duas pessoas têm igual acesso se valorizarem da mesma forma os custos da utilização dos serviços. O segundo significa que para que o acesso seja o mesmo, a inutilidade de receber o tratamento é a mesma para ambas as pessoas. No entanto, se do lado da procura for incluída a utilidade do processo, o acesso pode ser considerado totalmente um fenómeno do lado da oferta. Surge então a questão de saber "igual acesso a quê" e "de que forma, uma vez obtido o acesso, as pessoas maximizam a sua utilidade". Estando o acesso do lado da oferta, isso significa que o que é oferecido é igual disponibilidade, igual oportunidade para utilizar o serviço mas não igualdade de utilização. Deste modo, igual acesso torna possível aos indivíduos, que assim o queiram, consumir cuidados de saúde conforme as suas preferências. O que faz com que o acesso se assemelhe a necessidade, sendo o objectivo igual acesso para igual necessidade.

Sem actuação sobre os determinantes sociais, os países mais carenciados nunca poderão aproximar-se de metas globais para a redução de doenças crónicas como as doenças cardio-vasculares, doenças oncológicas e diabetes (Strong et al., 2003), muito menos dos Objectivos de Desenvolvimento do Milénio.

Adaptando o modelo do arco-íris, Dalghren e Whithead propõem que, para lidar com as desigualdades em saúde, as políticas devem intervir a vários níveis, de forma consistente: capacitar os indivíduos, fortalecer as comunidades, melhorar as infra-estruturas e o acesso aos serviços e produzir mudanças estruturais nas condições económicas, culturais e ambientais, conforme mostra a figura 12.

FIGURA 12
Níveis de política para lidar com as desigualdades em saúde

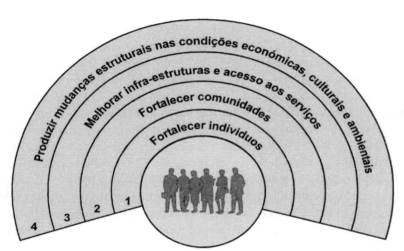

Fonte: Dahlgren, G.; Whitehead, M. – Politiques et stratégies en faveur de légalité devant la santé. Copenhague: Bureau Régional de l'Europe. OMS, 1991.

Dennis Raphael (Raphael, 2006) chama a atenção para o facto de que as abordagens neo-liberais na tomada de decisão política entram em conflito com as abordagens centradas na melhoria dos determinantes sociais da saúde. Segundo este autor, existem viezes persistentes quando as abordagens não equacionam a multidimensionalidade dos problemas e se traduzem numa orientação para o indivíduo, numa perspectiva biomédica e com enfoque no estilo de vida. Os meios de comunicação social tradicionalmente também preferem a linguagem biomédica e dos estilos de vida para título de artigos dirigidos ao grande público, o que contribui para a persistência daquela óptica/ideologia política.

As políticas podem mudar, positiva ou negativamente, a saúde e os determinantes da saúde. O poder dos cidadãos também pode influenciar as decisões políticas mas ele depende do investimento global na educação, literacia em saúde e noutros domínios, como o conhecimento dos direitos e da criação e disponibilização dos meios para intervir.

5. A integração dos determinantes da saúde nos programas de intervenção na comunidade

Após a II Guerra Mundial a perspectiva de desenvolvimento no campo da saúde centrou-se sobretudo na modernização da indústria farmacêutica e na sofisticação tecnológica. Para além dos benefícios científicos que continham, estes sectores transformaram-se em poderes e forças de influência nas políticas nacionais e internacionais. Esta perspectiva foi transportada para a África e Ásia pelo colonialismo europeu e focalizava-se, sobretudo, nos cuidados curativos de alta tecnologia, prestados em hospitais urbanos. Pouca importância e acção eram atribuídas ao meio rural e à saúde pública. A situação foi-se alterando à medida em que os países foram ganhando a sua autonomia política e definindo o modelo de sistema de saúde que queriam adoptar. No entanto, muitos continuaram dependentes de ajuda externa, sendo-lhes imposto o paradigma do hospital urbano.

A par daquele paradigma, a proliferação de programas "verticais" focalizados em doenças específicas, mantinha a postura de ignorar o contexto social e a sua importância no equilíbrio saúde/doença. Apesar de ser mais fácil a medição de resultados daqueles programas, eles revelaram-se extremamente dispendiosos e incapazes de resolver a maior parte dos problemas das populações.

Nos anos 60 e 70 do século XX, começaram a surgir as perspectivas comunitárias para resolver a situação dos mais carenciados, em alternativa ao modelo vertical, que provava a sua inadequação. No campo da saúde começaram a emergir preocupações com as dimensões social, económica e política, tendo-se investido na educação para a saúde e na prevenção da doença. Em certos países, como as Filipinas, alguns grupos, através de "análise estrutural", levavam as comunidades a analisar os problemas com base nas suas raízes culturais e sociais. No Brasil, os métodos de *conscientização* de Paulo Freire foram adaptados à promoção e educação para a saúde. Estas metodologias de *empowerment* tornaram-se instrumentos de diagnóstico comunitário dos problemas de saúde, da análise da multiplicidade de causas e do planeamento estratégico de acções em todo o mundo, especialmente na América Latina e na Ásia.

Muitas ONG foram impulsionadoras das novas abordagens. Foi com Halfdan Mahler, nomeado Director Geral da OMS em 1973, que as abordagens "verticais", das quais ele tinha experiência, foram questionadas e, finalmente, colocada a ênfase nas desigualdades sociais e nos determinantes não-médicos da saúde. Em 1976, na Assembleia Geral da OMS "Saúde Para Todos no ano 2000", é reconhecido que a eliminação da malnutrição, da ignorância, da água contaminada e da habitação em más condições higiénicas, têm, pelo menos, um nível de importância tão relevante quanto o da intervenção médica.

Em 1986, a Carta de Ottawa define estratégias claras para o investimento em saúde, que contemplam os múltiplos factores determinantes. Todavia, são reconhecidas várias dificuldades como impedimento para a adopção destas estratégias:

- a existência de fronteiras verticais entre sectores no governo;
- a autonomia funcional dos programas integrados que causa receio aos sectores envolvidos no que se refere aos orçamentos específicos com que cada um deve contribuir;
- a pouca preponderância dos sectores da saúde e do ambiente nalguns governos;
- a incipiente definição de incentivos económicos para apoiar iniciativas integradas e intersectoriais;
- o estabelecimento de prioridades políticas com outros critérios que não os baseados na análise racional.

Outro constrangimento prende-se com a dificuldade de demonstrar impactes quantitativos atribuíveis a actividades de outros sectores, como os da habitação, dos transportes, da educação, das políticas alimentares ou económicas. Persistem algumas incertezas metodológicas sobre a medição de condições e de processos sociais, bem como dos seus efeitos na saúde e na capacidade de escolha do cidadão, apesar de avanços no campo da "avaliação do impacte na saúde" (HIA – *health impact assessment*). Estas e outras questões relacionadas com a avaliação no campo da Promoção da Saúde serão abordadas mais adiante em capítulo específico.

6. A valorização dos Cuidados de Saúde Primários

Em 1978, sob a égide da OMS e da UNICEF, é aprovada a Declaração de Alma-Ata, que atribui particular importância aos cuidados de saúde em proximidade às populações, reconhecendo a importância dos cuidados de saúde primários (CSP) e a necessidade de investimento nas causas sociais, económicas e políticas da doença.

A chegada de Jim Grant, em 1979, à direcção da UNICEF, um ano depois da Declaração de Alma Ata, provocou uma profunda alteração na filosofia daquela organização. A sua perspectiva dos cuidados de saúde primários selectivos, com concentração de esforços em poucas intervenções de comprovado custo-efectividade, orientou a acção para a diminuição da morbilidade e mortalidade infantil, subalternizando a perspectiva de investimento em CSP abrangentes e a longo prazo.

Um dos exemplos desta abordagem foi a estratégia conhecida por GOBI – *monitoring Growth, Oral rehydration theraphy, Breastfeeding and Immunization*. Os argumentos utilizados na defesa desta estratégia conhecida como a Estratégia da Sobrevivência da Criança, incidiam sobre o facto de se obterem efeitos rápidos, sem ter de se esperar pelo reforço dos sistemas de saúde no contexto das transformações sociais preconizadas, trabalhando dentro dos constrangimentos políticos existentes, recusando uma visão considerada, por ele, utópica. Grant tinha a opinião que o papel das agências internacionais seria o de fazerem o melhor com os escassos recursos e as poucas oportunidades políticas.

A forma de Grant encarar a prestação de cuidados de saúde correspondeu, na opinião de muitos, a um enorme recuo na visão original de Alma-Ata, sobretudo por não equacionar a acção intersectorial nos determinantes sociais e ambientais. A selecção de intervenções focalizadas primariamente nas mulheres em idade fértil e nas crianças até aos cinco anos "foi desenvolvida para melhorar as estatísticas de saúde, mas abandonou o foco de Alma-Ata que incidia na equidade social e no desenvolvimento dos sistemas de saúde" (Magnussen; Ehiri; Jelly, 2004).

Para Magnussen e colaboradores "a abordagem selectiva ignora o contexto mais vasto do desenvolvimento e dos valores da equidade nos países. Não considera a saúde mais do que a ausência de doença nem como um estado de bem-estar que inclui a dignidade e incorpora a capacidade de ser um membro funcional da sociedade. Em conjugação com a falta de um contexto de desenvolvimento, o modelo selectivo não contempla o papel da equidade e justiça social para os receptores das intervenções médicas tecnologicamente orientadas." (*Ibid*).

Cueto (Cueto, 2004) aponta os CSP selectivos como uma estratégia "profundamente tecnocêntrica", que se desviou dos determinantes sociais subjacentes à saúde, ignorando o desenvolvimento do contexto das suas políticas complexas, assemelhando-se a programas verticais. E observa: "Na sua versão mais radical, os CSP eram coadjuvantes (*adjunct*) de uma revolução social. Alguns acusaram Mahler de transformar a OMS de uma organização técnica, numa organização politizada". Outros pensaram que Mahler era ingénuo ao esperar mudanças nas burocracias conservadoras dos países em desenvolvimento e por sobrestimar a capacidade de um pequeno número de peritos iluminados e de projectos de saúde comunitários *bottom-up* produzirem mudanças sociais duradouras. Entretanto, a profunda marginalização política e a impotência dos pobres no mundo rural não foi suficientemente compreendida pelos defensores dos CSP. Assim, os apologistas da visão de Alma-Ata foram acusados de tender a romantizar e idealizar "comunidades em abstracto, sem atender ao seu funcionamento real."

As estratégias previstas em Alma Ata, como "Good health at low cost", conforme lhe chamou a Fundação Rockefeller numa conferência realizada sob o seu patrocínio em 1985, têm sido usadas de forma muito heterogénea e, nalguns contextos, continuam a ser ignoradas. Mais, a interpretação dos cuidados de saúde primários em Alma Ata foi subvertida, tendo-se "esquecido" que a acção intersectorial faz parte desta visão.

7. Visão integrada dos determinantes da saúde

Com o avanço das neurociências tornou-se mais fácil vislumbrar a ligação entre as várias vertentes da saúde humana e os seus determinantes. Aos factores genéticos, psicológicos e outros de carácter pessoal, têm de se acrescentar as características dos ambientes em que as pessoas vivem (casa, família, escola, trabalho, serviços de saúde). Todos os factores interagem e são processados pelo cérebro que, através de uma resposta neuro-imuno-endócrina, produz mudanças fisiológicas que influenciarão os resultados: o bem-estar, a morbilidade ou a mortalidade (Marmot e Wilkinson, 2005).

FIGURA 13
Visão integrada dos determinantes sociais da saúde

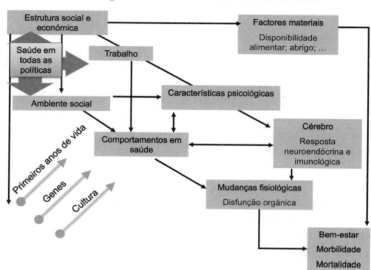

Fonte: Adaptado de Marmot, M.; Wilkinson, R. – Social determinants of health. New York: Oxford University Press, 2005.

Se, por um lado, se tem desenvolvido a epidemiologia estatística e social, confirma-se a necessidade de outros instrumentos de análise que farão a diferença em saúde pública. Para lidar com os problemas de uma forma efectiva, a intervenção deve partir do diagnóstico e orientar-se para as causas e o processo destinado à sua resolução.

As componentes genéticas, as disfunções orgânicas e as experiências de vida contribuem para resultados em saúde, pelo que se a Promoção da Saúde pretende ter um papel eficiente na melhoria da qualidade de vida, tem de ser capaz de estabelecer as pontes entre os vários domínios, compreendendo as suas múltiplas interrelações.

Para agir é necessário conhecimento. Todavia, o bom senso, assente em análises rigorosas, tem um papel importante quando não está disponível todo o conhecimento que seria útil. Recordamos John Snow que através da observação e da aplicação do método epidemiológico tomou as medidas necessárias para travar o surto de cólera em Londres, apesar de desconhecer a causa.

A tradução do conhecimento que vem das ciências básicas, na prática clínica e de saúde pública, é fundamental para conseguir uma visão integrada para a decisão sobre como intervir nos determinantes. A política deve tomar medidas assentes em resultados de investigação que demonstrem evidência de efectividade na melhoria da saúde das populações. Neste campo, instituições como os Institutos Nacionais de Saúde devem ser incentivados a investir na missão de contribuir para um diagnóstico da situação de saúde, incluindo os factores que a determinam e a ajudar na produção de evidência para a decisão. A investigação que desenvolvem deve, assim, alargar a abrangência do seu âmbito para ligar as várias áreas, do perfil genético ao tipo de resposta aos stressores – das reacções biológicas, psicológicas, às de carácter social. Os Institutos Nacionais de Saúde deverão fornecer as bases da evidência possível para a tomada de decisão política fundamentada, a prática clínica e a orientação do cidadão para uma vida mais saudável, optimizando os recursos existentes e propondo soluções exequíveis efectivas em resposta às necessidades detectadas.

8. Políticas nacionais e determinantes da saúde

Os avanços mais significativos nos países ocidentais têm vindo a ocorrer a partir da década de 90 do século XX.

No Canadá, iniciou-se um esforço de investigação interdisciplinar envolvendo peritos de Saúde Pública e de outros ramos das ciências, para explorarem, em conjunto, "os determinantes da saúde das populações", o qual deu origem à publicação de "Why are some people healthy and others not?" (Evans; Barer; Marmor, 1994).

Na Europa, em 1993, o Tratado de Maastricht deu à Comunidade Europeia a base legal para a Saúde Pública, reflectindo o conceito de que os estilos de vida estão ligados aos determinantes da saúde. Em 1996, é adoptado um programa de Promoção da Saúde na União Europeia.

A Comissão Europeia (Abril de 1998) reconhece que a "abordagem dos determinantes da saúde através da promoção da saúde e prevenção da doença" é um dos principais domínios da futura política europeia em Saúde Pública.

O Tratado de Amesterdão, de 1999, no seu artigo 152º, alarga o papel da Saúde Pública, enfatizando que a preocupação com um nível alto de protecção do ser humano deveria ser integrada em todas as políticas e actividades europeias. Juntamente com outros documentos relacionados com a saúde, como os respeitantes à saúde e segurança no trabalho, a protecção do consumidor, o mercado interno e o ambiente, aponta novas possibilidades a serem concretizadas em acções que podem complementar e acrescentar-se às iniciativas de cada país.

Com vista a aprofundar o debate sobre o tema, Portugal organizou em 2000, a conferência "Determinantes da Saúde na União Europeia", que reuniu actores-chave, a nível nacional, comunitário e das principais organizações internacionais (Conferência de Évora, 2000). Em resultado, a abordagem dos determinantes da saúde na sua relação com os estilos de vida, os factores socio-económicos e os factores ambientais, emergiu como linha prioritária na Europa, dando lugar à Resolução 2000/C 218/03 do Conselho Europeu sobre a acção requerida aos estados membros em matéria de determinantes da saúde e que esteve na origem dos programas europeus no domínio da Saúde Pública 2003-2008 e 2008-2013.

De acordo com alguns autores (Diderichsen; Whitehead, 2001; Mackenbach et al., 2002) as políticas dirigidas aos determinantes sociais da saúde devem considerar quatro pontos de intervenção:

1. estratificação social;
2. exposição de pessoas em situações desfavorecidas a factores prejudiciais à saúde;
3. vulnerabilidade das pessoas desfavorecidas às condições prejudiciais à saúde;
4. sistema de cuidados de saúde orientado para a redução das consequências desiguais da saúde/doença e prevenção de uma maior degradação socio-económica dos desfavorecidos que adoecem.

Países como a Suécia, a Austrália, o Canadá e a Nova Zelândia têm vindo a promover a investigação e acção política nas dimensões sociais da saúde e procurado uma progressiva orientação da Saúde Pública para uma abordagem social. Outros países iniciaram políticas direccionadas às raízes sociais da saúde/doença, como é o caso do Brasil que as consubstancia no documento "Política Nacional de Promoção da Saúde" (Brasil. Ministério da Saúde, 2006).

O Canadá é reconhecido como líder na Saúde Pública, particularmente por equacionar os factores determinantes da saúde na orientação das suas políticas e por reforçar o envolvimento comunitário no processo da Saúde Pública. Tem como marco mais saliente o relatório de Lalonde, já referido neste livro. A tradição em investigação em Medicina, Saúde Pública e Ciências Sociais, colocou o país a contribuir significativamente para o conhecimento científico global, sobre os determinantes da saúde. A responsabilidade pela saúde e política social situa-se, fundamentalmente, nas regiões e territórios, mais do que ao nível do governo central. Em 1994, os Ministros da Saúde das várias regiões adoptaram uma acção intersectorial para a saúde como uma das orientações-chave para melhorar a saúde dos canadianos. Em 1998, uma publicação sobre a saúde do Canadá – 2º Relatório da Saúde dos Canadianos – identificou doze determinantes da saúde como potenciais alvos para a acção política (Canada. Health Canada, 1998): rendimento e estatuto social, redes de suporte social, educação, emprego e condições de trabalho, ambiente social, ambiente físico, práticas de saúde pessoais, desenvolvimento infantil saudável, biologia e herança genética, serviços de saúde, género, cultura.

Tendo em conta a importância da integração social e bem-estar na saúde, o Ministério dos Assuntos Sociais da Finlândia definiu quatro estratégias de Protecção Social (*The Finnish Government Resolution on the Health 2015 Public Health Programme,* 2001): apoiar o desenvolvimento das crianças e dos jovens, prevenir a exclusão, apoiar a iniciativa pessoal e o envolvimento dos desempregados, promover a segurança básica na habitação. Este documento considera que a saúde da população pode ser promovida e a exclusão social reduzida através das seguintes linhas de acção:

1. aumento da eficiência e cooperação entre organizações de cuidados de saúde especializados;
2. suporte para a capacidade funcional das pessoas em diferentes idades;
3. promoção da aprendizagem ao longo da vida;
4. promoção do bem-estar no trabalho;
5. aumento da igualdade e protecção social entre os géneros, criando incentivo ao trabalho;
6. prioridade à política preventiva, intervenção precoce e acções que interrompam um desemprego prolongado;
7. redução das desigualdades regionais no nível de bem-estar;
8. promoção do multiculturalismo;
9. controlo do abuso de substâncias;

10. promoção da participação activa na tomada de decisão internacional;
11. rendimento seguro adequado como elemento-chave de coesão social.

A Suécia adoptou, desde 2003, uma política pública nacional de saúde, aprovada pelo Parlamento. Aumentar o nível de participação das pessoas na vida em sociedade é um dos objectivos mais importantes.
Foram definidas seis linhas estratégicas:

1. aumento do capital social (diminuir as desigualdades e aumentar a democracia);
2. melhoria das condições de trabalho (diminuir o stress, aumentar o poder, aumentar a flexibilidade):
3. melhoria das condições sociais para crianças e jovens (apoio social para famílias com crianças e investimento nas escolas promotoras de saúde);
4. melhoria do ambiente físico;
5. promoção de estilos de vida saudáveis (solidariedade com aqueles que são mais vulneráveis aos riscos ligados aos estilos de vida)
6. criação de boas condições estruturais para o trabalho em Saúde Pública e ao nível social (apoio e coordenação da investigação e educação em Saúde Pública).

Estas estratégias transformaram-se em onze objectivos que podem funcionar como princípios orientadores para o trabalho de outros sectores, dado que não estão formulados em termos de morbilidade ou mortalidade, mas, como objectivos nacionais de saúde, visando os determinantes sociais e ambientais:

1. Participação e influência da sociedade
2. Segurança económica e social
3. Condições favoráveis e de segurança durante a infância e a adolescência
4. Vida activa mais saudável
5. Ambientes e produtos saudáveis e seguros
6. Cuidados médicos que promovam a saúde mais pró-activamente
7. Protecção efectiva contra doenças transmissíveis

8. Sexualidade segura e bons cuidados de saúde reprodutiva
9. Aumento da actividade física
10. Bons hábitos alimentares e higiene alimentar
11. Redução dos efeitos do tabaco e álcool, sociedade liberta de drogas ilícitas e redução nos efeitos deletérios do jogo excessivo.

A responsabilidade para conseguir atingir estes objectivos é dividida entre os vários sectores e níveis diferentes da sociedade, incluindo municípios, conselhos regionais e organizações voluntárias em ligação com o governo nacional.

A nova política de saúde resulta de um processo no qual estão envolvidos os representantes dos maiores partidos políticos e a sociedade civil. Para a sua fundamentação, foram efectuados inquéritos aos diferentes sectores governamentais, para explorar as suas perspectivas relativamente ao modo como as actividades sectoriais influenciaram a Saúde Pública. Esta perspectiva dos determinantes sociais – oposta à perspectiva patogénica – tornou relativamente fácil aos vários sectores "não da saúde" pensarem sobre o impacte das suas actividades na saúde. Muitas organizações da sociedade civil contribuíram com sugestões na base dos elementos que eram colocados à discussão.

No Reino Unido, o Relatório de Acheson, tornado público em 1998, fez uma síntese da evidência científica sobre uma variedade de tópicos, ligando condições sociais e saúde (Acheson, 1998). Produziu trinta e nove recomendações, três das quais se salientam pela sua particular importância:

1. todas as políticas com repercussões na saúde devem ser avaliadas em termos do seu impacte nas desigualdades em saúde;
2. deve ser dada alta prioridade à saúde das famílias e das crianças;
3. deverão ser tomadas mais medidas para reduzir as desigualdades e melhorar os níveis de vida nas zonas mais pobres.

No documento "Tackling inequalities in health: an agenda for action", publicado em 1995, estão resumidos os esforços de todo o governo em áreas como:

1. o aumento do nível de vida e do rendimento através de benefícios sociais e de introdução de um salário mínimo;

2. o enfoque na educação e desenvolvimento infantil precoces, por exemplo, através da criação de "Sure Start", serviços pré-escolares em áreas carenciadas;
3. o reforço do emprego, criando uma gama de esquemas de benefícios no trabalho para grupos prioritários;
4. a construção de comunidades saudáveis através da recuperação de iniciativas em áreas desfavorecidas, incluindo a criação de Zonas de Acção na Saúde (áreas prioritárias de intervenção).

A actual estratégia de saúde do Reino Unido eleva o patamar da política de saúde para uma visão sistémica, global e de responsabilidade a nível nacional e internacional, explicitando o valor económico e ecológico das intervenções. O documento "Health is global: a UK Government Strategy 2008-2013" define cinco áreas principais de acção, que colocam a saúde em relação com a prosperidade económica, a segurança e a estabilidade do país e do mundo. São elas: melhor segurança na saúde global; sistemas prestadores de cuidados mais fortes, justos e seguros, organizações internacionais de saúde mais efectivas, comércio mais robusto, livre e justo para melhor saúde e fortalecimento do modo como desenvolver e usar a evidência para melhorar as políticas e a prática (U.K. HS Government, 2008).

Em Portugal, "Saúde um compromisso: uma estratégia para o virar do século", publicado pela Direcção Geral da Saúde, em 1999, integra, pela primeira vez, a questão dos determinantes num documento de política global para o sector. O documento aponta o papel dos outros sectores do Estado, reconhecendo que a melhoria da saúde da população resulta da conjugação de efeitos das restantes políticas sectoriais, como a educação, a economia, o emprego, a justiça. As principais linhas de acção preconizadas prendem-se com a intervenção específica sobre os determinantes, em cada fase do ciclo de vida, tendo vindo a constituir a base do plano nacional de saúde subsequente (Portugal. Ministério da Saúde, 1999).

V – DOENÇAS CRÓNICAS E DESIGUALDADES EM SAÚDE

1. Introdução

Apesar de as doenças infecciosas continuarem a ser uma importante causa de morte, sobretudo na infância e nos países menos desenvolvidos (Detels, Breslow, 2002), a tendência de crescimento das doenças crónicas não transmissíveis em todo o mundo, incluindo nestes países, justifica a opção de lhes ser dedicado especialmente o presente capítulo

A actual situação das doenças crónicas não transmissíveis na maior parte dos países desenvolvidos exige uma reavaliação profunda dos factores que determinam a saúde e das respostas mais adequadas e efectivas que devem ser dadas pelos serviços. Ao mesmo tempo, de acordo com as projecções de Mathers e Loncar para 2010 (Mathers e Loncar, 2006), constituem a principal causa de morte, incluindo nos países de baixo rendimento.

Em 13 de Maio de 2010, a Assembleia Geral das Nações Unidas aprovou a Resolução número 265 sobre "Prevenção e controlo das doenças não transmissíveis" para que venham a constituir o principal ponto da agenda dos Chefes de Estado num plenário a realizar, ao mais alto nível, em Setembro de 2011. Esta Resolução vem na sequência da Declaração de Doha, no Qatar, em Maio de 2009, aprovada num encontro organizado pela OMS e pelo Departamento Económico e de Acção Social das Nações Unidas, a que se seguiu o Conselho Social e Económico das Nações Unidas em Julho de 2009, em que estas doenças (Non Communicable Diseases – NCD) foram reconhecidas como grandes ameaças para o desenvolvimento de todos os países, incluindo os mais pobres tendo sido feito um apelo para uma intervenção urgente através de um Plano de Acção da OMS de Estratégia Global para a Prevenção e Controlo das Doenças Não Transmissíveis.

Actualmente, estas doenças fazem parte da agenda de Desenvolvimento Social das Nações Unidas, prevendo-se a sua inclusão nos Objectivos de Desenvolvimento do Milénio bem como nos da era seguinte, depois de 2015.

A Resolução das Nações Unidas veio colocar as doenças crónicas no centro de outras iniciativas, que incluem o reforço dos sistemas de saúde, o enfoque na prevenção e controlo, bem como em abordagens globais e integradas da Saúde Pública, a serem assumidas pelos governos (Alleyne; Stuckler; Alwan, 2010).

2. As doenças crónicas no mundo

O envelhecimento da população, o ritmo de urbanização e as drásticas mudanças nos estilos de vida, como a ausência de actividade física, a alimentação desequilibrada e o tabagismo, são responsáveis *major* pela carga de doenças crónicas. A projecção do total de mortes por estas doenças é de um aumento de mais de 17% nos próximos 10 anos (WHO, 2008).

As doenças crónicas, incluindo as doenças mentais, afectam países ricos e países pobres, quer se trate de doenças não transmissíveis, quer de doenças transmissíveis que, pela sua duração evoluem para a cronicidade. São causa da maioria das mortes prematuras e de incapacidade em todo o mundo. O seu impacte é enorme e os sistemas de saúde e de segurança social não estão preparados para as enfrentar (WHO, 2007).

Em relação a países com baixo e médio rendimento, estimou-se que 54% das mortes se devia a doenças crónicas não transmissíveis, enquanto que 36% se atribuía a doenças infecciosas transmissíveis, condições de saúde materna e perinatal e doenças nutricionais. Nestes países, aproximadamente 80% de todas as incapacidades ajustadas para os anos de vida (DALYs[6]) devem-se a doenças crónicas que ocorrem antes dos 60 anos (WHO, 2005; Strong et al., 2005). De facto, nos países pobres, apesar do enorme peso social e económico das doenças crónicas, as atenções mantêm-se principalmente na infecção pelo VIH/SIDA, a tuberculose e a malária.

---

[6] DALYs (Disability Adjusted Life Years)

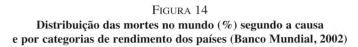

FIGURA 14
Distribuição das mortes no mundo (%) segundo a causa
e por categorias de rendimento dos países (Banco Mundial, 2002)

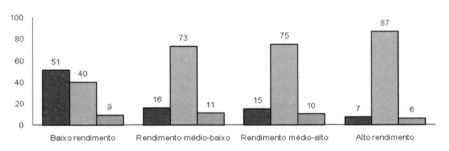

Fontes: Suhrcke, M., coord. *et al.* – Chronic disease: an economic perspective: confronting the epidemic of chronic disease. [Em linha]. London: The Oxford Health Alliance, 2006. [Consult. 13-12-2006]. Disponível em http://www.oxha.org/knowledge/publications/oxha-chronic-disease-an-economic-perspective.pdf. p.11; Mathers, C.D. *et al.* – The global burden of disease in 2002: data sources, methods and results. [Em linha]. Geneva: World Health Organization, 2003. (GPE Discussion Paper; 54). [Consult. Agosto 2010]. Disponível em http://www.who.int/healthinfo/paper54.pdf. p. 45.

A opinião prevalecente é a de que a doença crónica é uma situação característica de países ricos e exclusiva de pessoas idosas. No entanto, esta ideia não é apoiada pelos dados epidemiológicos, que mostram que países pobres estão a transitar para uma padrão epidemiológico misto em que as doenças crónicas não transmissíveis vão ganhando terreno. Esta situação, nas regiões mais pobres é especialmente grave porque acumula um quadro de elevada prevalência de doenças transmissíveis, de causas de mortalidade relacionadas com deficientes condições de salubridade, com problemas relacionados com a saúde materna e perinatal e com a má nutrição. A figura seguinte ilustra, em parte, esta situação.

Desagregados os dados do rendimento *per capita* é possível verificar as diferenças geográficas. Assim, na África Subsariana existem mais doenças transmissíveis mas, em todas as outras regiões geográficas, a maior parte das mortes deve-se às doenças crónicas não transmissíveis.

A magnitude das doenças crónicas é muito influenciada pelas características do habitat humano. A este propósito, Allender e colaboradores (Allender et al., 2008) chamam a atenção para o impacte da urbanização na emergência de factores de risco de doenças crónicas e na mortalidade. Keiser e colaboradores (Keiser et al., 2004) descrevem os efeitos na disseminação da malária resultantes do crescimento urbano veloz na África Subsariana.

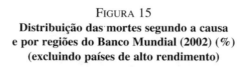

FIGURA 15
Distribuição das mortes segundo a causa
e por regiões do Banco Mundial (2002) (%)
(excluindo países de alto rendimento)

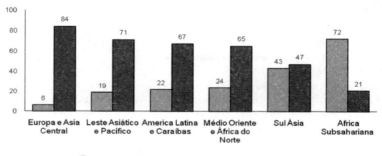

Fonte: Suhrcke, M., coord. *et al.* – Chronic disease: an economic perspective: confronting the epidemic of chronic disease. [Em linha]. London: The Oxford Health Alliance, 2006. [Consult. 13-12-2006]. Disponível em http://www.oxha.org/knowledge/publications/oxha-chronic-disease-an-economic-perspective.pdf. p.12.

A rápida urbanização dos países mais pobres parece traduzir-se na maior vulnerabilidade das suas cidades às mudanças climáticas enquanto, simultaneamente, contribuem para o agravamento do problema. Algumas apresentam altos níveis de poluição dentro e fora das habitações, grande densidade populacional e fraca higiene sanitária, tornando os seus habitantes mais expostos aos riscos para a saúde (Campbell-Lendrum e Corvalan, 2007).

Na região europeia (WHO, 2005) verifica-se que as doenças cardiovasculares, neuro-psiquiátricas e oncológicas são os três grupos responsáveis pela maior carga de morbilidade, representando as doenças cardiovasculares mais de 50% das mortes, seguindo-se o cancro com 19%.

QUADRO 1
Carga de doença e mortes por doenças não transmissíveis
na Região Europeia da OMS, segundo a causa (estimativas de 2005)

Grupo de causas (principais doenças crónicas não transmissíveis)	Carga de doença (DALYs) (000)	Percentagem de todas as causas	Mortes (000)	Percentagem de todas as causas
Doenças cardio-vasculares	34421	23%	5067	52%
Doenças neuropsiquiátricas	29370	20%	264	3%
Cancro	17025	11%	1855	19%
Doenças aparelho digestivo	7117	5%	391	4%
Doenças aparelho respiratório	6835	5%	420	4%
Perturbações dos órgãos sensoriais	6339	4%	0	0%
Doenças musculo-esqueléticas	5745	4%	26	0%
Diabetes mellitus	2319	2%	153	2%
Doenças da boca	1018	1%	0	2%
Todas as DCNT	115339	77%	8210	86%
Todas as causas	150322		9564	

Fonte: WHO – Gaining health: the European strategy for the prevention and control of noncommunicable diseases. Copenhagen: WHO Regional Office for Europe, 2006. p.4.

A estratégia europeia para a prevenção e controle das doenças não transmissíveis (WHO, 2006) refere que 60% da carga de doença é atribuída a 7 factores de risco principais: tensão arterial elevada (12, 8%), consumo de tabaco (12,3%), consumo excessivo de álcool (10,1%), colesterol elevado no sangue (8,7%), excesso de peso (7,8%), baixa ingestão de fruta e vegetais (4,4%) e ausência de actividade física (3,5%). Reconhece, também, que a diabetes é um factor de risco *major* para a doença cardiovascular e que o alcoolismo é o que mais conta para a morte e incapacidade entre os jovens na Europa.

Na sociedade ocidental, com o aumento da esperança de vida, a manutenção de um bom estado de saúde da população idosa constitui uma preocupação crescente dos governos. As políticas sociais, tradicionalmente, têm promovido, sobretudo, o desenvolvimento de infra-estruturas (Justo, coord., 2005) pelo que têm que se redireccionar, cada vez mais, para intervenções mais orientadas para a Promoção da Saúde. Assim, "a visão do envelhecimento como um problema centrado na doença, na dependência e na morte, é pouco promissora para uma Promoção da Saúde abrangente" (Almeida, 2009). É imprescindível reformular este paradigma para o do envelhecimento bem sucedido (Rowe e Kahn, 1987) que compreende o evitamento da doença e da incapacidade, a maximização das funções cognitivas e físicas e o envolvimento/compromisso com a vida. A partir deste conceito, Godfrey (Godfrey, 2001; Godfrey, Townsend; Denby, 2004) elaborou o "modelo sócio-cultural do envelhecimento bem sucedido", colocando a experiência individual no contexto da macro--estrutura económica e sócio-cultural.

3. Os custos da doença crónica

O peso total das doenças crónicas pode ser medido através da mortalidade (o número de mortes devidas a uma causa em particular) ou por incapacidade ajustada para os anos de vida – DALYs. Este índice permite captar a mortalidade e a morbilidade numa única medida, que representa quer o tempo vivido com incapacidade, quer o tempo perdido por uma morte prematura.

O impacte da doença, em especial das doenças crónicas, na economia das famílias e na macroeconomia é enorme. Reciprocamente, o rendimento dos países influencia a incidência e a prevalência das doenças. Os custos destas doenças, aumentados pela sofisticação da tecnologia usada para o seu diagnóstico e tratamento, exigem a procura de outras respostas.

Os dados sobre os factores de risco podem clarificar a futura carga da doença, uma vez que sempre que estes sejam muito prevalentes é provável que também a carga da doença o venha a ser. O conhecimento sobre a situação dos determinantes da saúde em cada comunidade é fundamental, sendo necessário manter a distinção entre os factores próximos e as mais profundas causas do estado de saúde, como os factores socioeconómicos e ambientais.

QUADRO 2
Exemplos de custos internos, quasi-externos e externos (e benefícios) das doenças crónicas e dos estilos de vida não saudáveis

	TIPO DE CUSTO OU BENEFÍCIO	
INTERNO	**QUASI-EXTERNO** (custos para os outros membros da casa)	**EXTERNO**
CONSUMOS E POUPANÇAS		
Despesas médicas: tratamento da doença (seguros de saúde, pagamentos directos, co-pagamentos) ou abuso de substâncias Despesas com bens de dependência Perda de rendimentos futuros ou outros benefícios a longo prazo por venda de bens ou por perda de economias Resposta da justiça criminal; não reembolso de danos de propriedade (ex: devido a fogos causados pelo cigarro) Perdas por doença não cobertas por subsídios Desaparecimento do rendimento não substituído por seguro de incapacidade Planos de contribuição de pensão	Perda de rendimentos futuros ou outras perdas de benefícios a longo prazo por vender bens possuídos em parte por outros membros da casa, ou por perda de economias (de recursos domésticos comuns) Danos na propriedade (ex.: fogo por cigarro) Investimento doméstico reduzido em bens produtivos	Investigação, formação, prevenção, segurança social Aumento dos prémios de seguro para aqueles com estilos de vida saudáveis Reembolsos de seguros de saúde Danos de propriedade (se outras propriedades forem afectadas) Cobertura da baixa por doença Seguro por incapacidade Pensão de reforma e planos de poupança (+) Taxas sobre os rendimentos (+) Seguro de vida de grupo (benefícios por morte)
PRODUTIVIDADE E OFERTA DO TRABALHO		
Diminuição da produtividade e dos salários Absentismo no trabalho Reforma antecipada Rendimentos passados livres de impostos Redução da oferta de trabalho (absentismo laboral, reforma antecipada, desemprego)	Redistribuição do trabalho em casa (ex.: redução da contribuição do trabalho feminino de forma a cuidar do doente)	Perdas de produtividade da empresa do trabalhador devido a absentismo causado por morte prematura ou doença
EDUCAÇÃO E ACUMULAÇÃO DE CAPITAL HUMANO		
Menor desempenho e nível educativo atingido	Diminuição do nível de atingido em educação e saúde daqueles que cuidam dos doentes ou substituição do trabalho para compensar as perdas de rendimento Afectação dos recursos financeiros que poderiam ser investidos em educação e saúde das crianças Baixo peso ao nascer com impacto potencial no desenvolvimento cognitivo (ex.: através do consumo de tabaco durante a gravidez) Redução na escolaridade pelo abuso de álcool	
CUSTOS DE SAÚDE/ MORBILIDADE E MORTALIDADE		
Perda de anos de vida saudável Dor e sofrimento	Saúde dos membros da casa Dor e sofrimento dos membros da casa Violência doméstica (álcool) Efeitos na saúde do bebé por comportamentos ligados à saúde e estado nutricional da mãe	Co-trabalhadores e outros (ex.: contaminação ambiental por fumo de tabaco em locais públicos) Vítimas de acidentes de tráfico relacionados com o álcool Violência relacionada com o alcool

Fonte: Modificado a partir de Manning et al. (1991), Single et al. (2003), e UK. Cabinet Office (2003)[7]

---

[7] Os exemplos apresentados representam "custos" para os indivíduos ou sociedade, excepto para dois casos marcados com "(+)", que são efeitos externos. No caso

A distribuição dos determinantes da saúde nos países ricos e nos países pobres não segue um padrão simples. Dependendo do factor em consideração, poderá verificar-se uma associação positiva marginal à afluência económica (ex. consumo de álcool), não existir qualquer relação (ex. pressão arterial sistólica) ou verificar-se uma relação de tipo curva em U invertida (ex. prevalência de tabagismo, Índice de Massa Corporal e excesso de peso) (Ezzati et al., 2005).

Uma projecção da OMS mostra que as doenças crónicas serão a maior causa de mortalidade nos países de baixo rendimento antes de 2015 e de incapacidade ajustada para os anos de vida (DALYs) antes de 2030.

FIGURA 16
Projecções de mortalidade por causas específicas (% no total de mortes) nos países de baixo rendimento, cenário *baseline*

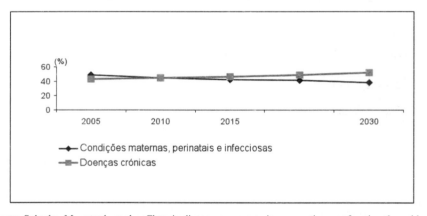

Fonte: Suhrcke, M., coord. *et al.* – Chronic disease: an economic perspective: confronting the epidemic of chronic disease. [Em linha]. London: The Oxford Health Alliance, 2006. [Consult. 13-12-2006]. Disponível em http://www.oxha.org/knowledge/publications/oxha-chronic-disease-an-economic-perspective.pdf. p.12.

---

da pensão de reforma que o indivíduo pagou enquanto trabalhador mas que não foi capaz de usufruir por morte prematura, resultaram benefícios externos – a partir de uma perspectiva estreita do orçamento público (não a partir de uma perspectiva social global que consideraria, também, os custos internos). *In:* Suhrcke, M., coord. *et al.* – Chronic disease: an economic perspective: confronting the epidemic of chronic disease. [Em linha]. London: The Oxford Health Alliance, 2006. [Consult. 13-12-2006]. Disponível em http://www.oxha.org /knowledge/publications/oxha-chronic-disease-an-economic-perspective.pdf.

A coexistência de vários determinantes comuns entre doenças não transmissíveis e doenças transmissíveis tem permitido aprofundar o conhecimento sobre os factores de risco e os factores protectores da saúde, o que levou a OMS a propor uma Estratégia Integrada de Combate às Doenças Não Transmissíveis (WHO, 2008), visando e potenciando os factores protectores e a criação de sinergias entre o sistema de saúde e outras forças da comunidade. A estratégia propôs a identificação e defesa de novas políticas, que permitissem o surgimento de novas aptidões pessoais e comunitárias, o investimento na construção de parcerias, devendo estar alicerçada num sistema de informação isento, rigoroso e acessível.

Afectando profundamente a qualidade de vida dos cidadãos e as economias dos países – por perda de produtividade, por morte ou incapacidade prematuras e pelos custos do seu tratamento – as doenças crónicas têm de ser objecto de permanente reflexão por parte do poder político. Levam anos a estabelecer-se, pelo que existem múltiplas oportunidades para a sua prevenção. Para além disso, requerem uma abordagem sistemática e continuada por parte dos serviços de saúde, que devem dar particular atenção aos grupos mais desfavorecidos.

Pronk et al. (1999) comparando adultos a partir dos 40 anos, reporta que um "estilo de vida mais saudável", definido como a ocorrência simultânea de actividade física pelo menos três vezes por semana, um Índice de Massa Corporal (IMC) moderado e o não uso do tabaco, reduz os custos dos cuidados de saúde em 49%.

Dos múltiplos ângulos de análise das doenças crónicas, resultam várias premissas que devem ser consideradas pelos investigadores, pelos profissionais no terreno e pelos decisores políticos:

1. As doenças crónicas não estão limitadas aos países mais afluentes nem aos grupos sociais mais ricos nestes países, nem atingem apenas os idosos;
2. Os custos que delas advêm são muito elevados, quer em termos individuais, quer em termos sociais;
3. As consequências económicas das doenças crónicas e/ou dos factores de risco com elas relacionados e a incapacidade em conseguir, socialmente, os melhores resultados, fundamentam uma intervenção de política pública;
4. É possível realizar intervenções efectivas, através do inves-

timento em prevenção primária, a custos bastante aceitáveis e sem necessidade de um sistema de saúde muito sofisticado;
5. Continuam a existir muitas lacunas no conhecimento e investigação, especialmente em relação aos países em vias de desenvolvimento.

Com uma melhor compreensão do que se passa, será possível tomar decisões mais fundamentadas e aproveitar as oportunidades para melhorar a qualidade de vida de milhões de pessoas em todo o mundo.

4. São os mais ricos em cada país os mais afectados?

Quanto ao que se passa em cada país, constata-se que os mais pobres são os que têm maior exposição à maior parte dos factores de risco. Segundo os dados do World Health Survey de 2006 o tabagismo, sendo mais prevalente nos países mais pobres, afecta, também, os mais pobres em cada país, conforme ilustrado no capítulo anterior.

Quanto à obesidade, apesar de estar mais estudada nos países mais afluentes onde se verifica uma relação inversa com o nível de riqueza, alguns dados (Monteiro et al., 2004) apontam para que, não só aumentou a obesidade nos países com rendimento médio baixo, como tem vindo a atingir nestes, progressivamente, os cidadãos mais pobres. Estas observações parecem sugerir que, conforme a economia dos países vai crescendo, os maus hábitos dos países ricos vão passando para os mais pobres.

Analisando as doenças crónicas sob o ponto de vista demográfico, verifica-se uma grande prevalência em pessoas com menos de 60 anos, ou seja, em grupos em idade activa, o que explica o impacte das doenças sobre a economia dos países. A situação ocorre quer em países pobres quer em países ricos.

Aproximadamente 33% das mortes devido a doenças crónicas dá-se antes dos 60 anos nos países de rendimento médio e em 44% nos países de baixo rendimento. Apesar de ocorrerem numa percentagem inferior à das mortes precoces devido a doenças transmissíveis e a acidentes que se verificam nos grupos mais jovens, estes dados não deixam de ser preocupantes, tanto mais que as doenças crónicas tendem a ter uma duração mais longa antes de conduzirem à morte (prematura). Calcula-se que cerca de 80% das incapacidades ajustadas para os anos de vida tenham lugar antes dos 60 anos, em todas as categorias.

Quadro 3
De todas as mortes por causas específicas, qual a distribuição antes dos 60 anos segundo o rendimento dos países?

	Baixo rendimento	Rendimento médio baixo	Rendimento médio alto	Rendimento alto
Doenças transmissíveis, condições maternas, perinatais e nuticionais	90%	80%	71%	21%
Doenças crónicas ou não transmissíveis	44%	33%	34%	19%
Acidentes	87%	82%	83%	61%

Fonte: SUHRCKE, M., coord. et al. – Chronic disease: an economic perspective: confronting the epidemic of chronic disease. [Em linha]. London: The Oxford Health Alliance, 2006. [Consult. 13-12-2006]. Disponível em http://www.oxha.org/knowledge/publications/oxha-chronic-disease-an-economic-perspective.pdf. p.15

Quadro 4
Incapacidades ajustadas para os anos de vida (DALYs) por causa específica antes dos 60 anos, segundo o rendimento dos países

	Baixo rendimento	Rendimento médio baixo	Rendimento médio alto	Rendimento alto
1. Condições nutricionais, perinatais e maternas e doenças transmissíveis	98%	97%	96%	81%
2. Condições crónicas ou não transmissíveis	84%	78%	82%	68%
3. Acidentes	98%	96%	97%	91%

Fonte: SUHRCKE, M., coord. et al. – Chronic disease: an economic perspective: confronting the epidemic of chronic disease. [Em linha]. London: The Oxford Health Alliance, 2006. [Consult. 13-12-2006]. Disponível em http://www.oxha.org/knowledge/publications/oxha-chronic-disease-an-economic-perspective.pdf. p.16

Os dados do quadro anterior tornam claro que as doenças crónicas não são mais as "doenças da civilização" nem, tão pouco, afectam só os idosos, conforme já referido.

Reitera-se que a quantidade de recursos necessários para o tratamento, bem como a perda de produtividade para a sociedade, justificam o desenvolvimento de mais investigação sobre a prevenção das doenças crónicas, mais e melhor intervenção no seu controlo e gestão, nos contextos culturais e económicos, em todos os países.

5. Impacte das doenças crónicas não transmissíveis no desenvolvimento humano

Nos países em desenvolvimento, são as pessoas mais pobres que mais tendem a gastar os seus rendimentos em consumos prejudiciais à saúde, diminuindo as condições para uma alimentação equilibrada ou para o investimento na saúde e a educação.

Os gastos domésticos com o tratamento de doenças crónicas ou a aquisição de produtos aditivos (tabaco, álcool) podem prejudicar o investimento na educação das crianças (Efroymson et al., 2001; Bonu et al., 2004). Sendo a educação um determinante poderoso para futuros rendimentos e para a saúde, uma avaliação dos custos da doença crónica deveria ter sempre em conta o seu impacte na educação.

Pais com comportamentos não saudáveis relacionados com doenças crónicas podem afectar negativamente o desempenho académico dos seus filhos. Vários estudos documentam uma associação entre o tabagismo durante a gravidez e as perturbações no desenvolvimento cognitivo e comportamental (Ernst; Moolchan; Robinson, 2001; US Department of Health and Human Services, 2006). A exposição à nicotina *in utero* pode estar relacionada com a diminuição da formação de capital humano e produtividade na vida adulta.

Durante a gravidez, o feto é afectado pelas condições a que a mãe está sujeita. Já foi mencionado que o tabagismo durante este período pode ser causa de baixo peso ao nascer, entre outras consequências negativas.

Outros estudos sugerem que o estado de nutrição materno pode ter implicações no desenvolvimento da obesidade na criança. Mães obesas parecem ter crianças com alto peso à nascença o que, por sua vez, é um preditor da obesidade na adolescência (Johannsson et al., 2006). Também, crianças de baixo peso podem sofrer perturbações no seu crescimento, desenvolvimento psicomotor e aumento súbito de peso, em resultado de uma alimentação inadequada. A ausência de aleitamento materno é apontada como um factor de risco de excesso de peso ou obesidade das crianças (Harder et al., 2005) para além de ser uma importante perda de oportunidade para promover a saúde física e mental da mãe e da criança.

Os determinantes das doenças crónicas são transmitidos de pais para filhos através de mecanismos genéticos e sociais. Em consequência, é difícil alterar os comportamentos das crianças não contando com a participação dos pais (Hardy et al., 2006). Fora de casa, são os pares que também exercem uma influência importante.

Estudos clínicos demonstraram associação entre a ingestão elevada de álcool e perturbações no funcionamento cerebral (Deas et al., 2000; DeBellis et al., 2000). A ingestão alcoólica na criança pode também afastá-la do estudo e da presença nas aulas ou diminuir a sua imagem entre professores e colegas, baixar a sua motivação e ligação com a escola (DeSimone e Wolaver, 2005).

A obesidade tem sido associada a uma baixa auto-estima, maior vergonha e sensação de ser mais vezes objecto de troça do que os outros colegas, como consequência da estigmatização (Hayden-Wade et al., 2005), particularmente num meio social em que um alto índice de massa corporal não seja considerado como um sinal positivo de estatuto social.

A morte prematura de um progenitor tem enormes consequências para as crianças. Num estudo realizado por Gertler e colaboradores (Gertler; Levine; Ames, 2004) concluiu-se que uma criança a quem tenha morrido um dos progenitores tem, em média, duas vezes mais probabilidade de abandonar a escola do que as crianças que vivem com ambos os pais, sendo este efeito maior no período de transição entre a escola primária e os níveis de escolaridade seguintes. Acresce o período de sofrimento, muitas vezes prolongado, quando se trata de um padecimento prolongado por doença crónica.

Os estudos disponíveis demonstraram que as doenças crónicas, bem como os factores que lhes estão associados, resultam de decisões relativas ao consumo e à poupança, afectando o desempenho no trabalho e o rendimento. É importante familiarizar as pessoas, sobretudo os adolescentes, que, nem sempre, conhecem as consequências de certas opções, pois elas só se tornarão visíveis mais tarde na vida.

É fundamental que chegue a todos uma informação correcta, apesar de se saber que nem sempre essa informação é devidamente utilizada, quer por falta de motivação, quer por falta de outras condições, internas ou externas. É um direito de todos os consumidores conhecerem as vantagens e desvantagens dos produtos que lhes estão acessíveis e daqueles a que devem aceder para satisfação das suas necessidades básicas. Por exemplo, é dever do Estado criar legislação que implique o máximo de segurança e higiene alimentar, como a rotulagem dos alimentos ou o controlo da publicidade, uma política de preços que torne mais acessíveis produtos fundamentais para uma alimentação saudável, assim como investir na educação para a saúde dos cidadãos.

O processo de prevenção e controlo das doenças crónicas passa por aumentar o nível de literacia das pessoas, criar ambientes que tornem acessíveis as decisões mais favoráveis à saúde e criar mecanismos de participação e de aumento de liberdade de escolha dos cidadãos. Assim, é possível que se estabeleça uma verdadeira co-responsabilidade no processo de promoção e protecção da saúde.

De acordo com Ramos, a informação e o conhecimento constituem o paradigma emergente do século XXI, exigindo "novas competências para saber filtrar e transformar informação em conhecimento útil e este em sabedoria profissional que ajuda a trazer sentido e eficácia à experiência de luta contra a doença e o sofrimento humano. Assim se chega ao paradoxo de a complexidade dever gerar simplicidade porque para ganhar em sabedoria é necessário saber simplificar." (Ramos, 2004, p. 87)

6. Prevenção primária das doenças crónicas

Vários autores apontam estratégias que mostraram efectividade na redução e controlo destas doenças. De entre elas, destacam-se as que conduziram a medidas de carácter político, como o aumento das taxas sobre o consumo de tabaco e álcool, o controlo da publicidade destes produtos e de produtos alimentares, a criação de condições para o aumento da actividade física.

A necessidade de intervenções de promoção da saúde e prevenção da doença é particularmente importante em países com sistemas de saúde frágeis e onde não existem recursos financeiros que comportem os custos elevados de tratamento, rastreio e utilização de meios complementares de diagnóstico.

A educação e a informação são mais efectivas se dirigidas a populações em ambientes específicos, tais como escolas e locais de trabalho. Constituem um recurso para promover a actividade física, uma alimentação saudável, prevenir o tabagismo, o consumo de álcool e de outras substâncias potencialmente nocivas.

A efectividade dos programas de intervenção depende da sua adequação à população, do seu envolvimento, da intensidade, duração e sustentabilidade dos programas e da consistência da intervenção no seu todo, particularmente se for reforçada nas diferentes esferas da vida quotidiana das pessoas. Nesta área têm sido realizados estudos relevantes, salientando-se o contributo da International Union of Health Promotion & Education – IUHPE – como uma Organização Não Governamental (ONG) que tem vindo a divulgar a demonstração da evidência da efectividade de intervenções em promoção da saúde.

Como fonte de apoio à investigação no âmbito do custo-efectividade de intervenções em doenças crónicas, a OMS dispõe de um sítio com vasta informação sobre projectos que representam ampla diversidade de intervenções em várias partes do mundo. O *CHOose Interventions that are Cost Effective* (***CHOICE***) é de extrema relevância no desenho de intervenções de base populacional, tendo servido de base a diversos trabalhos de investigação (WHO, 2010b).

Para a implementação da Estratégia Global da OMS (WHO, 2008) recomendam-se respostas intersectoriais e a diferentes níveis, tendo em conta os resultados da análise sobre os determinantes sociais, económicos, comportamentais, políticos e técnicos, tendo sido definidos seis objectivos:

1. Aumentar o conhecimento sobre as doenças não transmissíveis e advogar no sentido da sua prevenção e controlo. Os Estados devem estabelecer objectivos nacionais, objectivos de curto prazo, públicos-alvo e planos de comunicação;
2. Estabelecer ou reforçar políticas nacionais e planos de prevenção e controlo de doenças não transmissíveis. Os Estados devem dar particular atenção a crianças, jovens, mulheres e populações pobres. Devem, além disso:
   a. dispor de um organismo de alto nível, multisectorial, para o planeamento, orientação, monitorização e avaliação das políticas;
   b. adequar a legislação e as políticas fiscais com impacte na redução dos factores de risco;
   c. criar capacidade para a colaboração intersectorial envolvendo o governo e outros sectores da sociedade.

3. Promover medidas e intervenções específicas para reduzir os principais riscos comuns às doenças não transmissíveis: uso do tabaco, alimentação pouco saudável, sedentarismo e abuso de álcool. Os Governos devem ter em conta o perfil de risco dos diferentes factores a nível nacional.
4. Promover a investigação sobre prevenção e controlo das doenças não transmissíveis. Os Governos devem integrar-se em agendas comuns de investigação no âmbito epidemiológico, operacional e do sistema de saúde, encorajando instituições académicas e a criação de centros de referência e redes de investigação neste domínio.
5. Promover parcerias para a prevenção e o controlo de doenças não transmissíveis, não esquecendo que os seus principais determinantes, como a urbanização e a globalização, residem fora do sector da saúde. Os Governos devem participar em redes de colaboração com esta finalidade.
6. Estabelecer sistemas de monitorização do progresso global de prevenção e controlo das doenças não transmissíveis. Os Governos devem recolher e partilhar regularmente e de forma sistemática dados epidemiológica e informação sobre a implementação de políticas, planos e programas e sobre o impacte das intervenções.

7. Princípios de prevenção e controlo das doenças crónicas

As medidas de controlo de muitas das doenças crónicas parecem inscrever-se no campo da prevenção e da capacitação dos indivíduos e comunidades para a gestão das próprias situações de saúde/doença, bem como na criação de ambientes de suporte a práticas saudáveis, em complemento aos cuidados curativos. No caso de já existir doença crónica manifesta, os melhores resultados no seu tratamento conseguem-se quando a doença é abordada em parceria com os doentes e as suas famílias, comunidades e equipa de saúde. Esta constatação está explícita no relatório "Innovative Care for Chronic Conditions: Building blocks for action. Global Report", publicado em 2002. (WHO, 2002).

A capacidade de auto-gestão das situações de doença, como a diabetes ou a hipertensão, permite ao doente melhorar o seu bem-estar, ganhar auto-confiança e controlo, tornando-se capaz de evitar as complicações frequentemente associadas. Reduzir o sal, ingerir mais frutos e outros vegetais, menos gorduras saturadas, manter um peso e pressão arterial adequados, beneficiam todas as pessoas e ajudam a prevenir ou a controlar as doenças crónicas mais prevalentes.

O facto de várias patologias terem factores de risco comuns, fundamenta as abordagens integradas, facilitando também as sinergias entre vários agentes promotores de saúde.

8. O papel dos sistemas de saúde

Beaglehole e colaboradores (Beaglehole et al., 2007) enfatizam a necessidade de um esforço global, sério e sustentado, para prevenir e controlar as doenças crónicas não transmissíveis no contexto do fortalecimento geral dos sistemas de saúde. Apontam como aspectos essenciais para a implementação das medidas de prevenção e controlo destas doenças:

1. uma liderança global pela OMS, envolvendo outras agências como o Banco Mundial, a Food and Agriculture Organization (FAO) e a Organização Mundial do Comércio na definição de políticas globais que alterem favoravelmente os determinantes das doenças crónicas, "especialmente na interface crucial, mas negligenciada, entre o comércio e a saúde pública" (*Ibid*, p. 2154);
2. liderança nacional dos diferentes actores-chave visando uma implementação efectiva gradual e coordenada do planeamento, das políticas e programas prioritários, assente numa forte vontade política;
3. sistemas de saúde baseados numa rede de cuidados de saúde primários, equitativamente distribuída, integrando as vertentes de prevenção e gestão das doenças crónicas e assegurando um bom acesso aos medicamentos efectivos;
4. recursos financeiros e humanos que visem assegurar a auto-sustentação das comunidades, através de um compromisso do poder local na capacitação dos profissionais de saúde e na mobilização e aumento crescente da participação da comunidade.

Os mesmos autores salientam a importância da monitorização e da investigação, incluindo a que se focaliza nos métodos mais práticos e eficientes de aplicar o conhecimento já existente. Propõem que a acção, até agora baseada na evidência, se passe a centrar na capacitação, *advocacy*, política e desenvolvimento programático, monitorização e avaliação.

O investimento no papel dos governos locais, designadamente dos municípios, tem evidenciado ganhos em saúde sempre que estes governos se mostraram competentes, capazes de trabalhar com os serviços de saúde, investir na educação para a saúde, envolvendo o sector da educação e em parceria com organizações comunitárias (Edwards e Tsouros, 2006; Hasan; Patel; Satterthwaite, 2005), oferecendo ambientes de suporte promotores da actividade física, vida activa e saudável, espaços seguros e didácticos. Existem já muitos exemplos de sucesso, alguns deles no seio da Rede de Cidades Saudáveis.

A obesidade e o tabagismo são dois factores de risco, em relação aos quais a combinação de estratégias de âmbito nacional, de âmbito regional e local é fundamental para garantir o sucesso das intervenções.

Em relação à obesidade, em Portugal, diversos estudos apontam para o seu aumento, com as consequências nefastas de uma maior incidência da diabetes tipo 2 e de hipertensão, em idades cada vez mais jovens. Na população adulta existe excesso de peso em 53,6% entre os 18 e os 64 anos, dos quais 14,2% são obesos (Carmo et al., 2008). Das crianças entre os 10 e os 18 anos 30,4% apresentam excesso de peso, sendo obesas 7,8% (Ferreira, 2010) e entre os 7 e os 9 anos 31,5% têm excesso de peso, com 11,3% de obesos (Padez et al., 2004). Quanto às crianças em idade pré-escolar, constata-se que 24% têm excesso de peso, incluindo 7% obesos (Cattaneo, et al., 2009). Entre 18 países europeus Portugal é um dos quatro países com prevalência mais alta de excesso de peso nas crianças de quatro anos de idade (*ibid*).

Alguns exemplos de prevenção primária, com resultados positivos, têm surgido no campo da cessação tabágica, destacando-se como medidas a ter em atenção os impostos sobre o tabaco, legislação de restrição ao seu uso e a informação veiculada pelos meios de comunicação social, adequada aos contextos. O sucesso verificado em muitos países onde tem sido possível aplicar estas e outras medidas, poderá sugerir a possibilidade de adequar as mesmas estratégias à prevenção da obesidade. Em todo o mundo, a epidemia da obesidade tem vindo a agravar-se, requerendo iniciativas robustas e sustentadas para o seu controlo e esforços a vários níveis.

9. Modelos de cuidados a doentes crónicos

Vários factores intervenientes, de que se salientam a auto-gestão na doença, uma boa relação com a equipa de saúde e a existência de organizações de saúde orientadas para resultados, fazem da qualidade de vida o objectivo fundamental da abordagem das doenças crónicas. Os profissionais de saúde, como elo fundamental na capacitação dos cidadãos, devem assumir claramente o seu papel pró-activo na mobilização dos recursos internos das organizações de saúde e na ligação com a comunidade, tendo subjacente o seu empenho e actualização técnico-científica.

Dada a complexidade das relações no mundo real, são necessárias intervenções multifactoriais e a diferentes níveis. As intervenções tradicionais, monolíticas e lineares, mostram-se inadequadas, sendo exemplo as abordagens centradas nos comportamentos, sem enquadramento e perspectiva sistémica.

No modelo de cuidados a doentes crónicos de Wagner (Wagner et al., 2001) é tida em conta a multiplicidade dos contextos de vida, que se inter-relacionam e influenciam entre si (Figura 17).

FIGURA 17
Modelo de Wagner de cuidados a doentes crónicos

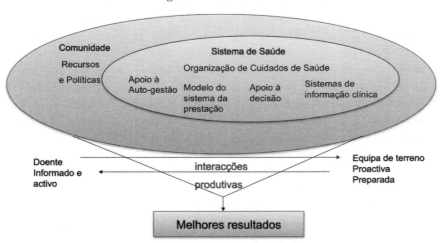

Fonte: Wagner, E.H. et al. – Quality improvement in chronic illness care: a collaborative approach. *The Joint Commission Journal of Quality Improvement.* 27 :2 (2001) 63-80.

Para Oliveira (Oliveira, 2004) os profissionais de saúde são essenciais no desenvolvimento da capacidade de auto-conhecimento pelas pessoas, condição fundamental para que sejam os próprios a fixar os seus próprios objectivos no processo de alteração no seu modo de vida.

> ...O desafio que as doenças crónicas colocaram aos profissionais de saúde é o de eles conseguirem tornar-se factores perturbadores de significação, factores no sentido de coerência (SOC) na vida dos seus utentes, estimulando-os, também, a encontrar continuamente recursos e respostas para as suas debilidades, bem como para as suas potencialidades (Oliveira, 2004, p.71).

A formação dos profissionais que lidam com os doentes ou que trabalham em Promoção da Saúde, no actual contexto epidemiológico, demográfico e social, tem de os capacitar, para além dos conhecimentos técnicos e científicos. Assim, devem adquirir a competência para o trabalho em equipa e desenvolver atitudes de aceitação, empatia, autenticidade, confiança.

> Na sequência das descobertas de Pasteur e Kock, a formação académica e profissional fica marcada pelo modelo higienista, ou sanitarista. Esta abordagem, de tipo mecanicista, acaba por se vir a estender para outros domínios, nomeadamente é aplicada no âmbito das doenças cronico-degenerativas. Se o modelo sanitarista se justificava para a vacinação, a higiene do meio e outras medidas claramente dirigidas para a prevenção da contaminação por doenças infecciosas, ele não é de todo adequado à prevenção das doenças cronico-degenerativas ou ao acompanhamento do doente crónico. Aqui, o papel do próprio doente é fundamental no controlo da sua situação de saúde/doença, exigindo, portanto, não só a sua compreensão do processo que se passa com o seu corpo, a motivação para cuidar de si, bem como a percepção positiva da sua auto-eficácia, testada e reforçada através da auto-gestão que vai fazendo dos seus próprios recursos (Oliveira, 2004, p. 71).

10. Direitos e co-responsabilização social

A perspectiva do doente tem ganho progressivamente uma maior importância. Entre os anos 1940 e 1980, assistiu-se a um maior respeito pela sua autonomia, no reconhecimento do seu direito a escolher entre as opções médicas. Nas últimas décadas, os resultados passaram a focalizar-se nos doentes e nos objectivos dos cuidados de saúde, definidos pelo próprio. "Cada indivíduo tem o direito a escolher livremente de entre os vários procedimentos terapêuticos propostos pelos profissionais de saúde, na base de informação adequada; os serviços de saúde têm o dever de garantir este direito fornecendo os doentes informação sobre os estabelecimentos e os profissionais de saúde que prestam os serviços e sobre os resultados das suas actividades" (WHO, 2007, p. 16).

O doente é o centro de todos os envolvidos na prestação de cuidados. Capacitá-lo para gerir o seu estado de saúde ou na adequação do tratamento à sua situação de doença crónica, para além de o habilitar a lidar com a mesma, contribuirá para a redução de custos a longo prazo, para si próprio e para a sociedade. Esta capacidade do doente (ou grupo de doentes e familiares) em gerir a sua condição e prevenir complicações favorece, também, a melhoria da sua qualidade de vida.

Competindo aos governos, a todos os níveis, a criação de políticas públicas saudáveis que dêem suporte ao esforço colectivo para travar o aumento das doenças crónicas, parece ser cada vez mais óbvia a necessidade de participação local para a resolução de problemas e da prevenção destas doenças. Aos cidadãos cabe participar, não só pela adopção de comportamentos mais saudáveis, mas, também, como actores e agentes de mudança nas suas comunidades. Para isso, é necessário que chegue até eles o conhecimento e os meios para actuarem e se fazerem ouvir.

Muitos países têm adoptado esta linha de políticas, incluindo a saúde nas políticas dos vários sectores governamentais. Em 2010, a Declaração de Adelaide sobre saúde em todas as políticas, faz uma síntese de exemplos de acção concertada que se apresenta no quadro seguinte (WHO, 2010):

Quadro 5
Exemplos de acção concertada a nível governamental

Economia e emprego	• A resiliência económica e o crescimento são estimulados por uma população saudável. Pessoas mais saudáveis podem aumentar as suas poupanças, serem mais produtivas e adaptar-se mais facilmente a alterações no trabalho, podendo trabalhar por mais tempo. • As oportunidades de trabalho e de emprego estável melhoram a saúde de todas as pessoas em todos os grupos sociais.
Segurança e justiça	• As taxas de violência, doença e acidentes aumentam nas populações com fraco acesso a comida, água, habitação, oportunidades de emprego e a um bom sistema de justiça. • A prevalência de doença mental (e problemas de álcool e droga associados) está relacionada com violência, crime e prisão.
Educação e infância	• A má saúde das crianças ou de membros da família impede o rendimento escolar, reduzindo o potencial educativo e a capacidade para resolver os desafios e aproveitar as oportunidades na vida. • O nível educacional atingido, quer por homens quer por mulheres, contribui directamente para melhor saúde e para a capacidade de participar plenamente numa sociedade produtiva, criando cidadãos empenhados.
Agricultura e alimentação	• A disponibilidade e a segurança dos alimentos são melhoradas se a saúde for tida em consideração na produção alimentar, na indústria, no marketing e na distribuição, através da promoção da confiança dos consumidores e de práticas agrícolas mais sustentáveis. • A alimentação saudável é crítica para a saúde das pessoas e as boas práticas na produção alimentar ajudam a reduzir a transmissão de doenças (dos animais para os humanos, de intoxicações) e dão suporte às práticas agrícolas com impacte positivo na saúde dos trabalhadores e das comunidades rurais.
Infra-estruturas, planeamento e transportes	• O planeamento óptimo de rodovias, transportes e habitação deve ter em consideração o impacte na saúde, uma vez que pode reduzir emissões ambientais e melhorar a capacidade das redes de transporte e a sua eficiência em relação à mobilidade das pessoas, mercadorias e serviços. • Melhores oportunidades de transporte, incluindo o ciclismo e a caminhada, constroem comunidades mais seguras e activas e diminuem a degradação ambiental, aumentando a saúde.
Ambientes e sustentabilidade	• A optimização do uso de recursos naturais e a promoção da sustentabilidade podem ser melhor obtidas através de políticas que influenciam o padrão de consumo da população e podem também melhorar a saúde humana. • Globalmente, um quarto de todas as doenças preveníveis resulta das condições ambientais em que as pessoas vivem.
Habitação e serviços comunitários	• A arquitectura das habitações e o planeamento de infra-estruturas que têm em conta a saúde e o bem-estar (exemplo: exposição solar, ventilação, espaços públicos, remoção dos desperdícios, etc.) e envolvem a comunidade, podem melhorar a coesão social e dar suporte a projectos de desenvolvimento. • A habitação bem concebida e acessível, bem como a existência de serviços comunitários adequados dão resposta a alguns dos determinantes mais fundamentais para a saúde dos indivíduos e comunidades em desvantagem.
Território e cultura	• A melhoria do acesso ao território pode levar a melhoria na saúde e bem-estar de populações autóctones uma vez que estas populações estão, espiritual e culturalmente, ligadas a um profundo sentido de pertença ao território e ao país. • A melhoria na saúde de populações autóctones pode fortalecer as comunidades e a identidade cultural, melhorar a participação dos cidadãos e apoiar a manutenção da biodiversidade.

Fonte: WHO – Adelaide Statement on Health in All Policies. Adelaide: Government of South Australia. WHO, 2010.

VI – POLÍTICAS DE PROMOÇÃO DA SAÚDE

1. Enquadramento

Marc Lalonde, antigo ministro da saúde do Canadá, é o responsável pelo primeiro documento político que identifica, a nível de um país, a Promoção da Saúde como uma estratégia-chave para os resultados do sector. "A Saúde dos Canadianos" (Lalonde,1974) tem servido de inspiração e enquadramento de documentos políticos similares noutros países, como a Suécia e os Estados Unidos da América, contribuindo para a aceitação da Promoção da Saúde como um conceito e abordagem que pode ser aplicado por governos, organizações, comunidades e indivíduos (Rootman et al., 2001).

Segundo Evelyn de Leeuw, "política é a intenção expressa de uma instituição (governo, corporação, grupo de voluntários, etc.) para actuar estrategicamente com vista a atingir objectivos específicos" (De Leeuw, 2001, p. 186). O sistema de saúde é constituído por todas as organizações e pessoas cujo primeiro objectivo é promover, restaurar e manter a saúde. Para a OMS, os sistemas de saúde integram seis dimensões – prestação de serviços, informação e evidência, produtos e tecnologias médicas, profissionais de saúde, financiamento, liderança e governação (WHO, 2007). Um sistema de saúde direccionado à Promoção da Saúde deverá orientar as suas políticas de acordo com estas dimensões, por forma a encontrar a melhor resposta para a multiplicidade de questões a resolver:

- acesso da população aos cuidados de saúde;
- qualidade, segurança e continuidade dos cuidados;
- liderança, gestão e governação eficazes;
- intervenções baseadas na evidência científica e nas melhores práticas;

- respeito pelos direitos humanos;
- diminuição das desigualdades, distribuição justa dos recursos;
- boa relação entre custos e benefícios;
- recrutamento, qualificação e distribuição adequada dos recursos humanos;
- modelo de financiamento que contemple incentivos para a acção e investigação em promoção da saúde e, simultaneamente, garanta um bom equilíbrio entre actividades de carácter preventivo, curativo e de reabilitação;
- construção de parcerias e alianças entre vários sectores da sociedade e reforço dos meios de participação dos cidadãos e dos profissionais;
- transparência sobre os resultados, prestação de contas;
- promoção do interesse e investimento na saúde por vários sectores;
- legitimação das comunidades e dos cuidadores, formais e informais, como agentes de promoção da saúde;
- avaliação dos impactes das intervenções na saúde (AIS) ou seja, das mudanças realizadas, o que requer a (aquisição da) necessária capacidade técnica para avaliar.

Na mesma linha, Simões recorda a evolução das necessidades e expectativas dos cidadãos neste último século, obrigando a que o sistema de saúde se integre hoje num contexto vasto, que inclui a intervenção política, económica e social. Para este autor, os sistemas de saúde, actualmente, estão mais próximos dos problemas da vida social, sendo-lhes "solicitadas respostas para aspectos tão diversos como a alimentação, os comportamentos de risco associados à sexualidade ou às drogas, o problema da dor, ou ainda a imensidade e complexidade das questões da bioética" (Simões, 2004, p. 44).

A investigação no campo da efectividade das políticas de saúde deve procurar entender o modo como os diferentes actores interagem no processo político e contribuem para os resultados. Deve estudar o papel da opinião pública em relação às políticas formuladas, a influência dos vários grupos de interesse sobre o processo de decisão ou, ainda, os modos de capacitar e mobilizar as comunidades para a resolução dos seus problemas de saúde. As unidades de análise são, assim, as políticas, as organizações que as executam e os programas que são desenvolvidos.

Na maioria das situações os sistemas de saúde pautam as suas intervenções pela sua potencial eficácia teórica, sem grande reflexão sobre o substrato da "evidência científica". Neste domínio, um adequado investimento no sistema de saúde exige avaliação do impacte das intervenções, de modo a ser possível compreender o que realmente funciona e quais são os resultados e ganhos em saúde que se obtêm. No entanto, admite-se que a influência da investigação no campo da política baseada na evidência não tem uma relação linear com a prática e que parece depender dos valores, do modo como se interpretam a missão e a acção das instituições, bem como a informação disponível.

Só nas últimas três décadas da história da Saúde Pública se formularam estratégias consistentes para objectivos específicos quantificados e mensuráveis para a saúde da população (Green, 1980). A iniciativa *Healthy People*, nos EUA, veio a evidenciar o processo de construção no traçado de objectivos nacionais e metas para a Promoção da Saúde e Prevenção da Doença, agora na sua 4a. década (US Department and Human Services, 2010). É de assinalar que existem diferenças inerentes aos sistemas que produzem estas metas nacionais. Enquanto nos EUA o sistema de saúde se tem pautado por mecanismos neoliberais, no Canadá, assim como no Reino Unido e em Portugal, é o contributo de todos para o PIB que está subjacente às estratégias preconizadas para se atingirem os objectivos nacionais. No entanto, apesar das diferenças, é possível aprender com os outros países sobre as mais-valias que existem nos seus sistemas de saúde em que se incluem, por exemplo, os municípos, as organizações de cidadãos, iniciativas filantrópicas, com mais ou menos intensidade, conforme a cultura e os valores das sociedades onde se podem encontrar inovações ou normas inspiradoras.

Portugal iniciou o processo de desenvolvimento sistemático de estratégias com o documento "Saúde – um compromisso" (Portugal, 1998). Os objectivos de saúde a nível nacional constantes do Plano Nacional de Saúde 2004-2010 e, agora, do Plano Nacional de Saúde 2011-2016, constituem referências para a acção. O desenvolvimento de estratégias a nível local implica o planeamento das mudanças que se prentendem atingir, num processo de interacções e sinergias, exigindo o conhecimento da cultura dos vários grupos, incluindo a forma como estes vêem e se relacionam com os serviços e as organizações que supostamente os devem apoiar. (Kline e Huff 2009). Sem estratégias locais não será possível a concretização dos grandes objectivos nacionais.

> No momento de desenhar políticas de saúde eficazes e efectivas, têm que se tomar muito seriamente em conta as diferenças, com o objectivo de reduzir a sua enorme magnitude... Do ponto de vista humanitário, as políticas de saúde desenhadas para toda a população não podem dizer-se preocupadas com a saúde de todos se não enfrentarem as dificuldades dos sectores mais vulneráveis da sociedade... Está em causa o sentido de justiça... (Whitehead, 1990).

2. O processo de produção de uma política de Promoção da Saúde

O processo de produção política (*policy-making*) resulta da interacção entre organizações e actores-chave, da análise dos seus interesses (quem ganha e quem perde), de perceber as actividades estratégicas dos grupos que tentam influenciar a política final e dos compromissos que se conseguem através de mecanismos de negociação. Faz-se notar que a utilização de metodologias de envolvimento/participação conduz, em muitos casos, a que as prioridades de intervenção sejam estabelecidas fora do "racional técnico da administração em saúde", estando sujeitas às forças mais prevalentes. Para Gusfield (Gusfield, 1981) as percepções e mudanças nas prioridades são, muitas vezes, resultado da influência de actores-chave da comunidade. Esta, dependendo do seu grau de organização e capacidades, joga um papel fundamental ao conseguir colocar os seus temas na agenda política influenciando, assim, o seu rumo.

Ao empreendedor social cabe demonstrar a oportunidade e as vantagens da construção de uma agenda política efectiva e tornar evidente para os responsáveis políticos que as comunidades são capazes de assumir uma parte activa na solução dos seus problemas. Todavia, confronta-se, por vezes, com o facto de que os políticos estão na origem dos problemas e que, ao tentarem dar-lhes uma resposta, limitam-se, muitas vezes, a atribuir as responsabilidades às próprias comunidades, esquecendo-se de que os serviços públicos têm que ser reorientados para encontrar a melhor solução, trabalhando em conjunto com aquelas. Ou seja, os serviços públicos estão muitas vezes ocupados em "resolver" problemas criados por eles próprios o que obriga a que tentem controlar e mover a opinião pública em seu favor. Na prática, é frequente os problemas continuarem sem solução tornando-se as comunidades cada vez mais descrentes dos chamados "mecanismos de participação".

O propósito do processo da produção política é formatar o curso e o ritmo da mudança numa determinada direcção, através da modificação dos padrões correntes da acção, mudando as decisões das organizações sobre o uso dos seus recursos. Neste processo têm de ser incorporados em cada momento, os resultados da avaliação das políticas, cabendo aos avaliadores torná-los acessíveis aos promotores da saúde e a todas as organizações implicadas. Incumbe àqueles tentar influenciar a política final e promover a negociação entre grupos, organizações e actores-chave, para obter compromissos efectivos a assumir. (Milio, 2001). Todas as mudanças políticas afectam as decisões das organizações, locais e protagonistas acerca da utilização dos seus recursos. Este referencial para a produção de uma política de Promoção da Saúde está representado na figura seguinte (*ibid, 368*).

FIGURA 18
Organizações de saúde e elaboração de políticas

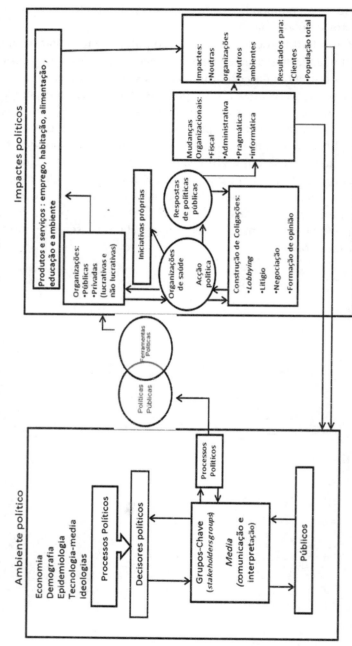

Fonte: Milio, N. – Evaluation of health promotion policies: tracking a moving target. In: Rootman, I. *et al.*, ed. lit. – Evaluation in health promotion: principles & perspectives. Copenhagen: WHO, 2001. (WHO Regional Publications European Series; 92).

De acordo com o modelo proposto por Milio, as características demográficas e epidemiológicas da população, a sua composição socioeconómica e étnica, a economia e a tecnologia, as agendas dos parceiros políticos, os vários *stakeholders*, a comunicação social e os públicos constituem o contexto do desenho das políticas, todas elas afectando o processo da sua produção. Acresce que a actividade organizada em torno de uma política específica está imbuída de um contexto histórico, das experiências anteriores e pressupostos sociais sobre o papel do governo.

3. Políticas nacionais orientadas para a Promoção da Saúde

A Finlândia e o Brasil são dois países, um do hemisfério Norte e outro do hemisfério Sul, aqui apontados como exemplo da adopção de políticas nacionais de Promoção da Saúde que podem ser objecto de inspiração para fundamentar propostas para a melhoria dos sistemas de saúde e da qualidade de vida dos cidadãos.

Finlândia
A política e organização finlandesa na área da saúde apresentam um alto nível de pensamento estratégico e desenvolvimento sustentável, sendo também caracterizadas por uma prática de avaliação sistemática.
No documento "Review of National Finnish Health Promotion Policies and Recommendations for the Future" e que incidiu no período 1990 a 2002, um grupo de peritos da OMS reconheceu grandes desenvolvimentos na sequência da evolução a muitos níveis da administração, tendo conduzido a importantes modificações estruturais, com efeitos no sistema de saúde pública.
As mudanças organizacionais e políticas foram efectuadas de forma integrada e tiveram um efeito visível em saúde pública, conseguindo manter o enfoque nos determinantes da saúde.
Os investigadores referem como principais linhas de força[8]:

- O desenvolvimento de um pensamento mais abrangente em política de Saúde Pública, passando o foco dos factores de risco (nível individual) para uma visão mais alargada das necessidades

---
[8] Tradução e adaptação do texto original.

da sociedade, ambiente e comunidade isto é, para uma abordagem mais abrangente baseada nos determinantes da saúde. A política adoptada deu prioridade à criação e reforço das condições prévias para a saúde, em vez de enfatizar os serviços de saúde;
* Uma abordagem analítica cada vez mais aprofundada do desenvolvimento intersectorial da política de saúde, apresentada ao Parlamento, em 1996, no Relatório de Saúde Pública do Governo (mais tarde conhecido por Relatório Social e de Saúde Pública). Tendo por base a publicação de medidas legislativas de todos os ministérios, o Relatório evidenciou a importância do Ministério dos Assuntos Sociais e Saúde em tomar e manter um papel destacado na Promoção da Saúde, assumindo uma liderança estratégica e de coordenação;
* A nível organizacional, foi criado no Ministério dos Assuntos Sociais e da Saúde, em 1992, um departamento especial, cuja acção integrava a prevenção com o trabalho social, colocando-se, posteriormente, a Promoção da Saúde na esfera do Departamento de Saúde;
* O desenvolvimento de agências governamentais. A fundação do Centro Nacional e de Desenvolvimento para o Bem-Estar e Saúde (STAKES) pela combinação das duas organizações de nível nacional, social e da saúde, constituindo-se, fundamentalmente, como um centro de desenvolvimento e investigação (I & D) e de apoio aos municípios. Este apoio foi aumentando através do desenvolvimento do Instituto Nacional de Saúde Pública;
* O aumento da autonomia municipal foi redefinindo as relações entre o governo central e as autoridades locais, aumentando consideravelmente as competências dos municípios na organização dos chamados "serviços básicos" (saúde, educação e serviços sociais). A revisão da Lei do Governo Local aumentou a tendência para uma maior autonomia local;
* A revisão do sistema de subsídios do Estado levou à adopção de um método em que o Estado subsidia financeiramente os municípios de acordo com uma determinada fórmula. A autonomia financeira dos municípios vai aumentando na medida do fornecimento de serviços planeados a nível local, baseados nas necessidades da população;
* A relação entre as ONGs de Saúde Pública e o Estado foi reforçada, em reconhecimento de que aquelas são parceiros fundamen-

tais em Promoção da Saúde. Assim, a sua organização de topo foi redefinida, tendo sido designado o Centro Finlandês para a Promoção da Saúde (fundado em 1962) como a organização "chapéu" das ONGs no campo da Saúde Pública, ao qual foram concedidas atribuições especiais:
1. fortalecer a cooperação entre as ONGs e outros actores no reforço da Promoção da Saúde;
2. propôr e defender questões da Promoção da Saúde no domínio legislativo;
3. constituir-se como um centro de excelência para os seus membros nos aspectos metodológicos e de qualidade dos seus materiais;
- A investigação em Promoção da Saúde foi significativamente reforçada, designadamente pelo apoio financeiro à investigação sobre desigualdades em saúde;
- O desenvolvimento do sistema de financiamento para a Promoção da Saúde do Ministério dos Assuntos Sociais e da Saúde, levou à criação de uma linha específica para financiamento da Promoção da Saúde, ao abrigo de alguns instrumentos legais, como os aplicados ao tabaco, álcool e outros;
- A contribuição para as políticas da União Europeia defendendo, em 1992, "a saúde em todas as políticas" como um dos princípios gerais do plano europeu de acção em saúde pública. Em 1999, durante a presidência finlandesa, foi introduzida a saúde mental como um novo tópico. Posteriormente, durante o exercício da presidência em 2006, a Finlândia promoveu o compromisso dos estados membros na adesão à "Saúde em Todas as Políticas".

A infra-estrutura organizacional e financeira da Finlândia assegurava um programa flexível de trabalho em Promoção da Saúde de grande qualidade, no contexto do quadro legislativo e político do Governo e do Ministério da Acção Social e Saúde. Foi desenvolvido um forte esforço na coordenação de todo o sistema, por forma a garantir que a acção dos municípios incorporasse os conceitos e princípios da Promoção da Saúde como linha mestra em todos os sectores e, especialmente, no sector dos serviços de saúde e dos cuidados de saúde primários, procurando o desenvolvimento integrado do progresso económico, social e da saúde.

Brasil

O Brasil demonstra reconhecer a Promoção da Saúde como um campo de investimento político importante face aos actuais desafios e conceitos de desenvolvimento. Em 2006, adoptou a "Política Nacional de Promoção da Saúde" (Brasil. Ministério da Saúde, 2006) cujo objectivo geral é "Promover a qualidade de vida e reduzir vulnerabilidade e riscos para a saúde relacionados com factores determinantes e condicionantes – modos de viver, condições de trabalho, habitação, ambiente, educação, lazer, cultura, acesso a bens e serviços essenciais".

Esta política desenvolve as ideias surgidas em 1986 na 8ª Conferência Nacional de Saúde. Para a implementar, o Ministério da Saúde reforça as competências do sistema de saúde no que respeita à gestão, envolve a sociedade civil, estabelecendo as treze linhas estratégias que se passam a enunciar:

"De acordo com as responsabilidades de cada esfera de gestão do Sistema Único de Saúde (SUS) – Ministério da Saúde, estados e municípios, destacamos as estratégias preconizadas para implementação da Política Nacional de Promoção da Saúde.

I – Estruturação e fortalecimento das acções de promoção da saúde no SUS, privilegiando as práticas de saúde sensíveis à realidade do Brasil;

II – Estímulo à inserção de acções de promoção da saúde em todos os níveis de atenção, com ênfase na atenção básica, voltadas às acções de cuidado com o corpo e a saúde: alimentação saudável e prevenção e controlo ao tabagismo;

III – Desenvolvimento de estratégias de qualificação em acções de promoção da saúde para profissionais de saúde inseridos no SUS;

IV – Apoio técnico e/ou financeiro a projectos de qualificação de profissionais para actuação na área de informação, comunicação e educação popular referentes à promoção da saúde que actuem na Estratégia Saúde da Família e Programa de Agentes Comunitários de Saúde:

a. Estímulo à inclusão nas capacitações do SUS de temas ligados à promoção da saúde; e

b. Apoio técnico a estados e municípios para inclusão nas capacitações do SUS de temas ligados à promoção da saúde.

V – Apoio a estados e municípios que desenvolvam acções voltadas para a implementação da Estratégia Global, vigilância e prevenção de doenças e agravos não transmissíveis;
VI – Apoio à criação de Observatório de Experiências Locais referentes à Promoção da Saúde
VII – Estímulo à criação de Rede Nacional de Experiências Exitosas na adesão e no desenvolvimento da estratégia de municípios saudáveis:
   a. Identificação e apoio a iniciativas referentes às Escolas Promotoras de Saúde com foco em acções de alimentação saudável; práticas corporais/actividades físicas e ambiente livre de tabaco;
   b. Identificação e desenvolvimento de parceria com estados e municípios para a divulgação das experiências exitosas relativas a instituições saudáveis e ambientes saudáveis;
   c. Favorecimento da articulação entre os sectores da saúde, meio ambiente, saneamento e planejamento urbano a fim de prevenir e/ou reduzir os danos provocados à saúde e meio ambiente, por meio do manejo adequado de mananciais hídricos e resíduos sólidos, uso racional das fontes de energia, produção de fontes de energia alternativas e menos poluentes;
   d. Desenvolvimento de iniciativas de modificação arquitetónicas e no mobiliário urbano que objetivem a garantia de acesso às pessoas portadoras de deficiência e idosas; e
   e. Divulgação de informações e definição de mecanismos de incentivo para a promoção de ambientes de trabalho saudáveis com ênfase na redução dos riscos de acidentes de trabalho.
VIII – Criação e divulgação da Rede de Cooperação Técnica para a Promoção da Saúde;
IX – Inclusão das acções de promoção da saúde na agenda de actividades da comunicação social do SUS:
   a. Apoio e fortalecimento de acções de promoção da saúde inovadoras utilizando diferentes linguagens culturais, tais como jogral, hip hop, teatro, canções, literatura de cordel e outras formas de manifestação;

X – *Inclusão da saúde e de seus múltiplos determinantes e condicionantes na formulação dos instrumentos ordenadores do planejamento urbano e/ou agrário (planos directores, agendas 21 locais, entre outros).*
XI – *Estímulo à articulação entre municípios, estados e Governo Federal valorizando e potencializando o saber e as práticas existentes no âmbito da promoção da saúde:*
   a. Apoio às iniciativas das secretarias estaduais e municipais no sentido da construção de parcerias que estimulem e viabilizem políticas públicas saudáveis;
XII – *Apoio ao desenvolvimento de estudos referentes ao impacto na situação de saúde considerando acções de promoção da saúde:*
   a. Apoio à construção de indicadores relativos a acções priorizadas para a Escola Promotora de Saúde: alimentação saudável; práticas corporais/actividade física e ambiente livre de tabaco e
XIII– *Estabelecimento de intercâmbio técnico-científico visando ao conhecimento e à troca de informações decorrentes das experiências no campo da atenção à saúde, formação, educação permanente e pesquisa com unidades federativas e países onde as acções de promoção da saúde estejam integradas ao serviço público de saúde:*
   a. Criação da Rede Virtual de Promoção da Saúde.

Assumindo o Governo a orientação das políticas públicas, é imprescindível que coloque a saúde, no seu sentido mais abrangente, no topo da agenda, criando uma coordenação entre os vários sectores, eventualmente liderada pelo Ministério da Saúde, mas em que todos sabem quais as suas responsabilidades, os seus objectivos no âmbito do impacte das respectivas medidas na qualidade de vida e no nível de saúde dos cidadãos. Reconhece-se como fundamental a existência de mecanismos que assegurem a prestação de contas quanto aos objectivos previamente definidos.

4. O Plano Nacional de Saúde em Portugal

Na sequência do documento "Saúde um compromisso, uma estratégia para o virar do século", surgiu o Plano Nacional de Saúde (PNS) 2004-2010, orientado para ganhos em saúde ao longo do ciclo de vida, compreendendo acções de promoção da saúde e prevenção da doença nos vários programas de saúde definidos. Este Plano foi alvo de avaliação externa por peritos da OMS, que alertaram para o facto de o PNS não ter estabelecido uma ligação forte com instrumentos de governação, requerendo que o próximo tenha em conta a necessidade do reforço do sistema de saúde e de sustentabilidade dos ganhos em saúde (WHO, 2010c).

O novo PNS 2011-2016 reassume os valores da justiça social, universalidade, equidade, solicitude e solidariedade do sistema de saúde. Estabelece, como visão, "Maximizar os ganhos em saúde da população através do alinhamento e integração de esforços sustentados de todos os sectores da sociedade, com foco no acesso, qualidade, políticas saudáveis e cidadania" e identifica o valor das políticas saudáveis intersectoriais como elementos estratégicos transversais, mobilizadores e sinérgicos.

5. A avaliação de políticas de saúde

Tal como em outras áreas, também a avaliação das políticas deve incidir sobre as várias fases do seu desenvolvimento, desde a conceptualização até à adopção, incluindo as fases de avaliação-diagnóstico, implementação e reformulação. Será sempre necessário "recorrer a definições operacionais das componentes conceptuais de modo a orientar a recolha de dados, bem como a utilização de metodologias que conduzam a resultados credíveis para os utilizadores potenciais" (Milio, 2001, p. 382). A avaliação de políticas focaliza-se não apenas nos resultados, mas, particularmente nas escolhas ou processos que determinem a adjudicação e o uso de recursos e instrumentos.

Um método cada vez mais em uso para apreciar o desempenho e orientar a acção é o *benchmarking,* que compara os processos usados numa organização com os que são considerados como referências, *golden-standards,* para estabelecer novos objectivos. A utilização das técnicas de *benchmarking*, apesar de não ser adaptada à realização da própria avaliação, parece melhorar consideravelmente o impacte da avaliação na gestão. Na verdade, a comparação com uma "boa prática" permite que as recomendações estratégicas/políticas possam ser traduzidas em propostas para a acção concreta, para além de ajudarem os administradores a mobilizar as suas capacidades para a mudança. O sucesso do *benchmarking* depende da forma como é planeado e usado, em complemento do processo de avaliação.

A qualidade do desempenho de uma organização é um conceito relativo que deve ser avalliado tendo por referência uma norma, com diversos *itens* de comparação:

- o que a organização realizou no passado por comparação ao que realiza no presente;
- os objectivos que foram definidos;
- o que poderia ser realizado tendo em conta as circunstâncias;
- o que outras organizações comparáveis estão a realizar (os "*benchmarks*").

Um processo de *benchmarking* exige preparação adequada, determinando quais os produtos a comparar (o quê), escolher a organização de referência para comparação (quem) e saber como se vão coligir os dados (como). Assim, na sua aplicação, há que percorrer as seguintes etapas: 1 – seleccionar o que deve ser o objecto do *benchmarking* (o que deve ser melhorado); 2 – identificar os parceiros do *benchmarking* (pontos de referência); 3 – coligir e organizar os dados; 4 – determinar a amplitude da distância à prática de referência comparando os respectivos dados internos; 5 – fixar os futuros níveis de desempenho (objectivos); 6 – comunicar os resultados do *benchmarking;* 7 – elaborar planos de acção; 8 – colocar no terreno as acções concretas (gestão de projecto); 9 – monitorizar o progresso.

As primeiras gerações de avaliação de políticas, ditas de gestão, excluíam, para garantir a independência do avaliador e a qualidade do seu julgamento, a associação de outros actores, para além da administração responsável pelo programa avaliado. Mais recentemente, pelo contrário, as "avaliações de 4ª geração" associam as principais partes interessadas na política avaliada.

A quinta e mais recente geração de avaliações, cuja prática está em expansão[9], propõe que a sociedade civil seja directamente envolvida, ou seja, deverá decidir sobre o conteúdo da avaliação, acompanhar o seu desenvolvimento e produzir um julgamento das acções públicas.

QUADRO 6
As gerações da avaliação de políticas

Geração	Tipo de avaliação	Quem decide o conteúdo da avaliação	Quem acompanha o processo de avaliação	Quem produz o julgamento final
1ª à 3ª	de gestão	responsáveis pela gestão		a equipa de avaliação
4ª a)	co-produzida	autoridades públicas (eleitos ou directores)	gestores + executores	a equipa de avaliação
4ª b	pluralista	autoridades públicas + sociedade civil + (executores)	autoridades públicas + sociedade civil + (executores)	
5ª	de emancipação	sociedade civil		

Fonte: Baron, G; Monnier, E. – Une approche pluraliste et participative: coproduire l'évaluation avec la societé civile. *Revue Informations Sociales*. 110 (Sept. 2003) 120-129.

As duas últimas gerações de avaliação, embora realizadas por terceiros, podem, apesar disso, ser classificadas como participativas, uma vez que associam os beneficiários na definição das problemáticas estudadas, não se limitando a recolher a sua apreciação ou a transmitir-lhes resultados e conclusões.

Como em Promoção da Saúde a participação da sociedade civil é fundamental, torna-se imprescindível a avaliação do seu grau de envolvimento e da sua força sobre as tomadas de decisão ao nível político.

---

[9] Tem sido utilizada para avaliar programas sociais, educativos ou de requalificação urbana nos EUA e no Canadá e em projecto de ONGs em países em vias de desenvolvimento. Visam melhorar a política pública mas, também, ajudar grupos sociais a criar o seu próprio saber, a compreensão da sua situação e os meios necessários para a modificar (Baron e Monnier, 2003).

A participação da sociedade civil na avaliação pode medir-se segundo duas dimensões: a amplitude e a profundidade.

A amplitude visa perceber a diversidade de grupos de interesse implicados no processo. A avaliação "participativa" de uma política pública, inclui, no mínimo, os decisores e os executores dessa política. A partir desse mínimo, a extensão da participação poderá ir até à inclusão de representantes de cidadãos indirectamente envolvidos na política que é avaliada (políticos, cientistas, jornalistas, etc.) (figura 19).

FIGURA 19
A amplitude da participação

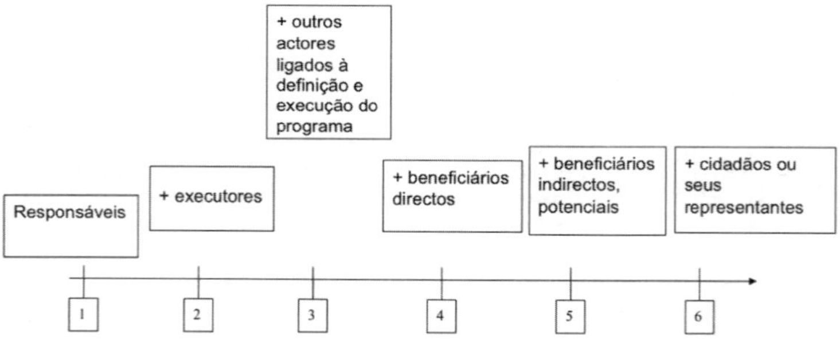

Fonte: Baron, G; Monnier, E. – Une approche pluraliste et participative: coproduire l'évaluation avec la societé civile. *Revue Informations Sociales*. 110 (Sept. 2003) 120-129.

A segunda forma de diferenciar a participação é o grau de implicação dos grupos de interesse nas diferentes fases do processo, ou seja, a profundidade.

Uma avaliação pode associar todos os participantes em todas, ou em parte, das cinco etapas principais do processo avaliativo:

1. na definição em comum do conteúdo da avaliação: o objecto e as questões prioritárias (o mandato de avaliação);
2. na validação do método utilizado e do programa de trabalhos (caderno de encargos);
3. na monitorização e supervisão de trabalhos, colheita de dados (participação numa instância de avaliação);

4. na análise e interpretação dos dados coligidos (produção da apreciação final);
5. na formulação de recomendações.

As questões da governação tornam-se particularmente importantes quando se está a procurar o envolvimento efectivo dos vários protagonistas sociais. A par de uma liderança capaz de coordenar as várias iniciativas, tem de existir, também, apoio para a participação, estímulo à inovação e genuidade dos processos que vêm da base para as estruturas hierárquicas do topo (*bottom up*). Os mecanismos da governação têm de estar preparados para assegurar a representatividade dos interesses e questões centrais da população, ao mesmo tempo que apoiam a definição de estratégias locais para implementar as orientações de nível nacional, que deverão corresponder a medidas de saúde pública que, pela evidência da informação disponível, se tornaram prioritárias.

FIGURA 20
As últimas gerações de avaliação e as modalidades de participação

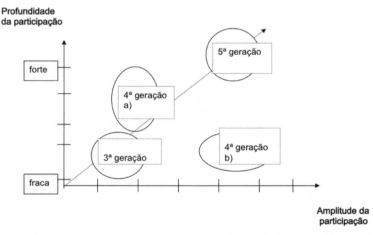

Fonte: Baron, G; Monnier, E. – Une approche pluraliste et participative: coproduire l'évaluation avec la societé civile. *Revue Informations Sociales*. 110 (Sept. 2003) 120-129.

6. Avaliação externa da política de saúde: o exemplo da Finlândia

O Ministério dos Assuntos Sociais e da Saúde da Finlândia solicitou, conforme já referido, o apoio de peritos da OMS para realizar uma auditoria externa às suas políticas de saúde (WHO/EURO, 2002). Dado o interesse da metodologia adoptada, apresenta-se, de seguida, um resumo (Finland. Ministry of Social Affairs and Health, 2001).

A equipa de avaliadores foi composta por elementos exteriores ao sistema, com competências complementares, técnicas e de gestão, incorporando experiências internacionais capazes de trabalhar em sinergia riativa (com interpretação, compreensão e resolução de problemas).

O método adoptado baseou-se na revisão de documentação e na realização, durante dez dias, de entrevistas, encontros e sessões de síntese, incluindo reflexões, análise e conclusões preliminares.

A equipa debruçou-se sobre a relação entre os conteúdos da política formal e a sua consistência, conforme expressa nos documentos públicos e oficiais, o modo como era compreendida, formal e informalmente e como foi traduzida nos outros sectores e níveis interligados, e, ainda, se a política se mostrava intencional, facilitadora e planeada para ser implementada.

A auditoria incluiu uma análise sobre a adequação dos meios existentes e necessários para alcançar as finalidades e os objectivos.

Não existindo uma metodologia única de referência para avaliar políticas, o grupo usou uma abordagem incremental e subjectiva, representada pelo conhecimento individual de cada um dos seus membros.

O processo evoluiu gradualmente para uma visão mais abrangente e representou um contributo para a reflexão, em curso no país, sobre o sistema de Promoção da Saúde e a resposta do sector às exigências na implementação dos objectivos políticos.

A abordagem descrita permitiu realizar uma triangulação, com vista a assegurar a fidelidade e a validade dos factos encontrados, expressos em declarações e resultados de investigação. Nesta triangulação foram validados os dados, ligando as entrevistas (sempre que a sua sequência e representação dos entrevistados o permitia) e outras fontes de documentação.

A auditoria incidiu sobre as políticas do sector de Saúde Pública/ /Promoção da Saúde (Ministério da Segurança Social e da Saúde) – abordagens, prioridades, impacte esperado, contradições e conflitos de interesse, exequibilidade, etc.; as políticas públicas intersectoriais saudáveis (outros ministérios); o principal foco nacional, incluindo as relações entre os níveis local e regional; os actores públicos, ONG e actores privados e suas respectivas responsabilidades; a globalidade das estruturas organizacionais.

O âmbito da auditoria compreendia três elementos principais (Figura 21):

1. Compreensão e interpretação do conceito de Promoção da Saúde;
2. Mudanças sociais e estruturais que tiveram lugar na década anterior;
3. Desenvolvimento da política de saúde conforme delineado na política finlandesa de saúde para todos até à *Saúde 2015*.

FIGURA 21
A estrutura de revisão da política de saúde finlandesa

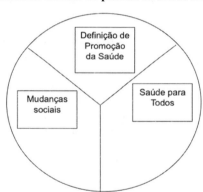

Fonte: Finland. Ministry of Social Affairs and Health – Government Resolution on the Health 2015 Public Health Programme. Helsinki: Ministry of Social Affairs and Health, 2001. (Publications 2001; 6).p. 19.

A equipa efectuou uma combinação de diversos passos consecutivos e métodos para a construção do modelo de auditoria:

1. **Ponto de partida.** A construção do modelo de referência da auditoria, tendo por base a figura 21.
2. **Preparação das entrevistas**. A equipa preparou a estrutura e as questões para as entrevistas individuais e de grupo, tendo identificado os

objectivos específicos e tópicos-chave e dividido as tarefas entre os seus membros.

3. **Análise das questões**. Depois da sessão de entrevistas ou no final de cada dia, os resultados foram analisados preliminarmente por cada membro da equipa, documentados colectivamente e colocados no contexto da auditoria.

4. **Passo 1 da análise**. Com base no contexto, foi sendo gradualmente desenvolvido um enquadramento analítico operacional cujos elementos estão identificados no quadro 7.

QUADRO 7
Os elementos da auditoria

Legislação	Política
Organização	Liderança
Recursos humanos	Métodos baseados no conhecimento
Produção de evidência	Capacidade para a Promoção da Saúde
Financiamento	Informação & comunicação

Fonte: Finland. Ministry of Social Affairs and Health – Government Resolution on the Health 2015 Public Health Programme. Helsinki: Ministry of Social Affairs and Health, 2001. (Publications 2001; 6). P. 20

Em relação a cada um destes elementos, foram identificadas forças e fraquezas, oportunidades e ameaças (análise SWOT).

5. **Formulação dos temas-chave**, privilegiando o formato de declarações imperativas, mas, também, utilizando perguntas abertas

As declarações e as perguntas deram lugar a tentativas de conclusão que constituíram a base para um *workshop* de um dia, para o qual foram convidados informadores-chave e actores-chave.

6. **O *workshop* de um dia** (3h + 3h) teve o propósito de testar, qualificar e explorar mais profundamente os achados preliminares. Os participantes foram divididos em grupos de aproximadamente 6 pessoas cada um, permanecendo no mesmo grupo durante todo o *workshop*.

FIGURA 22
O enquadramento analítico operacional

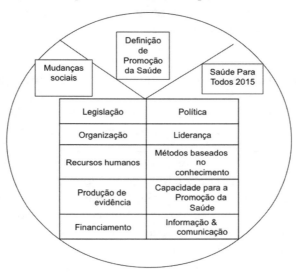

Fonte: Finland. Ministry of Social Affairs and Health – Government Resolution on the Health 2015 Public Health Programme. Helsinki: Ministry of Social Affairs and Health, 2001. (Publications 2001; 6). P. 21

7. **Passo 2 da análise**. Os resultados do *workshop* foram acrescentados aos achados prévios – alguns rejeitados, outros confirmados e outros reforçados – tendo sido identificadas lacunas de informação.

8. Foi pedida **informação adicional,** gradualmente cedida pelo Ministério da Segurança Social e da Saúde.

9. **Passo 3 da análise**. Os achados pré-finais foram coligidos pela equipa de auditoria, com base na análise global da informação disponível, seguidos dos desafios e recomendações para o futuro.

10. Um **esboço do relatório executivo** foi enviado ao Ministério dos Assuntos Sociais e da Saúde para verificação dos factos e comentários.

11. Após ter considerado os comentários obtidos, a equipa de auditoria redigiu os **resultados finais**. O esboço completo do relatório foi enviado ao Ministério dos Assuntos Sociais e da Saúde para verificação da sua precisão e facilidade de leitura a fim de preparar a tradução em finlandês, bem como para confirmar se os requisitos tinham sido cumpridos.

12. **Apresentação do relatório final da auditoria num seminário**, com discussão com o Ministério e outros actores-chave. A finalidade do seminário foi perspectivar os progressos do desenvolvimento da saúde na Finlândia e implementar as conclusões.

7. O Observatório Europeu de Sistemas e Políticas de Saúde

O Observatório Europeu de Sistemas e Políticas de Saúde tem por missão apoiar e promover o processo de elaboração de políticas baseadas na evidência através de uma análise abrangente e rigorosa das dinâmicas dos sistemas de saúde na Europa, implicando directamente os decisores políticos. É parceiro da OMS/EURO, dos governos da Bélgica, Finlândia, Irlanda, Holanda, Noruega, Eslovénia, Espanha, Suécia, Região Italiana de Veneto, Comissão Europeia, Banco Europeu de Investimento, Banco Mundial, União Nacional Francesa de Seguros de Saúde, Escola de Economia e Ciência Política de Londres e Escola de Higiene e Medicina Tropical de Londres. O Observatório envolve investigadores, centros de investigação, governos e organizações internacionais, para obter a descrição e a análise dos sistemas de saúde e das mudanças que neles se vão verificando. Procura utilizar as experiências europeias para clarificar questões de saúde, estabelecendo comparações com políticas de outros países fora da Europa.

Como valores subjacentes, salienta-se que os sistemas e as políticas de saúde devem promover os ganhos em saúde, a solidariedade, a equidade, a eficiência e qualidade, a sensibilidade às necessidades, a transparência e a integridade. De entre as funções do Observatório, destaca-se o apoio à identificação de prioridades e a disseminação de evidência.

O Observatório produz vasta documentação no âmbito da avaliação de políticas. Um exemplo das suas actividades é o estudo *BRIDGE* (***B**rokering knowledge and **R**esearch **I**nformation to support the **D**evelopment and **G**overnance of health systems in **E**urope*) que se debruça sobre iniciativas de política, explorando as diferentes abordagens e a sua efectividade, a sua aplicação na Europa, bem como as combinações organizacionais subjacentes, a relação com a criação de políticas e a forma como elas se intersectam com a evidência.

VII – A EDUCAÇÃO E A SAÚDE

1. Duas faces da mesma moeda

A relação entre educação e saúde é demonstrada por diversos estudos levando, actualmente, muitos países a utilizar medidas educativas tendo como objectivo a redução das desigualdades em saúde.

Segundo o National Vital Statistics (Lyert, 2001) em 1999 a mortalidade ajustada para a idade, no grupo entre os 25 e os 64 anos, foi mais do que duas vezes superior entre os que tinham desistido da escola durante o ensino secundário e os que o tinham completado.

No estudo realizado pelo National Poverty Center (Cutler e Lleras--Muney, 2007) da Universidade do Michigan, baseado em dados de Inquéritos Nacionais de Saúde nos Estados Unidos da América, verificou-se que as pessoas com nível de escolaridade mais elevado tinham menos problemas de hipertensão, enfisema ou diabetes, enquanto que um maior nível de escolaridade se relacionava com um melhor funcionamento físico e mental. Além disso, os indivíduos com maior escolaridade dizem passar menos tempo acamados e referem menos absentismo e limitações funcionais, afirmando menos vezes que têm pouca saúde, ansiedade ou depressão. Em relação aos comportamentos de risco, as pessoas de nível de escolaridade mais baixo são as que mais fumam, tomam mais bebidas alcoólicas, praticam menos actividade física, consomem mais substâncias ilícitas, usam menos o cinto de segurança, são mais obesas, acedem menos a cuidados preventivos (como vacinas contra a gripe, testes de Papanicolau, mamografias, colonoscopias). Neste estudo, também se observou que os doentes diabéticos ou hipertensos de menor nível de escolaridade são os que menos aderem à terapêutica e menos têm controlo sobre a sua patologia.

Os mais escolarizados parecem ser mais propensos a acreditar na ciência. Scott demonstrou que menor literacia leva a uma menor utilização dos cuidados preventivos (Scott et al., 2002). No Brasil, foi observada uma relação directa entre os anos de escolaridade e a realização de exames de rastreio do cancro da mama (Paim, 2003).

FIGURA 23
Realização de mamografia alguma vez na vida (Brasil 2003)

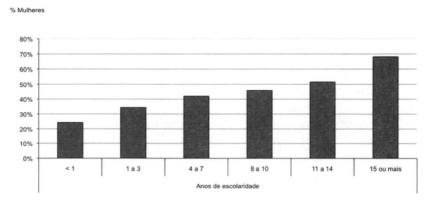

Fonte: Paim, J. S. – Determinantes sociais da saúde. Rio de Janeiro: Comissão Nacional sobre Determinantes Sociais da Saúde. Instituto Brasileiro de Geografia e Estatística. Ministério da Saúde, 2003.

O aumento do nível de instrução médio diminui a mortalidade, conforme ilustrado nas figuras que seguem (Erickson, 2001; Son et al., 2002).

FIGURA 24
Homens de 64 anos em 1990, que morreram até 1996, segundo o nível de educação (amostra nacional sueca)

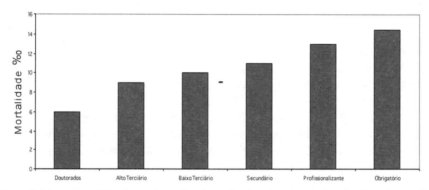

Fonte: Erickson, R. – Why do graduates live longer?: education, occupation, family and mortality during the 1990s. In: Jonsson, J. O.; Mills, C., ed lit. – Cradle to grave: lifecourse change in modern Sweden. Durham: Sociology Press, 2001. 211-227.

FIGURA 25
Mortalidade ajustada para a idade da população trabalhadora da Coreia do Sul entre os 20-64 anos, segundo o sexo e nível de educação,1993-1997

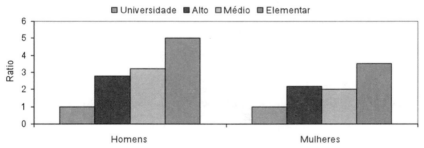

Fonte: Son, M. *et al.* – Relation of occupational class and education with mortality in Korea. *Journal of Epidemiology and Community Health*. 56 (2002) 798-799. doi: 101133/jech 56.10.790.

Também, noutros países como o Canadá (Mustard et al., 1997), Israel (Manor et al., 1999) ou Rússia (Shkolnikov et al., 1998), Bangladesh (Hurt; Rossmands; Saha, 2004), Coreia do Sul (Khang; Lynch; Kaplan, 2004) ou a China (Liang et al., 2000), os mais escolarizados têm propensão para viver mais anos, com excepção das patologias do foro oncológico em que se observou que o nível de educação não está associado com a mortalidade. Assim, não se pode afirmar que haja relação directa entre educação e saúde para todas as situações.

No que se refere aos grupos etários entre os 50 e 60 anos, começa a apresentar-se mais esbatida aquela relação. Também, estudos sobre as diferenças étnicas e de rendimento sugerem que as vantagens sócio--económicas são complementares ou cumulativas e que a interacção entre instrução e as outras variáveis é importante.

Apesar do aumento do nível de instrução verificado nos últimos anos, mantêm-se as desigualdades em saúde e, em muitos casos, continuam a aumentar. No Canadá, por exemplo, onde tem havido um empenhamento político na sua redução, o efeito das políticas educativas não é ainda suficiente para eliminar as diferenças no rendimento e sua relação com a saúde.

A educação das mulheres tem maior impacto nos resultados em saúde do que a educação dos homens. A instrução das mães está fortemente associada com a saúde das crianças, quer nos países mais desenvolvidos, quer nos países em desenvolvimento (Curie e Moretti, 2003; Strauss e Duncan, 1995). Mães mais escolarizadas têm menor probabilidade de ter recém-nascidos de baixo peso e menor mortalidade no primeiro ano de vida. Os efeitos positivos na saúde, nos primeiros tempos de vida, persistem na vida adulta (Case; Fertig; Paxson, 2005). A constatação da importância de aumentar o nível de educação das mulheres tem sido, sistematicamente, reforçada pela OMS ao longo de vários anos, nos Relatórios Mundiais de Saúde, como uma estratégia de Promoção da Saúde. Os melhores indicadores da saúde das crianças parecem resultar, em parte, de práticas mais saudáveis durante a gravidez, o que se verifica nas mulheres com maior nível de escolaridade, uma vez que têm menos tendência a fumar e a beber, bem como a receber mais cuidados pré-natais. A educação parece, também, ter influência no facto de casarem mais tarde e de terem menos filhos.

Ainda em relação aos efeitos da educação na saúde, verificou-se que crianças com maior nível de escolaridade podem ter um efeito positivo na saúde dos pais, tal como, por exemplo, levá-los a deixar de fumar (Field, 2005). Outros estudos sugerem que os homens casados com mulheres mais educadas têm taxas de mortalidade mais baixas, fumam e bebem menos (Monden et al., 2003).

Faz-se notar que os estudos referidos consideram exclusivamente o número de anos de escolaridade e não a sua qualidade.

2. Porque é que a educação afecta a saúde?

Uma das explicações é a de que maior literacia parece estar relacionada com maior rendimento económico o qual, por sua vez, pode facilitar o acesso aos serviços de saúde. No entanto, diferenças na saúde, entre grupos com diferentes níveis de instrução, surgem antes da "chegada" aos serviços de saúde: quer na incidência das doenças, quer na exposição a factores de risco ambientais, como a poluição de ar e água, ou comportamentais como o tabagismo, o uso de drogas ilícitas e o consumo excessivo de bebidas alcoólicas; estes comportamentos são mais prevalentes entre os menos instruídos, apesar de serem dispendiosos.

Outra hipótese considerada é a de que a educação proporciona aos indivíduos uma vida melhor em diversas vertentes: dá acesso a melhor rendimento, melhora, em geral, a forma como cada um olha para o futuro, levando a que as pessoas se sintam mais motivadas para investir na protecção desse futuro. Esta teoria também explicaria porque as pessoas menos educadas são mais propensas a envolver-se em comportamentos de maior risco porque é mais baixo o valor que atribuem a viver até idades avançadas.

Em reconhecimento do valor da educação, os países signatários da Declaração de Nairobi (1976), incluindo Portugal, comprometeram-se à concretização de uma educação permanente e comunitária (*life long learning*) focalizando-se no desenvolvimento de todas as dimensões humanas de um modo integral e harmonioso (UNESCO, 1976).

Uma maior educação melhora as aptidões para ter acesso à informação e a pensamento crítico. Assim, nova informação relacionada com a saúde pode ser melhor aproveitada. Esta afirmação é corroborada pela constatação de que os mais escolarizados se mostraram mais susceptíveis a deixar de fumar (de Walque, 2004). Também, no Uganda, após dez anos de campanhas de informação sobre o uso do preservativo para prevenir a infecção por VIH/SIDA, se verificou que as mulheres mais educadas se tornaram mais apologistas do preservativo e, assim, com menor probabilidade de contrair a doença (de Walque, 2005).

As diferenças na informação não conseguem, por si só, explicar as variações entre grupos com diferentes níveis de educação. Por exemplo, hoje, a maior parte dos indivíduos conhece os perigos associados ao tabaco e, no entanto, o tabagismo continua a ser mais prevalente entre os menos educados. O mesmo se passa com a prevalência da obesidade, que está inversamente relacionada com o nível educacional. Estes resultados poderão ser explicados por diferenças no nível socio-económico.

A educação é importante para a saúde, não só pelos conhecimentos específicos que oferece mas, sobretudo, porque melhora as competências gerais, incluindo o desenvolvimento do pensamento crítico e das capacidades para a tomada de decisão. Ler é uma das competências essenciais para entender, por exemplo, as instruções médicas, após uma alta hospitalar (Spandorfer et al., 1995), como utilizar medicamentos ou aparelhos inaladores para a asma (Williams et al., 1998) ou, ainda, como utilizar métodos anticoncepcionais (Rosenzweig e Schultz, 1989).

As pessoas mais educadas parecem ter um controlo e uma auto-estima mais elevados, o que está associado a uma melhor saúde (Mirowsky e Ross, 1991). Sabe-se, também, que pessoas com um nível de educação mais alto, tendem a evitar comportamentos de risco, como o tabagismo, e a promover a sua saúde através, por exemplo, de hábitos alimentares saudáveis e actividade física regular (Menke et al., 2000), dão melhor uso aos serviços de saúde e são mais propícios a envolver-se em programas de prevenção e diagnóstico precoce (Ferrinho; Bugalho; Miguel, 2004).

O facto de o nível de educação influir no nível social pode, por si só, afectar a saúde. Conforme um estudo de Marmot (Marmot, 2002) a saúde depende da posição relativa que cada um tem na escala social. Põe-se a hipótese de que os que estão mais abaixo na hierarquia têm menor controlo na sua vida e estão constantemente sujeitos a exigências arbitrárias de outros, aumentando os seus níveis de stresse e, subsequentemente, ficando mais susceptíveis a adquirir doenças com ele relacionadas.

Um aspecto de particular importância na passagem da informação sobre saúde, é o da linguagem utilizada pelos profissionais. Muitas vezes não é particularmente cuidada para ser acessível aos mais desfavorecidos, pelo que são apenas os de maior nível de escolaridade que a podem entender. Ainda, são os mais desfavorecidos os que têm frequentemente dificuldade em exprimir dúvidas ou em manifestar que não compreenderam. Parikh e colaboradores (Parikh et al., 1996) verificaram que pessoas com baixo nível de escolaridade sentiam alguma vergonha, podendo tentar esconder o seu desconhecimento como forma de preservar a sua dignidade (Baker et al., 1996).

Os que vivem com maiores dificuldades parecem ter menor disponibilidade em procurar, em entender e investir na apropriação das mensagens sobre saúde, muitas vezes por questões de gestão do seu dia a dia, em que são forçados a dar prioridade a aspectos ligados à sua sobrevivência.

3. Literacia em saúde

A OMS define literacia em saúde como o conjunto de "competências cognitivas e sociais e a capacidade dos indivíduos para acederem à compreensão e ao uso da informação de forma a promover e manter uma boa saúde (WHO, 1998, p.10). Para Kickbusch e colaboradores (Kickbusch; Wait; Maag, 2006) literacia em saúde é a capacidade para tomar decisões fundamentadas, no decurso da vida do dia a dia – em casa, na comunidade, no local de trabalho, na utilização dos serviços de saúde, no mercado e no contexto político. É uma estratégia de *empowerment* para aumentar o controlo das pessoas sobre a sua saúde, a capacidade para procurar informação e para assumir responsabilidades.

A diminuição das diferenças em literacia em saúde pode contribuir para reduzir algumas das desigualdades que flagelam as sociedades em termos de esperança de vida, resultados dos cuidados de saúde e mortalidade. Baixos níveis de literacia funcional estão associados a piores níveis de saúde e reciprocamente (Scholman, 2004; Brown; Gibbs; Glover, 2003).

De acordo com o Institute of Medicine (USA. Institute of Medicine, 2003) aproximadamente metade da população adulta nos EUA pode falhar nas aptidões de literacia requeridas para utilização dos serviços de saúde.

Num estudo americano realizado pela American Medical Association, em 2003, é apontado que o custo de uma baixa literacia em saúde representa uma perda económica de 73 biliões de dólares por ano. Este e outros estudos consideram que uma baixa literacia conduz a maior utilização dos serviços de emergência, mais internamentos, menos adesão aos tratamentos, menor utilização dos serviços preventivos e custos mais elevados com a saúde.

4. Quadro conceptual de referência da literacia em saúde

A literacia em saúde, segundo o relatório do Institute of Medicine, publicado pela National Academies, baseia-se na interacção entre as aptidões dos indivíduos e os contextos de saúde, o sistema de saúde, o sistema de educação e os factores sociais e culturais em casa, no trabalho e na comunidade, conforme se mostra na figura seguinte.

FIGURA 26
Referência Conceptual da Literacia em Saúde

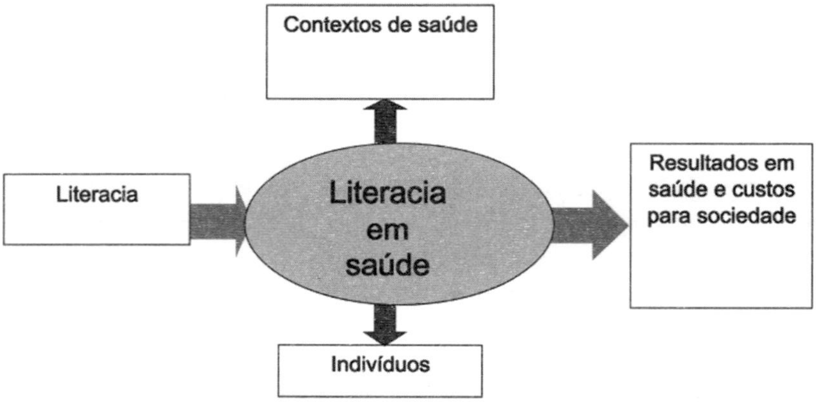

Fonte: USA. Institute of Medicine – Health literacy: a prescription to end confusion. Washington, D.C.: The National Academies Press, 2003. p.33.

Este esquema ajuda a prever a responsabilidade compartilhada entre vários sectores (USA. Institute of Medicine, 2003). Para além dos três sectores principais que devem assumir responsabilidade pela melhoria da literacia em saúde (*Ibid*), nomeadamente o sistema educativo, o sistema de saúde e o sistema cultural, conforme ilustra a figura 27, há vantagem em envolver outros sectores sociais.

FIGURA 27
Pontos potenciais para intervenção no quadro conceptual da literacia em saúde

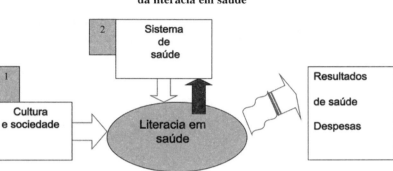

Fonte:USA. Institute of Medicine – Health literacy: a prescription to end confusion. Washington, D.C.: The National Academies Press, 2003. p.34.

Faz-se notar que o contributo do sector privado pode ser crítico neste processo, sendo certo que a sustentabilidade das políticas sobre os determinantes sociais depende do apoio da sociedade civil e das comunidades. Deste modo, o desenvolvimento de estratégias tem de ser feito em colaboração com a sociedade civil, por forma a assegurar que os processos de mudança assentem no reconhecimento das necessidades pela população e, por isso, contam com o seu apoio.

Melhorar a literacia em saúde significa dar poder aos cidadãos para assumirem responsabilidade pelos seus comportamentos, em prol de uma melhor qualidade de vida. Uma política consistente, com intervenções educativas, formais e informais, bem como acções para o desenvolvimento comunitário, aumenta o capital social. Um dos principais requisitos é a maior abertura a alianças entre os sectores da saúde e da educação, a nível local, nacional e internacional. Por exemplo, promovendo, a nível internacional, as alianças entre a OMS e a UNESCO e, a nível local, uma maior aproximação entre as várias entidades que devem ser envolvidas (Leger e Nutbeam, 2000). Outro aspecto fundamental é o do estabelecimento de redes de conhecimento entre cientistas e profissionais do domínio operacional, por forma a reunir evidência que dê suporte a políticas e intervenções capazes de ultrapassar barreiras sociais para a saúde. As redes deverão abranger temas como o desenvolvimento infantil, as condições de trabalho, a globalização, os factores determinantes da saúde de grupos vulneráveis, o sistema de saúde como um determinante social, o urbanismo, a exclusão social, políticas sobre os determinantes da saúde, entre outros.

A Comissão Nacional para os Padrões Nacionais de Educação para a Saúde dos EUA (1995) estabeleceu os conhecimentos e aptidões essenciais para a literacia em saúde, detalhando o que os alunos deverão saber e ser capazes de fazer até ao 11º ano de escolaridade. Aqueles padrões estabelecem que uma pessoa com literacia em saúde é alguém com pensamento crítico e capaz de resolver problemas, responsável, produtivo, que orienta autonomamente a sua aprendizagem e é um comunicador efectivo (USA. Institute of Medicine, 2003. p.144).

PADRÕES NACIONAIS DA EDUCAÇÃO PARA A SAÚDE
(EUA, 1995)

1. Os alunos compreendem conceitos relacionados com a promoção da saúde e prevenção da doença;

2. os alunos demonstram a capacidade de aceder a informação em saúde válida e a produtos e serviços de promoção da saúde;

3. os alunos demonstram capacidade para adoptar comportamentos capazes de melhorar a saúde e reduzir os riscos de saúde;

4. os alunos analisam a influência da cultura, da comunicação social, tecnologia e outros factores na saúde;

5. os alunos demonstram a sua aptidão para utilizar a comunicação interpessoal para melhorar a saúde;

6. os alunos demonstram a capacidade para estabelecer objectivos e tomar decisões para melhorar a saúde;

7. os alunos demonstram a capacidade de advogar em prol da saúde pessoal, familiar e comunitária.

5. Competências individuais e das comunidades

Literacia em saúde requer aptidões numéricas e de leitura para se compreender, por exemplo, o valor do colesterol total no sangue e as suas fracções, ou a glicemia, fazer a dosagem de medicamentos e compreender os rótulos da composição dos alimentos.

A literacia em saúde apresenta uma dimensão comunitária importante, podendo os indivíduos usar a sua experiência e reflexões como peritos da saúde no quotidiano, com um tipo de conhecimento diferente que complementa o dos profissionais e políticos. Inclui a compreensão de informação vasta sobre saúde de uma população, recursos existentes e conhecimento sobre os determinantes da saúde, necessários para intervir no sentido de a melhorar. Uma comunidade com um bom nível de literacia sabe como equilibrar autonomia com a procura de resposta às suas necessidades, colaborando com profissionais de saúde, organizações de doentes, membros da família e outros parceiros com quem estabelece interacções relevantes para a sua saúde.

As comunidades e os indivíduos devem ser incentivados e apoiados a adquirir um maior controlo sobre as suas vidas. No caso de doentes, é desejável que a cooperação, competências e escolha fundamentada e crítica de cada um substituam a tradicional "adesão" à terapêutica, devendo os serviços de saúde reorientar-se para irem de encontro às reais necessidades dos seus consumidores. Tal postura implica uma desmedicalização de tudo quanto ultrapasse o foro da medicina e da necessidade terapêutica bem como uma alteração da relação médico/utente.

As competências em literacia em saúde incluem (Kickbusch; Wait; Maag, 2006):

1. *Competências básicas* para a promoção da saúde, adopção de comportamentos de protecção da saúde e prevenção da doença, bem como de auto-cuidado;
2. *Competências do doente,* para se orientar no sistema de saúde e agir como um parceiro activo dos profissionais;
3. *Competências como consumidor,* para tomar decisões de saúde na selecção de bens e serviços e agir de acordo com os seus direitos, caso necessário;

> 4. *Competências como cidadão*, através de comportamentos informados de participação, conhecimento dos direitos, *advocacy* para assuntos de saúde e pertença a organizações de saúde e de doentes.

Quanto mais os consumidores procuram produtos saudáveis e serviços de saúde no mercado, tanto mais informação necessitam para que se tornem capazes de fazer escolhas fundamentadas e aumentar a capacidade para se pronunciarem sobre a saúde, cuidados e decisões quanto aos tratamentos. A este propósito, cabe referir que a Estratégia global em alimentação, actividade física e saúde da OMS, encoraja os estados membros a desenvolver, implementar e avaliar acções adequadas às circunstâncias de cada país, como parte do conjunto das suas políticas.

6. O sistema de saúde e a literacia em saúde

Literacia e disparidades do nível de saúde são dois lados comuns ao mesmo fenómeno e não dois problemas separados. Os dados da investigação continuam a apoiar a ideia de que as necessidades de indivíduos e grupos que tenham sido historicamente marginalizados ou privados dos seus direitos devido à sua etnia, raça, ou pertença a determinado grupo social, continuam a não ser respondidas pelo sistema de saúde (USA. Institute of Medicine, 2003). Assim, conforme anteriormente já referido, o modo como a literacia em saúde é abordada pelo sistema de saúde pode ser um precursor ou uma condição para aumentar as desigualdades sociais.

No que respeita à aproximação dos cuidados de saúde aos cidadãos, são de referir as sugestões do Institute of Medicine (IOM). No documento *New Health System for the 21st Century* (USA. Institute of Medicine, 2001) foi proposto que a prestação dos cuidados de saúde fosse redesenhada de acordo com dez regras, seis das quais se referem ao contexto cultural e quatro ao desenvolvimento da literacia em saúde. As propostas incluem os cuidados de saúde baseados nas necessidades e valores dos doentes e um esforço de adequação às suas preferências e de antecipação das suas necessidades.

REGRAS PARA REDESENHAR A PRESTAÇÃO
DE CUIDADOS DE SAÚDE (USA. Institute of Medicine, 2003, p. 178)

1. *Cuidados baseados numa relação de cura contínua.* Os doentes devem receber cuidados sempre que deles necessitem, sob várias formas, não apenas em visitas presenciais face-a-face. Esta regra implica que o sistema de cuidados de saúde responda em todas as circunstâncias (24 horas por dia, todos os dias) e que o acesso aos cuidados seja proporcionado através da *internet*, por telefone e por outras formas, para além das visitas presenciais.
2. *Atendimento baseado nas necessidades e valores dos doentes.* O sistema de saúde deve ser preparado para ir de encontro aos tipos mais comuns de necessidades, mas manter a capacidade de responder às escolhas e preferências individuais.
3. *O doente como um recurso de controlo.* Os doentes devem receber a informação necessária e ter a oportunidade de exercer controlo sobre as decisões de saúde que os afectam. O sistema de saúde deve ser capaz de se ajustar a diferenças nas preferências dos doentes e encorajar a tomada de decisão em conjunto.
4. *Partilha do conhecimento e do fluir livre da informação.* Os doentes devem ter livre acesso à informação médica e conhecimento clínico sobre a sua situação. Clínicos e doentes devem comunicar efectivamente e partilhar informação.
5. *Tomada de decisão baseada na evidência.* Os doentes devem receber cuidados baseados no melhor conhecimento científico disponível.
6. *Segurança como um sistema de propriedade.* Os doentes devem ter seguro relativamente a qualquer dano provocado pelo sistema de saúde.
7. *Necessidade de transparência.* O sistema de cuidados de saúde deve ter disponível para os doentes e as suas famílias a informação que lhes permita tomar decisões informadas quando vão seleccionar um plano de saúde, um hospital, ou clínica, ou escolher entre tratamentos alternativos.
8. *Antecipação de necessidades.* O sistema de saúde deve antecipar necessidades dos doentes, para além de simplesmente reagir a acontecimentos.
9. *Constante diminuição de desperdícios.* O sistema de saúde não deve desperdiçar recursos ou tempo do doente.
10. *Cooperação entre os clínicos.* Clínicos e instituições devem colaborar activamente e comunicar, por forma a assegurar uma troca adequada de informação e coordenação dos cuidados.

Para uma visão integrada das influências e respectivos resultados no nível de saúde e qualidade de vida dos cidadãos, apresenta-se um diagrama que junta a literacia em saúde e as outras componentes da acção em Promoção da Saúde, adaptado de Nutbeam (Nutbeam, 2000).

Um modelo de resultados para a Promoção da Saúde

Resultados sociais e na saúde

- **Resultados sociais**: Qualidade de vida, participação, independência funcional, equidade, felicidade, auto-estima...
- **Resultados na saúde**: Cura, melhoria da situação, fertilidade, controlo da doença, minimização dos factores de risco...

Acções em Promoção da Saúde

- **Estilos de vida**: Padrões de consumo, actividade física, auto-cuidado, acções de solidariedade, investimento cultural e artístico...
- **Serviços de saúde efectivos**: Serviços de promoção da saúde e prevenção da doença, adequação dos cuidados às necessidades e diferenças culturais, acessibilidade...
- **Ambientes Saudáveis**: Segurança física e social, condições sociais de apoio económico, adequado fornecimento de alimentos, acesso restrito ao tabaco, alcóol...

Resultados de saúde intermédios

- **Literacia em Saúde**: Conhecimento funcional e crítico, atitudes, crenças, valores, percepções relacionadas com a saúde...
- **Acção social e influência**: Comunidade, redes de apoio social, normas sociais, participação, *empowerment* da comunidade, opinião pública...
- **Políticas públicas e práticas organizacionais saudáveis**: Legislação, regulação, adjudicação de recursos, regulamentação de políticas, competências sectoriais e intersectoriais...

Resultados da Promoção da Saúde (Impacte de medidas de intervenção)

- **Educação**: Educação pré- escolar e escolar para todos, educação dos pais, dos doentes, mensagens nos *media*, comunicação
- **Mobilização Social**: Desenvolvimento comunitário e organizacional, facilitação de grupos, meios de comunicação focalizada
- **Advocacy**: Organização e activismo político, *lobbying* com base científica e ganhos em saúde, ultrapassagem da inércia burocrática

Fonte: Adaptado de Nutbeam, D. – Health literacy as a public health goal: a challenge for contemporary health education and communication strategies into the 21st century. *Health Promotion International*. 15: 3 (2000) p. 262.

7. Orientações práticas para a comunicação em saúde

Para além das suas aptidões básicas, a literacia em saúde requer, adicionalmente, o conhecimento de temas de saúde. Sem este conhecimento não se pode compreender, por exemplo, a relação entre o estilo de vida, outros factores determinantes e os resultados em saúde.

Um dos objectivos da comunicação é facilitar o entendimento dos fenómenos de saúde e de doença e os factores que os determinam, daqui decorrendo a tomada consciente de decisão para gerir os riscos e para o auto-cuidado em situação de doença.

A utilização de uma linguagem simples é condição básica para tornar a informação escrita e oral mais fácil de compreender. A linguagem pode ser acessível para um grupo de leitores mas não para outros, pelo que é necessário conhecer a audiência e testar com ela os materiais de comunicação antes, durante e depois de eles estarem desenvolvidos.

O contexto cultural afecta o modo como se comunica, compreende e responde à informação sobre saúde. A competência cultural dos profissionais e das organizações contribui para a literacia em saúde, dado que os habilita a reconhecer crenças, valores, atitudes, tradições, preferências e práticas de saúde das diversas populações e a saber interagir com elas.

Os meios de comunicação social constituem uma fonte importante de referência para o público. Como tal, há que aumentar o interesse e o conhecimento dos profissionais de comunicação pelas questões de saúde, ao mesmo tempo que se deve procurar tornar a informação científica e médica mais fácil de compreender.

Os profissionais de saúde dispõem já de alguns instrumentos de apoio ao desenvolvimento das suas capacidades de comunicação, no sentido de promoverem a literacia ao nível indivíduo e das comunidades. Destaca-se a *World Health Communication Associates* (WHCA), uma rede de comunicadores independentes com experiência nas áreas da saúde e ambiente, jornalismo de investigação, *advocacy* política e relação com governos, grupos não governamentais e público em geral. Trabalha para melhorar a saúde através do apoio aos profissionais e organizações de saúde pública desenvolvendo acções de formação e produzindo materiais de apoio e capacitação para uma comunicação eficaz. Na sua página da internet http://www.whcaonline.org/ estão disponíveis diversos guias orientadores neste domínio (Allinson e Apfel, 2010; Apfel, F. et al., 2010).

ORIENTAÇÕES PRAGMÁTICAS PARA A COMUNICAÇÃO EM SAÚDE

A eficácia da comunicação em saúde deve ter em conta um conjunto de pressupostos ou qualidades do comunicador:

1. **Reconhecer as diferenças culturais e respeito pelas práticas**

Os factores culturais diferem entre etnias, nacionalidades, religião, idade, género, profissão, rendimento. Para além da linguagem, as atitudes e valores interrelacionados com a cultura incluem, por exemplo, a valorização da medicina tradicional *versus* a medicina ocidental, as preferências alimentares, a linguagem corporal, sobretudo, quanto ao toque e proximidade física, os papéis reservados para o homem e para a mulher.

2. **Avaliar se a informação é fácil de usar**

Algumas sugestões poderão passar pelo limite do número de mensagens (não pretender ir além de quatro), pelo uso de linguagem acessível, por enfoque na acção (mais no comportamento do que nos princípios médicos subjacentes). Para mais detalhe, consultar http://www.plainlanguage.gov/howto/guidelines/bigdoc/fullbigdoc.pdf

3. **Utilizar apoios visuais**

Os apoios visuais devem ser simples, culturalmente relevantes e familiares para a audiência. A mensagem principal deve ser colocada em evidência nos materiais. O seu conteúdo escrito deve surgir de forma organizada e fácil de ler (não usar letra muito pequena – fonte de cerca de doze pontos), com títulos e marcas separadoras (*bullets*) para quebrar o texto, deixar espaços em branco entre as secções e nas margens.

4. **Desenvolver novos métodos para a disseminação da informação**

A utilização da internet facilita ao público a pesquisa de informação em saúde. Os instrumentos pessoais electrónicos (exemplo: telemóveis) e quiosques, com incorporação de vídeos ou voz, são novos meios a utilizar para divulgar informações em saúde.

5. **Tornar a informação na internet relevante e simples de usar** (Doak; Doak; Root, 1996)

Na apresentação de conteúdos na Internet deve-se ter em conta o tempo que o utilizador necessita para aprender a usar a página, o tempo necessário para terminar a sua busca, a facilidade na utilização, os erros que se podem cometer e as suas preferências.

Para saber mais sobre este assunto consultar a página em inglês: www.usability.gov

6. **Numa comunicação interpessoal entre profissional de saúde e utente há que ouvir com atenção e falar claramente**

Para conhecer as necessidades de informação do utente, há que saber ouvir. As perguntas abertas ou semi-abertas são fundamentais. Por exemplo, perguntar "O quê?" ou "Como?'" em vez de formular perguntas que podem ser logo respondidas com um "sim" ou um "não". "Conte-me o seu problema", "o que pensa que pode estar na sua origem?". Questionar "quais as perguntas que gostaria de formular?" em vez de "Tem alguma pergunta?"

Por vezes, é necessário ter o apoio de uma pessoa da comunidade, com alguma formação em saúde, capaz de traduzir uma informação relevante e adequada a diferentes contextos culturais, normas e valores.

É útil verificar se a pessoa compreendeu as mensagens transmitidas. Pode-se pedir que explique, nas suas próprias palavras, o que acabou de ouvir.

7. **Confirmar a compreensão**

Resuma o que a pessoa precisa de fazer. Pense em dar-lhe um suporte escrito. Explique quais os efeitos da medição, dosagem de um medicamento e seus efeitos secundários. Certifique-se de que a pessoa sabe onde encontrar a informação. Confirme se a pessoa compreendeu: "Não se importa de me dizer o que vai fazer para que eu fique com a certeza de que sabe o que é importante?"

8. **Para melhorar a comunicação**

A comunicação pode melhorar com algumas práticas de fácil execução tais como:
- identificar os utilizadores intencionais
- realizar pré e pós-testes
- limitar o número de mensagens
- usar linguagem simples
- respeitar as opiniões
- focalizar-se nos comportamentos
- verificar a compreensão
- complementar com imagens
- recorrer a um intérprete com formação em saúde, se for necessário traduzir.

9. **Melhorar a capacidade de tomada de decisão**

Os materiais de educação para a saúde devem ser cientificamente precisos e culturalmente adequados. Desenvolver parcerias entre os profissionais de saúde, de diferentes instituições de saúde, regiões, audiências e campos de interesse, poderá facilitar a disseminação.

Fonte: Allinson, C.; Apfel, F. – Promoting health advocacy guide for health professionals: WHCA Health Literacy Action Guide. Geneva: World Health Communication Associates. International Council of Nurses, 2010.

A existência de muita informação nem sempre facilita a tomada de decisão. Para decidir, é necessário uma quantidade restrita de informação, uma vez que, se existirem muitas mensagens, a escolha pode tornar-se complexa.

Conseguir informação fidedigna em saúde é apenas um dos elementos para preparar a tomada de decisão. O aumento da auto-eficácia, isto é, da crença na própria capacidade de levar a cabo uma determinada tarefa, é um factor chave na mudança comportamental (US Department of Health & Human Services, 2000).

8. A utilização estratégica da comunicação

A comunicação em saúde pode contribuir para a prevenção de doenças em diversos contextos:

1. relação entre o utente e o profissional de saúde;
2. procura e utilização da informação em saúde pelo próprio indivíduo interessado;
3. adesão a recomendações terapêuticas;
4. construção de mensagens e campanhas de saúde pública;
5. disseminação de informação sobre riscos em saúde;
6. imagem da saúde na comunicação social e contexto cultural;
7. educação dos consumidores sobre o acesso aos sistemas de saúde e a informação;
8. desenvolvimento de aplicações no domínio da tele-saúde.

Para os indivíduos, a comunicação efectiva pode ajudar a criar mais consciência dos riscos em saúde e das respectivas soluções, fornecer a motivação e as aptidões requeridas para reduzir os riscos, ajudar a encontrar o suporte de pessoas em situações similares e afectar ou reforçar atitudes (USA. National Cancer Institute, 1989).

Uma melhor comunicação em saúde pode também aumentar a procura adequada de serviços, diminuir a procura inadequada e ajudar a fazer escolhas complexas, tais como seleccionar planos e fornecedores de serviços e tratamentos.

Ao nível da comunidade, a comunicação pode ser usada para influenciar a agenda pública, defender políticas e programas, promover alterações positivas nos ambientes físico e sócio-económico, melhorar a prestação dos cuidados de saúde e encorajar normas sociais que beneficiem a saúde e a qualidade de vida (Piotrow et al., 1997).

A prática de uma boa comunicação tem contribuído para a Promoção da Saúde e a prevenção da doença em várias áreas. Uma delas é a melhoria das interacções de pessoas e grupos em situações clínicas (por ex. profissional de saúde/utente, profissional/profissional e entre os membros de uma equipa de saúde) através da formação dos profissionais de saúde e utentes, no domínio das suas aptidões para uma efectiva comunicação.

Outra área é a da disseminação de mensagens de saúde com recurso a campanhas que procurem mudar o clima social para encorajar comportamentos saudáveis, criar consciência, mudar atitudes e motivar indivíduos a adoptar novas práticas (Maibach e Parrot, 1995).

9. Obstáculos à educação para a saúde

Diversos obstáculos continuam a impedir o bom desenvolvimento dos programas de educação para a saúde. Em Portugal, a nível das escolas do ensino público, numa avaliação efectuada sobre a Rede Nacional de Escolas Promotoras de Saúde (Piette et al. 1999; Piette e Rasmussen, 2002) foram identificados os seguintes:

- falta de valorização da relação entre o estado de saúde e o sucesso no desempenho académico e profissional;
- baixos níveis de compromisso por parte dos membros dos conselhos executivos das escolas;
- os professores sentem-se mal preparados para educarem para a saúde;
- insuficiente financiamento das escolas para conseguir recursos e desenvolvimento do pessoal;
- currículo formal sobredimensionado, com pouco ou nenhum tempo para a educação para a saúde;
- formação em educação para a saúde dos professores aparentemente desconexa e irrelevante;
- falta de reconhecimento, por muitos professores, da contribuição dada pela educação para a saúde para atingir os objectivos académicos da escola;

- falha dos programas de educação para a saúde, no que se refere a documentar adequadamente o desempenho dos alunos no processo de conseguir algum nível de literacia em saúde.

Para a Rede Europeia de Escolas Promotoras de Saúde (REEPS), as dificuldades identificadas pelos coordenadores nacionais de cada país (Piette e Rasmussen, 2002) não se apresentaram muito diferentes. Muitas prendiam-se com a indisponibilidade para o investimento na área da educação para a saúde, invocando-se competição com outros assuntos, falta de recursos e cristalização dos sistemas, com pouca articulação entre si.

Os coordenadores de 33 redes nacionais de países europeus, em 2002, apontaram os seguintes obstáculos:

1. Demasiada pressão do currículo formal (24 referências);
2. Falta de recursos para a coordenação nacional (20 referências);
3. Falta de formação dos professores em educação para a saúde e promoção da saúde (19 referências);
4. Organização do sistema escolar (ex.: tempo na escola, etc.) (18 referências);
5. Falta de recursos generalizada (17 referências);
6. Cortes gerais nos serviços públicos (14 referências);
7. Falta de diferenciação entre educação para a saúde e promoção da saúde (12 referências);
8. Burocracia (11 referências);
9. Estatuto do professor (demasiado baixo) (10 referências);
10. Ausência de educação para a saúde ou promoção da saúde no currículo (10 referências);
11. Falta de parceria entre os sectores da educação e da saúde (8 referências);
12. Tomadas de decisão insuficientemente partilhadas (7 referências).

10. O tempo é importante

Um dos maiores impedimentos para a comunicação apropriada é a limitação de tempo dos profissionais.

Os profissionais de saúde referem grandes dificuldades na realização de acções de ensino aos seus doentes, uma vez que as orientações emanadas pelos responsáveis das organizações de saúde que se traduzem por planos de cuidados e de pagamento focalizados na "produção", constituem-se como um constrangimento. A maior parte das vezes, não se reconhece que o tempo utilizado em instruir as pessoas na gestão de doenças crónicas, como a diabetes ou a hipertensão, seja um investimento conducente a ganhos em saúde. É impossível lidar com as questões requeridas para conseguir o nível de literacia necessário dos doentes, adaptar a linguagem, ser sensível e abordar os assuntos numa perspectiva culturalmente adequada, no contexto de uma consulta médica de 10-15 minutos. Ironicamente, o resultado de uma comunicação deficiente ou de falhas na educação do doente traduz-se no aumento da procura dos serviços de urgência, numa maior gravidade da doença, por atraso na tomada de medidas apropriadas, na incapacidade de seguir as instruções certas para um adequado uso dos medicamentos, bem como noutros erros que vão aumentar os custos e prejudicar a saúde do paciente.

Em contexto escolar, a carga curricular e o escasso tempo para cumprir as exigências da aprendizagem oficial que ainda apresenta muitas lacunas nas áreas da educação para a saúde, são as grandes limitações referidas pelos professores e outros intervenientes no processo educativo das crianças e dos jovens (Piette e Rasmussen, 2002).

11. Teorias explicativas da mudança do comportamento

Não existe coincidência entre conhecimento e comportamento, embora esteja demonstrada uma relação positiva entre a educação e os indicadores de saúde. Várias teorias têm tentado explicar a adopção de comportamentos, pelo que conhecê-las se torna fundamental para o exercício da educação para a saúde, dado que constituem a base das estratégias de intervenção.

Não existe um modelo universalmente aceite como completo para apreender e acompanhar a variedade e complexidade da experiência humana (Glanz, 1999). Para compreender comportamentos complexos é necessário recorrer às teorias sócio-psicológicas, de que é exemplo o Modelo da Crença em Saúde, desenvolvido nos anos 50 por psicólogos sociais a trabalhar na linha de Lewin, interessados em usar as ciências sociais para resolver problemas práticos de saúde pública (Becker, 1974; Rosenstock, 1974). Será que precisamos de sentir algo ameaçador para ponderarmos as barreiras e os benefícios que nos protegem do risco? É sabido que a importância relativa atribuída aos benefícios e dificuldades é diferente consoante a situação. Um estudo sobre a redução do risco de doenças cardio-vasculares evitando a ingestão de gorduras evidenciou que as barreiras percebidas eram o mais importante (Liou e Contento, 2001). Outro estudo demonstrou que a toma de ácido fólico pelas grávidas, se baseava na percepção dos benefícios (Kloeblen e Batish, 1999).

A Teoria do Comportamento Planeado (Ajzen, 1991), derivada da Teoria de Acção Racional (Fishbein e Ajzen, 1975), parte do princípio de que se tomam decisões de uma forma racional, o que não implica que os comportamentos sejam necessariamente racionais ou apropriados sob um ponto de vista objectivo, mas, apenas, que fazem sentido. A intenção declarada, sob a forma de acção esperada, pode ser entendida como um mediador do comportamento, como um indicador do nível de compromisso ou de motivação. As atitudes, fortemente influenciadas pelas crenças, têm um componente cognitivo/avaliador (ex: quanto de positivo será para a minha saúde perder peso) e outro afectivo (ex: virei a sentir-me bem por perder peso). Ambos influenciam as intenções (Ajzen, 2001).

Tal como no Modelo da Crença em Saúde, quanto aos benefícios e dificuldades percebidos, as normas sociais podem ter um peso importante numa cultura mais colectivista, enquanto que as atitudes podem ser mais importantes em culturas individualistas (Ajzen, 2001). Por exemplo, alguns comportamentos alimentares, como a ingestão de alimentos de baixas calorias, podem ser mais influenciados pelas atitudes, enquanto outros, como a amamentação, são mais influenciados por normas sociais (Contento, 2007, 2011).

A teoria sócio-cognitiva ou teoria da aprendizagem social desenvolvida por Bandura, a partir dos anos 70 (Bandura, 1986), integra conceitos e processos dos modelos de mudança de comportamentos cognitivistas, comportamentais e emocionais. Desta teoria, os conceitos-chave como o do determinismo recíproco e da auto-eficácia revolucionaram a prática e a investigação em mudança de comportamentos.

A teoria da auto-determinação defende que cada indivíduo possui capacidades inatas para se desenvolver, procurando autonomia, competências e aptidão de relacionamento com os outros, integrando as suas experiências num todo coerente (Deci e Ryan, 2008). Quando estas necessidades se encontram satisfeitas, aumenta a sua motivação autónoma e bem-estar, o que é potenciado se existir apoio do ambiente social. A motivação autónoma é entendida como o grau em que as pessoas são capazes de reflectir e investir em acção com o pleno sentido de escolha. Assemelha-se à motivação intrínseca, que assenta na paixão, prazer e interesse.

Um exemplo da utilização desta teoria é o currículo dos 3 C – *Choice, Control and Change* -para a prevenção da obesidade em jovens pré-adolescentes, desenhado para aumentar a sua motivação autónoma, focalizada em comportamentos alimentares sobre os quais os jovens têm controlo, por exemplo, o consumo de bebidas açucaradas e *snacks* empacotados. Os resultados mostraram que os jovens melhoraram as suas escolhas alimentares mas também o seu sentimento de competência e autonomia (Contento et al., 2007).

O Institute of Medicine (USA. Institute of Medicine, 2002) sintetiza os vários modelos explicativos do comportamento num modelo integrador que parte do contexto das influências sobre um indivíduo ou um grupo para chegar às capacidades que é necessário desenvolver.

FIGURA 28
Modelo integrador dos determinantes da mudança de comportamentos

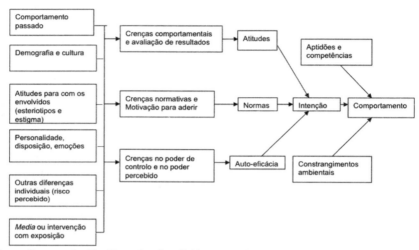

Fonte: Contento, I.– Nutrition education: linking research, theory, and practice. Boston: Jones and Bartlett Publishers, 2007. p.102. Citing the Committee on Communication for Behavior Change in the 21st Century: Improving the Health of Diverse Populations – Speaking of health: assessing health communication strategies for diverse populations. Washington D.C.: Institute of Medicine. National Academy Press, 2002.

12. Estratégias para mudar comportamentos

O primeiro passo para intervir é proceder à análise das necessidades, com vista a identificar as variáveis mediadoras potenciais de mudança comportamental do grupo ou do indivíduo. Crenças, atitudes, valores e outras motivações para a mudança de comportamento podem ser diagnosticados através de questionários, grupos focais, entrevistas ou outros meios.

Para a acção efectiva, muitas vezes é necessária uma intervenção multi-estratégica, a vários níveis – do individual ao social, incluindo o nível político – e em várias fases do processo de mudança.

Em ilustração desta abordagem, é interessante o esquema baseado na teoria de Prochaska e DiClemente, aplicável à mudança de comportamentos alimentares (Contento, 2007).

A educação e a saúde 151

FIGURA 29
Estadios de mudança e estratégias de apoio

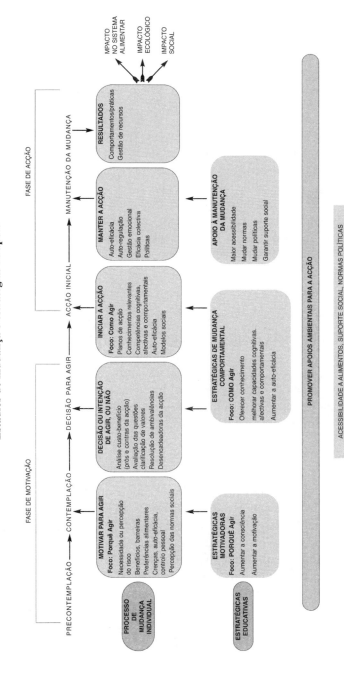

Fonte: Adaptado de Contento, I.– Nutrition education: linking research, theory, and practice. Boston: Jones and Bartlett Publishers, 2007. p. 324.

A intervenção para habilitar a melhor gerir os problemas e, eventualmente, contribuir para a mudança de comportamentos, deve incluir afecto e informação. A pessoa ou o grupo poderão aderir melhor se reconhecerem a sua própria vulnerabilidade e a necessidade de agir. No entanto, a decisão de mudar é muitas vezes precipitada por acontecimentos inesperados ou provocados.

Por vezes, é necessário criar condições de aprendizagem para aquisição de novas aptidões, tendo sempre presente que a auto-estima é um factor de reforço importante para o comportamento, bem como o sentimento de auto-eficácia e auto-confiança originados pela percepção das próprias capacidades e pelos sinais de suporte social.

Valores, crenças, compreensão do problema e percepção da competência para agir sobre ele, em conjunto com os factores que catalisam a acção, determinam o tipo de investimento. A percepção da capacidade de controlo, incluindo o reconhecimento das dificuldades, os recursos pessoais e as barreiras externas, é outro factor mediador do comportamento.

13. Educação, literacia e *empowerment*

Os níveis de literacia, geralmente associados aos níveis de educação, são importantes factores preditivos de emprego, de participação activa no desenvolvimento comunitário e dos níveis de saúde. Bons níveis de literacia estão também associados ao sucesso de uma nação (Canada. Health Canada, 1998). Tendo em conta a tão forte relação entre o nível de literacia e os indicadores de saúde, os sectores da educação e da saúde são parceiros inevitáveis.

A Conferência sobre Educação Para Todos, em Jomtien, na Tailândia, em 1990, reconheceu o papel acrescido daqueles dois sectores na promoção da igualdade e do acesso à educação. Assegurar que as crianças estão saudáveis e capazes de aprender constitui um componente essencial para um sistema educativo eficaz e, por outro lado, essa eficácia e uma adequada cobertura em meios de educação trará benefícios para a saúde e desenvolvimento económico das comunidades. Conforme já referido, é internacionalmente reconhecido que o investimento em educação, particularmente das mulheres, está mais fortemente associado com uma melhoria da saúde da população do que o crescimento económico e do mercado de trabalho *per se*. (World Conference on Education for All, 1990].

No Forum Mundial de Educação realizado em Abril de 2000, em Dakar, no Senegal, com a participação da Educação Internacional, OMS, UNESCO, UNICEF e do Banco Mundial, chamou-se a atenção para a importância de um programa efectivo de saúde escolar, como uma das estratégias mais relevantes para conseguir a Educação Para Todos. (World Education Forum, 2000).

Em termos gerais, como já apontado, as pessoas com educação mais elevada desfrutam de melhor saúde. As razões são de diversa ordem: maior riqueza ou segurança material, comportamentos mais saudáveis, maior auto-estima e eficácia social, melhor acesso às redes sociais, maior experiência de controlo e, talvez, maior capacidade para influenciar decisores políticos e mobilizar recursos pessoais e externos. A experiência mostra que o investimento na educação para a saúde de todos não diminui as desigualdades em saúde, mesmo que melhore, temporariamente, alguns indicadores. Daí a necessidade de desenvolver políticas integradas e direccionadas aos mais desfavorecidos, em que a educação para a saúde seja um complemento. Neste campo, devem incentivar-se as intervenções baseadas na aprendizagem crítica.

A aprendizagem "crítica" tem pouca semelhança com os métodos usados habitualmente em programas de educação para a saúde, através dos quais as pessoas são ensinadas com a informação "correcta" sobre tabagismo, alimentação, actividade física, drogas, por exemplo. A educação para a saúde abordada em termos de mera passagem de informação não é suficiente para levar à adopção de comportamentos saudáveis. Para além disso, parece que, por vezes, em lugar de levar à melhoria dos comportamentos, pode contribuir para o aumento das diferenças nos níveis de literacia em saúde.

A aprendizagem crítica é participativa, com conteúdos e estilos de ensino que funcionam num fluxo contínuo e de permanente negociação. O sucesso não se baseia na retenção factual mas no aumento da capacidade para pensar criticamente (Labonte e Laverack, 2001a).

Uma dimensão da literacia é o *empowerment* que inclui variáveis como a motivação e interesse, a auto-estima, a auto-eficácia, a capacidade crítica, a percepção de controlo e de intenções para agir (Hubley, 2005). A literatura sobre o desenvolvimento da comunidade está recheada de estudos-de-caso de aprendizagem "crítica" que parece ser um pré-requisito para a sustentabilidade da acção de aprendizagem de grupo. Esta aprendizagem pode também vir a melhorar a saúde, contrariando a "impotência" (Lerner, 1986) que caracteriza muitas vezes os grupos mais pobres. Aquele termo, semelhante ao de indefesos (Seligman, 1975, 1990), descreve o modo como as pessoas interiorizam as condições objectivas de impotência relativa como uma insuficiência pessoal, reduzindo assim, ainda mais, o seu poder para agir.

> Nutbeam (Nutbeam, 2000) propõe uma classificação dos tipos (ou níveis) de literacia conforme as aptidões e competências conseguidas:
> **Literacia funcional** – aptidões suficientes para ler e escrever permitindo um funcionamento efectivo nas situações do dia a dia, amplamente compatível com a definição mais estreita de literacia em saúde.
> **Literacia interactiva** – aptidões cognitivas e de literacia mais avançadas que podem, em conjunto com as aptidões sociais, ser usadas no dia a dia, para captar informação e significados a partir de diferentes formas de comunicação e aplicar a nova informação às novas circunstâncias.
> **Literacia crítica** – competências cognitivas mais avançadas que, juntamente com as aptidões sociais, podem ser aplicadas para analisar criticamente a informação e usar esta informação para exercer maior controlo sobre os acontecimentos e situações da vida.

A literacia tem potencialidade para se tornar numa medida de resultado composto, útil para a Promoção da Saúde, estando consonante com o *empowerment* na saúde, conferindo-lhe um significado concreto e uma direcção estratégica (Rappaport et al., 1984).

Para Kawachi e colaboradores (Kawachi; Kennedy; Wilkinson, 1999), investigadores na área do capital social, "literacia em saúde é um tijolo na construção da saúde e um pilar para a cidadania moderna. É um componente crítico para o capital social e deveria ser tratado como tal nos debates políticos não apenas na saúde mas em todos os sectores".

O *empowerment* da comunidade, emergente de disciplinas como a psicologia comunitária, educação para a saúde, organização comunitária e trabalho social, passou a integrar o discurso da OMS, sendo considerado uma estratégia de melhoria da saúde e de redução das desigualdades.

Nina Wallerstein (Wallerstein, 1992) define *empowerment* como um processo de acção social que promove a participação das pessoas, organizações e comunidades no aumento do controlo individual e comunitário, da eficácia da política, da melhoria da qualidade de vida e da justiça social.

Outros autores defendem que *empowerment* é a capacidade das pessoas em progredir da acção individual à colectiva ao longo de um *continuum* dinâmico. (Labonte,1990; Jackson; Mitchell; Wright,1989; Rissel,1994).

Segundo Minkler (Minkler, 2008, p.35) *empowerment* "é o processo de acção social que leva a que as pessoas ganhem domínio das suas vidas e das vidas das suas comunidades. Os membros da comunidade assumem maior poder ou expandem o poder a partir de dentro da mesma comunidade, para criar as mudanças necessárias".

Friedmann (Friedmann, 1996) sugere três tipos de *empowerment* ou poder: psicológico, social e político. O poder psicológico manifesta-se através de um comportamento de auto-confiança; o poder social relaciona-se com o acesso à informação, conhecimento, capacidades, competências e participação; o poder político refere-se ao controlo nas decisões que afectam a vida de cada um ou a da comunidade.

Ao nível do indivíduo, *empowerment* psicológico ilustra um conceito que se estende à auto-estima intra-psíquica, incluindo a percepção das pessoas sobre o controlo das suas vidas, a sua apreciação crítica do contexto social e a sua participação no processo de mudança. (Zimmerman e Rappaport, 1988). *Empowerment* organizacional incorpora os processos das organizações, quer estejam ou não a agir para influenciar a mudança social, bem como resultados, como a efectividade em conseguir novos recursos.

Numa óptica de *empowerment,* intervir em saúde requer conhecer as situações do ponto de vista epidemiológico e do sistema de saúde, o grau de satisfação das pessoas com os serviços, o seu nível de literacia, os códigos e canais de comunicação já estabelecidos, o carácter da sua intervenção na vida política, social e ambiental. A preparação dos profissionais é decisiva para o processo de alteração de crenças e práticas e de mudança social. É também importante criar mecanismos que acelerem a efectiva capacidade dos cidadãos para intervir sobre os determinantes da sua saúde e nas decisões que lhes dizem respeito. As suas escolhas, mesmo voluntárias, realizam-se a partir da interacção entre a oferta disponível e a capacidade de selecção estando, no entanto, condicionadas à posição social de cada um. Bourdieu reconhecia este entendimento, tendo-o interpretado sob a óptica do *habitus* (Bourdieu, 1980) que considerava como uma noção mediadora que conseguia colocar nas pessoas disposições duráveis ou "capacidades treinadas e propensões estruturadas para pensar, sentir e agir de modos determinados, que então as guiam nas suas respostas criativas aos constrangimentos e solicitações do seu meio social existente." (Wacquant, 2007).

A educação para o *empowerment* foi desenvolvida por Paulo Freire e é uma das abordagens mais usadas para a emancipação através da aprendizagem, tendo tido sucesso em inúmeros programas que visam o *empowerment* (Wallerstein, 1992; Wallerstein e Sanchez-Merki, 1994).

As pessoas tornam-se sujeitos da sua própria aprendizagem através de um processo de reflexão crítica e análise das circunstâncias das suas vidas. Paulo Freire propunha uma metodologia com três passos:

1. ouvir para compreender os temas ou assuntos em questão;
2. diálogo participativo através de uma abordagem de colocação de problemas;
3. acções decididas pela comunidade para resolver os assuntos identificados durante a discussão em grupo.

Diversos programas de intervenção em saúde integram a Teoria da Educação pelo Diálogo, de Paulo Freire (Freire, 1970) e as suas estratégias de organização comunitária com a Teoria da Mudança Comportamental de Protecção e Motivação, de Ronald Rogers (Rogers, 1984), como é o caso do ASAP (Adolescent Social Action Program) para adolescentes residindo em instituições de saúde ou na prisão, dirigido à prevenção de problemas relacionados com o abuso de substâncias – álcool, tabaco e outras drogas – a violência interpessoal, a infecção pelo HIV e outros comportamentos de risco. Os facilitadores seguem um extenso currículo que inclui diálogo estruturado sobre as histórias de vida e exercícios para a tomada de decisão, mediação de conflitos, comunicação, colocação de problemas e resistência à pressão de pares. Os jovens aprendem a lidar com as ansiedades e medos que surgem no ambiente em que se encontram a viver e tornam-se eles próprios agentes activos no programa, junto de outros jovens (Wallerstein; Sanchez; Velarde, 2008).

Ao considerar a Promoção da Saúde como o *empowerment* da comunidade, todas as actividades humanas e sociais se tornam assuntos de saúde. Os conceitos "educação" e "saúde" ganham uma dimensão de desenvolvimento das pessoas, em todas as suas vertentes, da fisiológica à espiritual.

A Promoção da Saúde pode ser encarada como um processo de consciencialização das pessoas para os seus direitos e deveres, para a capacidade de descobrir e criar os seus próprios recursos e possibilidades para conduzirem a sua vida de forma activa, produtiva e satisfatória. Numa perspectiva de acção globalizante, tendo como referência a Carta de Ottawa, pode-se interpretar como um movimento conjunto dos sectores da sociedade, num investimento concertado para uma melhor qualidade de vida para todos.

No entanto, as estratégias de *empowerment,* por si só, revelam-se insuficientes para alterar certos determinantes sociais, sendo também necessário o contributo das políticas públicas. Segundo Wallerstein, referindo-se aos jovens (Wallerstein, 2002), só a mudança social poderá melhorar as capacidades das pessoas.

Para criar um esforço coordenado que dê força aos sem poder e reduza as desigualdades sociais, o processo é lento. A falta de factores protectores, a privação material, desigualdades e poucos resultados em saúde entre os sem poder, exigem estratégias de *empowerment* da comunidade, legitimadas pela Declaração dos Direitos Humanos e por toda a legislação subsequente que cada país desenvolveu, sendo, em Portugal, uma das referências, a Constituição da República Portuguesa.

VIII – CAPACITAÇÃO DOS INDIVÍDUOS, DAS ORGANIZAÇÕES E DAS COMUNIDADES

1. Da Educação para a Saúde à Promoção da Saúde

Como reflexo da evolução da Saúde Pública, veio a criar-se, em 1951, a primeira grande organização não governamental neste campo: a União Internacional de Educação para a Saúde (Modolo; Mamon, 2001).

Entre os anos 50 e 60, assistiu-se a um envolvimento progressivo de cientistas sociais (quase todos psicólogos e sociólogos) e de especialistas em comunicação em Saúde Pública. Tentaram construir modelos explicativos e preditivos dos comportamentos relacionados com a saúde para fundamentar o desenho de campanhas de educação para a saúde (O'Neill e Stirling, 2007).

Em 1958, Houchman e, mais tarde, Becker (Becker,1974) desenvolvem o primeiro de uma longa série de modelos teóricos sobre o comportamento individual de saúde – o Modelo de Crenças em Saúde. Este modelo baseia-se no que Kurt Lewin, no princípio do século, desenvolvia teoricamente a partir dos processos de dinâmica de grupo, sobre a ponderação que cada um faz relativamente à relação de custo-benefício em adoptar uma mudança (Lewin, 1935).

A teoria da aprendizagem social (Bandura, 1986) e a teoria da acção racional (Ajzen e Fishbein,1980) são outros exemplos de modelos que focalizam a sua preocupação nos factores de risco biomédicos e comportamentais dos principais problemas de saúde. Admitiam que os progressos da ciência e as formas sistemáticas de conduzir a educação para a saúde resultariam em melhorias na saúde.

Lalonde (Lalonde, 1974) apresenta uma nova visão de saúde, considerando a biologia humana, o ambiente físico e social, o estilo de vida e a organização dos cuidados de saúde como factores determinantes, levando a que se tomasse consciência de que a focalização no comportamento individual poderia levar a "culpabilizar a vítima" ("*blaming the victim*") pelos seus problemas de saúde (Ryan, 1976). Durante os anos 80, a Promoção da Saúde passou de uma perspectiva individualista e comportamental para uma visão social e política. Em 1986, a Carta de Ottawa deu início a uma nova era para a Promoção da Saúde. Nancy Milio defendeu que "a escolha mais saudável se deveria tornar a escolha mais fácil" (Milio, 1986).

A evolução do conceito de Promoção da Saúde trouxe protagonistas de outros sectores, o que conduziu a que se passasse a exigir uma prática mais reflexiva, que aumentasse a capacidade de cada um ser mais efectivo na sua acção.

Green e Kreuter, na sua abordagem de planeamento de programas em saúde (Green; Kreuter, 2005) recordam que a Promoção da Saúde é uma função essencial do Estado, cuja especificidade é a mudança planeada de estilos de vida e condições de vida com impacte na saúde. Para isso propõem, através do modelo PRECEDER-PROCEDER (*PRECEDE-PROCEED*) uma variedade de estratégias que vão da educação para a saúde e do *marketing* social à acção política, organização comunitária e desenvolvimento organizacional a nível colectivo. As competências específicas dos promotores de saúde para o planeamento da mudança podem ser usadas, segundo este modelo, em qualquer estadio da história natural de uma doença ou de um problema de saúde e a qualquer nível, do individual ao societal, incluindo a família e a comunidade (O'Neill e Stirling, 2007).

Em meados dos anos 90, emergiram dois conceitos importantes em Promoção da Saúde: *capacidade* e *capacitação*.

No campo da saúde, "*Capacidade de um profissional de saúde, uma equipa, uma organização ou um sistema de saúde é uma aptidão para desempenhar de forma efectiva, eficiente e sustentável as funções definidas contribuindo, assim, as funções, para a missão, políticas e objectivos estratégicos da equipa, organização e sistema de saúde*" (Milèn, 2001). *Capacidade* está intimamente ligada a outros conceitos positivos como "forças" (Rapp, 1998) e "potencialidades" (Kretzmann e Maknight, 1983) que, segundo alguns autores, é possível medir (Smith; Littlejohns; Thompson, 2001).

Capacitação usa-se para descrever o processo de desenvolvimento de competências pessoais, sociais e de sistemas para produzirem mudanças positivas, fortalecendo as suas capacidades para resolver problemas com efectividade. Encontra-se próximo do conceito de *empowerment* (Laverack, 2007) e deve constituir a orientação e rumo para a prática em Promoção da Saúde.

Uma abordagem integrada de Promoção da Saúde inclui a *capacitação*, o *empowerment*, a resiliência e a qualidade de vida.

Apresenta-se seguidamente um diagrama que reflecte a abordagem da Promoção da Saúde segundo o conceito de qualidade de vida (Quadro 8).

2. A Promoção da Saúde numa perspectiva de Capacitação

A Promoção da Saúde é resultado do reconhecimento dos determinantes sociais e da visão sistémica da interacção entre os vários componentes considerados relevantes para a saúde e que vão do contexto político ao contexto individual (Bauer et al., 2003; Bandura,1986; Loureiro, 2005). Para mudar, é preciso ter consciência de qual é a situação de partida e de uma visão dos cenários a construir. Compreender os poderes em jogo e encontrar estratégias de resolução das dificuldades e de autonomia requer auto-confiança, motivação, entendimento dos assuntos, capacidade para gerir as situações e procurar possíveis alianças e, por vezes, recursos adicionais.

Várias teorias e modelos pretendem explicar os processos de mudança e do funcionamento interno dos indivíduos. Um dos modelos tem-se mantido discretamente no meio científico, mas tem sido objecto de estudos aprofundados que demonstram a sua consistência. Este modelo explicativo das forças intrínsecas que dão uma orientação global para a vida, apresentado por Antonovsky, compõe-se do que ele chama os Recursos Generalizados de Resistência (RGR) e do Sentido de Coerência (SOC), conforme já apontado em capítulo anterior. Quanto aos RGR Antonovsky (Antonovsky, 1987) considera que proporcionam ao indivíduo um conjunto de experiências de vida caracterizadas pela consistência, pelo envolvimento na obtenção dos resultados e em efectuar o balanço da sua própria acção.

A saúde tem mais condições de permanecer se as pessoas estiverem confiantes de que a vida tem sentido e de que dispõem dos recursos adequados (mentais, físicos, emocionais, sociais e materiais) para responder a quaisquer solicitações a que forem sujeitas (WHO, 1997. p. 28).

QUADRO 8
A Promoção da Saúde no Modelo da Qualidade de Vida

Dimensão do Ser	O que é
Ser físico	Saúde física Higiene pessoal Nutrição Exercício Arranjar-se e vestir-se Aparência física geral
Ser psicológico	Saúde psicológica e adaptação Conhecimentos Sentimentos Auto-estima, auto-conceito, e auto-controlo
Ser espiritual	Valores pessoais Padrões pessoais de conduta Crenças espirituais
Pertença	**Ligações com os ambientes**
Pertença física	Casa Local de trabalho/escola Vizinhança Comunidade
Pertença social	Intimidade com outros Família Amigos Co-trabalhadores Vizinhança e comunidade
Pertença comunitária	Rendimento adequado Serviços de saúde e sociais Emprego Programas educativos Programas recreativos Acontecimentos e actividades comunitárias
Transformação	**Atingir objectivos pessoais, realizar esperanças e aspirações**
Transformar-se na prática	Actividades domésticas Trabalho remunerado Escola ou actividades voluntárias Responder a necessidades de saúde e sociais
Transformar-se nos tempos de lazer	Actividades que promovam descontracção e redução do stress
Transformar-se com o crescimento	Actividades que promovam a manutenção ou a melhoria o conhecimento e das aptidões Adaptação à mudança

Fonte: Canada. University of Toronto. Centre for Health Promotion –The quality of life model. [Em linha]. Toronto: Quality of Life Research Unit. Centre for Health Promotion. University of Toronto, 2006. [Consult. Julho 2006]. Disponível em http://www.utoronto.ca/qol/concepts.htm.

Do princípio da participação activa da comunidade deriva a necessidade de se criarem competências em várias dimensões – da dimensão pessoal à dimensão social, em que se incluem as competências organizacional e comunicacional. A implementação deste conceito na prática parece contribuir (Ericksson e Lindström, 2006) para diversos objectivos:

- A construção das capacidades e coerência ao nível individual, dos grupos e da sociedade através do reforço dos RGR;
- A construção de políticas públicas saudáveis;
- A intervenção ao nível individual;
- A interiorização da perspectiva salutogénica, com efeitos no modo de pensar, ser e agir das pessoas, quer na sua vida pessoal ou profissional.

Pensa-se que a utilização deste conceito positivo, que promove os recursos geradores de saúde, a auto-estima e as capacidades de lidar com os desafios poderá ter como consequência, entre outras, uma menor dependência em relação aos profissionais de saúde, estimulando a participação plena dos indivíduos e comunidades no processo de desenvolvimento da sua própria saúde (Morgan e Ziglio, 2007).

Esta abordagem conduz à utilização dos recursos existentes a nível individual, comunitário e organizacional ou institucional. Está subjacente ao modelo que se alicerça no conceito de *potencialidades em saúde*, desenvolvido pelo Centro Europeu de Investimento em Saúde da OMS, sediado em Veneza. De acordo com este modelo, aumentando as capacidades já existentes nos diferentes actores, será possível melhorar, de forma sustentada, a saúde e bem-estar e contribuir para a diminuição das desigualdades sociais. A população funcionará como co-produtora da saúde, em lugar de se manter como mera consumidora de serviços. Trabalhar em conjunto permitirá maior equidade em saúde e um desenvolvimento económico e social sustentáveis.

O modelo *"potencialidades em saúde"* procura, ainda, um caminho mais sistémico e sistemático no coligir e sintetizar a investigação, de modo a constituir uma alternativa ao modelo da saúde pública baseado na evidência, dominado pela abordagem biomédica positivista.

3. Capital social e saúde

As desigualdades em saúde de indivíduos e comunidades parecem resultar do grau de competência e de preparação (*readiness*) da comunidade para lidar com questões emergentes e não só das diferenças sócio-económicas e biológicas. Uma certa experiência passada e a capacidade da comunidade – o seu capital social (Hawe e Shiell, 2000; Putnam, 2000) – ou seja, o modo como as relações entre as pessoas e organizações as levam a atingir um objectivo para benefício social comum, são factores a considerar.

Putnam (Putnam, 1995, p. 67) define capital social como o conjunto de características de uma organização social, tais como a existência de redes, normas e confiança, que facilitam a coordenação e cooperação para benefício mútuo. Diversos estudos demonstram que comunidades que dispõem de importante capital social têm um desempenho económico e social melhor (Putnam, 2000). Para outros autores, o capital social pode ser entendido segundo as dimensões económica, social, cultural e simbólico-cultural, medidas, respectivamente, por indicadores de estatuto económico, pertença e reputação/educação (Anheier; Gerhards; Romo, 1995). Para a OCDE, capital social refere-se a redes em conjunto com normas, valores e entendimentos partilhados, que facilitem a cooperação dentro e entre os grupos (Cote e Healy, 2001).

ALGUNS INDICADORES DE CAPITAL SOCIAL

Envolvimento cívico
  1. conhecimento das organizações locais
  2. estar a par da situação social
  3. discutir a situação actual com outros

Participação
  1. envolvimento na política local
  2. conseguir financiamento para organizações
  3. comissões de trabalho para organizações

Confiança social
  1. confiança nos outros (ex.: trabalho voluntário, envolvimento em campanhas locais)
  2. confiança nas instituições

Ambiente de trabalho
1. local de trabalho percebido como justo
2. local de trabalho percebido como seguro
3. existência de uma comunidade no trabalho

Individuais
1. redes sociais, com família e amigos
2. percepção de que a sociedade é justa
3. adopção de comportamentos saudáveis
4. sentimentos de pertença

Partilha do espaço
1. utilização dos espaços públicos (parques, por exempo)
2. envolvimento em acontecimentos culturais
3. sentir segurança a andar na rua

Redes sociais
1. frequência e qualidade das relações entre as pessoas
2. percepção do apoio emocional
3. percepção do apoio prático em resposta às necessidades
4. Participação cívica (incluindo participação política)
5. ganhos no conhecimento por intercâmbio de saberes e competências

Coesão social
1. respeito pela diversidade
2. partilhar objectivos nacionais regionais ou locais (para os próximos 10 anos)
3. partilhar valores e modelo de sociedade
4. Sentido de pertença à mesma comunidade

Distribuição do rendimento
1. Coeficiente de Gini[10]

Fonte: Adaptado de Naidoo, J.; Wills, J. – Health promotion: foundations for practice: public health and health promotion. 2nd ed. Ballière Tindall: Elsevier. Royal College of Nursing, 2000.

---

[10] Coeficiente de Gini é uma medida de avaliação das desigualdades sociais baseada na medição da desigualdade de distribuição do rendimento.

As análises ecológicas proporcionam uma visão mais clara sobre os níveis de saúde e o capital social. Kawachi realizou dois estudos ecológicos que exploraram a correlação entre o capital social e o estado de saúde. Um deles concluiu que as desigualdades no rendimento conduzem a maior mortalidade através da redução (perda) do capital social (Kawachi et al., 1997). Num segundo estudo, usando dados nacionais de saúde sobre confiança e níveis de pertença a grupos e a mortalidade total, encontrou uma forte associação inversa entre confiança social e pertença a grupos e a mortalidade total para doenças cardio-vasculares, acidentes, suicídio (Kawachi e Kennedy, 1997). Outros estudos ecológicos apresentam, como estes, evidência empírica para dar suporte a intervenções direccionadas a factores do ambiente físico e social e a avaliar em que medida os esforços estratégicos para mudar esses factores influenciam a saúde.

Fukuyama (1995) considera a confiança social como a principal componente do capital social. Segundo este autor, capital social emerge da prevalência da confiança numa sociedade ou em alguns dos seus segmentos. Está presente no mais pequeno e básico grupo social, a família, nos grupos mais alargados, como a nação, bem como em todos os grupos que ficam no meio daqueles (Fukuyama, 1995). Para outros autores, o capital social é constituído por relações de recurso para a acção social (Coleman, 1990) relações voluntárias que se estabelecem horizontalmente, como as associações cívicas (Putnam; Leonardi; Nanetti, 1993) e, ainda, por relações formais (institucionais) ou informais, verticais, do nível local ao nacional (North, 1990; Olson, 1982).

A figura 30 apresenta um modelo de enquadramento do exercício da participação cívica e da democracia em que estas se apresentam condicionadas pelos valores vigentes que determinam as políticas sociais. São reflexo de uma orientação, ditada por aqueles valores, para a autonomia ou para a dependência, para a descentralização ou para a centralização ou direccionadas para o humanismo ou para o materialismo. Deste modo, as políticas influenciam o capital social em que os seus elementos principais – estrutural e cognitivo (Uphoff, 2000) – determinam o nível de *empowerment* social.

Figura 30
Nível de *empowerment* social

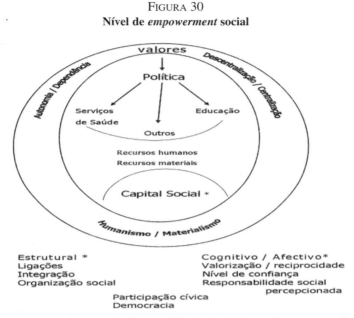

Fonte: Loureiro, I. – How can school influence children's food choice and improve their diet? In: The European Forum on Eating at School: Making healthy choices, Strasbourg, Council of Europe, 20 and 21 November 2003 – Proceedings. Strasburg: Council of Europe, 2003. 83-99.

O termo capital social tem vindo a ser cada vez mais usado para descrever a soma total de ligações e de processos que aprofundam a relação de pertença no seio das comunidades. O capital social de uma comunidade apresenta correspondência directa com o seu nível de coesão social. Como resultado, espera-se que possa dar origem a políticas que criem oportunidades aos cidadãos para melhorar as suas competências, auto-estima e motivação social, favorecendo a sua participação cívica como agentes de inovação e desenvolvimento.

Pelo exposto, percebe-se que é difícil encontrar consenso para a definição de capital social, se se considerar a utilização deste termo sob diferentes perspectivas. Pelo facto de poder reflectir abordagens específicas, é fundamental que investigadores, decisores políticos ou quaisquer outros que abordem o capital social esclareçam a que espécie de capital social se estão a referir.

Grootaert e van Bastelar (Grootaert e van Bastelar, 2002) distinguem três níveis no capital social, o nível individual (micro), o nível dos grupos (meso) e o nível correspondente ao ambiente institucional e político, bem como o tipo de arranjos governamentais que servem como pano de fundo para toda a actividade económica e social (macro) (Olson, 1982; North, 1990). Estes três níveis podem colocar-se entre si numa relação complementar ou substitutiva. As instituições nacionais podem, por exemplo, fornecer um ambiente capacitante no qual as associações locais se podem desenvolver.

Alguns tipos de capital social a nível local podem surgir como uma resposta a "bons" (Tendler, 1997) ou a "maus" (Skocpol, 1996) governos nacionais. Deve ressalvar-se que capital social tem subjacente o bem comum, não podendo incluir-se neste conceito valores prejudiciais ao desenvolvimento social. Por exemplo, a identificação étnica, fortemente organizada em associações locais, pode constituir um factor constrangedor para o sucesso de políticas ao nível nacional, podendo mesmo levar à violência (Bates, 1999).

Uma das críticas que tem sido feita à investigação sobre capital social é o facto de privilegiar formas clássicas de associativismo e de negligenciar o papel de movimentos sociais, como os que emergiram nos anos 90 e que renovaram o conceito de cidadania ou os que advogam um comércio promotor de uma relação de equidade, como os movimentos ecologistas, o feminismo, os movimentos pelos direitos humanos, o "comércio justo". Por isso, é necessário que a investigação não se restrinja à avaliação da força dos laços sociais mas que determine, também, os recursos e vantagens que eles são capazes de gerar.

4. Suporte social

Um conceito muito próximo do de capital social é o de suporte social. Este é reconhecido como contribuindo para dar às pessoas os recursos emocionais e práticos de que necessitam, beneficiando a sua saúde mental e física e, assim, constituindo um dos alicerces da coesão social. Por exemplo, pertencer a uma rede social de comunicação ou de ajuda mútua pode fazer com que as pessoas se sintam unidas, amadas, estimadas e valorizadas (Kawachi et al. ,1997).

Considera-se que existe suporte social se se verifica "a existência ou a disponibilidade de pessoas em quem se pode confiar, pessoas que nos mostram que se preocupam connosco, nos valorizam e gostam de nós" (Sarason, et al., 1983, p. 127).

O nível de suporte social de um indivíduo pode medir-se através de várias escalas de que é exemplo a Escala de Satisfação com o Suporte Social (ESSS) validada em Portugal por Pais Ribeiro (Ribeiro,1999) que estudou a relação do suporte social com a saúde, o bem-estar e a qualidade de vida num grupo de jovens estudantes entre os 15 e os 30 anos.

5. A importância da coesão social

A coesão social estabelece-se a partir da qualidade das relações sociais e da existência de confiança, inter-ajuda e respeito. A coesão social contribui para proteger as pessoas e a sua saúde.

A educação é uma importante área de investimento político para aumentar a coesão social (Heyneman, 2000). Primeiro, por capacitar as pessoas para fazer escolhas fundamentadas no conhecimento e terem um papel socialmente construtivo; segundo, pelo facto de que a educação proporciona a aprendizagem necessária para saber lidar com contratos sociais.

Ao assegurar que os serviços públicos são fornecidos de maneira justa e eficiente, o Estado tem um papel importante na criação do contexto e "clima" que favoreçam a equidade e a coesão social (Bunce, 1999).

No Canadá, o entendimento sobre os efeitos dos factores sociais na evolução da sociedade levou à criação da Rede de Coesão Social, por iniciativa comum entre vários departamentos de investigação sobre coesão social da University of British Columbia. Tendo em conta o crescimento dos movimentos migratórios das populações, os Estados devem ponderar seriamente as questões que se relacionam com a coesão social. Nas áreas em que as instituições estão suficientemente desenvolvidas, a diversidade das novas comunidades não se reflecte em efeitos adversos no crescimento económico. O corolário é que é especialmente necessário e benéfico a presença de boas instituições em zonas onde existam fortes diferenças etno-linguísticas.

O legado histórico é também considerado um determinante da coesão social. Pode caracterizar-se por um nível de equidade relativamente aceitável ou por divisões profundas entre elites e a restante população. Um exemplo de como a coesão social pode surgir por acidente histórico é o caso da América Latina, no seu percurso ligado à escravatura na exploração das minas de prata e ouro e plantações de açúcar, que conduziu a maior coesão social dos explorados (Sokoloff e Zolt, 2005; Sokoloff e Engerman, 2000).

6. Redes Sociais

As redes sociais são conjuntos de associações recorrentes entre grupos de pessoas, ligadas por laços profissionais, familiares, culturais ou afectivos. Constituem-se como factores instrumentais importantes na aquisição de recursos. Por exemplo, na vida económica, podem optimizar os resultados num contexto de escassez de meios, como o capital financeiro e a informação. Simultaneamente, impõem constrangimentos à prossecução ilimitada dos interesses pessoais (Portes, 1999). Para Portes, "dependendo das características das suas redes e das posições sociais no interior delas, os indivíduos podem ser capazes de mobilizar uma quantidade significativa de recursos..." (Portes, 1999. p. 16). Segundo este autor, esta capacidade é, precisamente, aquilo que corresponde a capital social.

Considera-se, assim, que as redes sociais contribuem para a inovação e para a prática em Promoção da Saúde, juntando indivíduos e/ou organizações com diferentes perspectivas, formação, recursos, experiências, interessando saber o modo como as redes criam sinergias e a sua estrutura influencia os resultados de uma intervenção.

FIGURA 31
Um modelo conceptual de uma rede social

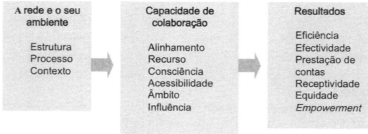

Fonte: Huerta, T. – Researching child and youth health networks: structure, collaborative capacity, and responsiveness: research proposal. Lisbon: ENSP.UNL, 2007. Powerpoint presentation.

Segundo o modelo representado na Figura 31, a capacidade de colaboração dentro de uma rede social compreende seis dimensões (Huerta, 2007):

1. alinhamento – criação de uma estratégia comum para a acção colectiva;
2. recurso – mobilização recursos para obter impacte positivo nos resultados desejados;
3. consciência – sensibilização para os desafios únicos (ex.: as crianças, os jovens, as suas famílias e comunidades);
4. acessibilidade – redução dos custos de transacção associados à mudança de organização para organização;
5. âmbito – trabalho num contexto mais alargado para chegar às principais causas;
6. influência – fazer das questões sociais uma prioridade política nos diferentes níveis e sectores.

As redes sociais são vistas no contexto do seu ambiente, onde criam estrutura e processo e se constrói a capacidade para agir em colaboração.

Os estudos sobre a estrutura no âmbito das redes têm incluído a densidade (a extensão em que as organizações estão ligadas umas às outras) bem como questões ligadas à sua governação (a delegação legítima da autoridade entre os membros).

Quanto aos resultados, existem altas expectativas em relação ao valor acrescentado que as redes podem proporcionar, designadamente, maior eficiência, efectividade, capacidade de prestação de contas, receptividade em relação às medidas tomadas, mais equidade nas respostas. Também, se verifica que as redes construídas num contexto de *empowerment* apresentam-se mais robustas à disrupção, mais colaborativas e constituem instrumentos fundamentais para a disseminação do conhecimento (Contractor e Monge, 2002). Num contexto inter-organizacional, a capacidade de colaboração entre as organizações representa, também, uma sinergia ao nível da acção colectiva.

A análise das redes sociais tem sido usada para melhorar quer a eficiência quer a efectividade na prestação de cuidados de saúde (Eisenberg e Swanson, 1996; Adams e Lin, 1998), optimizando a adjudicação de recursos (Walsh; Page; Gesler, 1997; Kofie e Møller-Jensen, 2001; Gottlieb, 1979). Por exemplo, as redes sociais têm ajudado a explicar o modo como a colaboração entre profissionais de saúde é afectada por factores sociais que incluem a proximidade territorial, intimidade social, notoriedade e educação (Grimm e Chumbler, 1995).

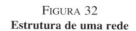

FIGURA 32
Estrutura de uma rede

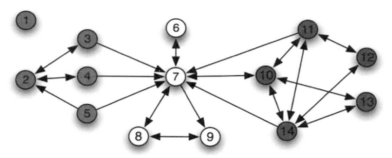

Fonte: Huerta, T. – Researching child and youth health networks: structure, collaborative capacity, and responsiveness: research proposal. Lisbon: ENSP.UNL, 2007. Powerpoint presentation.

7. Capacitação de uma comunidade

O processo de capacitação da comunidade caracteriza-se pelo aumento das competências dos seus grupos para definir, avaliar, analisar e agir sobre as necessidades em educação, saúde e outros campos. A capacidade de um grupo está dependente das oportunidades, dos recursos, constrangimentos – ecológicos, políticos e ambientais – e das condições de vida (Labonte e Laverack, 2001a).

A Carta de Ottawa (International Conference, 1986) considera a capacitação como o reforço da acção da comunidade. A prática em Promoção da Saúde deve estimular e apoiar o desenvolvimento de actividades que vão por si aumentar as capacidades dos indivíduos e comunidades. Assim, as actividades em Promoção da Saúde constituem um meio para atingir a finalidade do desenvolvimento social e de uma comunidade saudável. Isto é, tornam-se um elemento constitutivo do desenvolvimento humano, segundo a definição de Amartya Sen que faz uma distinção entre elementos constitutivos e instrumentais do desenvolvimento (Sen, 1999).

Desenvolvimento comunitário, *empowerment* comunitário e capacitação comunitária são três conceitos inerentes ao processo conducente ao aumento das potencialidades e atributos de uma comunidade sobre os quais ela é capaz de trabalhar para a melhoria da qualidade de vida. Este processo pode ser desencadeado por muitas razões não relacionadas com o trabalho dos profissionais de saúde, podendo resultar da acção de profissionais da educação ou de outros envolvidos no desenvolvimento comunitário.

Na capacitação em Promoção da Saúde, devem considerar-se pelo menos três actores (Gibbon; Labonte; Laverack, 2002):

- *o governo ou organizações não governamentais* (ONGs) que desenham os programas ou oferecem competências e recursos necessários para conseguir alcançar determinados resultados;
- *os promotores de saúde* que implementam os programas, geralmente empregados pelos anteriores;
- *os membros da comunidade*, indivíduos ou grupos que são "alvo" dos programas ou, numa óptica de Promoção da Saúde, encorajados a tornar-se parceiros.

A cada um destes actores são atribuídas funções específicas e complementares no processo de capacitação, conforme mostra o esquema que se apresenta.

As estruturas organizacionais constituem *o hardware* (infra-estrutura) que faz correr o *software* (interacções) de uma boa participação pública (Labonte e Edwards, 1995). As organizações são mais ou menos saudáveis consoante os seus níveis de hierarquia, os estilos de tomada de decisão, de gestão de conflitos, os tipos de interrelações pessoais e de apoio social.

Segundo Hawe e colaboradores (Hawe et al.,1997) a capacitação desenvolve-se a vários níveis, que se confundem com os actores acima identificados:

1.º nível – criar uma infra-estrutura capaz de fornecer programas específicos quer a nível nacional, quer a nível regional ou local;

2.º nível – conseguir que um programa particular se mantenha a produzir efeitos prolongados e múltiplos, por continuar a operar através de uma rede de organizações desmultiplicadoras que asseguram a sua sustentabilidade;

3.º nível – apostar em actividades que desenvolvem a capacidade de organizações e comunidades na resolução de problemas, habilitando-as a lidar com diferentes questões de saúde.

FIGURA 33
Capacitação como um conjunto de relações entre actores

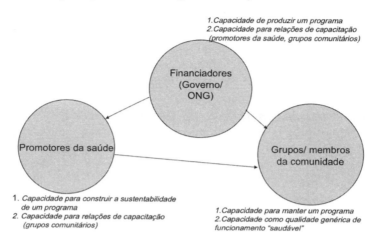

Fonte: Gibbon, M.; Labonte, R.; Laverack, G. – Evaluating community capacity. *Health and Social Care in the Community*. 10: 6 (2002) 485-491.

Estes são os três níveis operacionais de referência no campo da "capacitação", conhecidos da literatura em Promoção da Saúde. Cada um deles exige uma avaliação com enfoque específico (Hawe et al., 2000). Yeatman e Nove (Yeatman e Nove, 2002) tendo sido demonstrado, através de um estudo de caso realizado na Austrália, a relevância deste modelo para orientar os profissionais e serviços de saúde na óptica da Promoção da Saúde.

Ao procurar reunir evidência sobre os efeitos das intervenções direccionadas à construção da capacitação, Hawe e colaboradores (Hawe et al., 1998), com base num estudo efectuado sobre uma série de seis grupos focais formados por profissionais de Promoção da Saúde, referem a dificuldade em encontrar indicadores relacionados com a qualidade dos processo. Isto dever-se-ia, em parte, a que "a capacitação era descrita como um processo invisível, mesmo secreto" e, também, a que "a capacitação é ocultada dos financiadores e administradores por não ser geralmente olhada como uma actividade legitimada de um projecto; ou seja não está directamente ligada a factores de risco comportamentais em áreas prioritárias tais como o cancro, a doença cardiovascular e o controlo de acidentes". (*ibid*, 285). O mesmo estudo explorou o significado de capacitação, tendo concluído que esta se pode definir como a procura do desenvolvimento de competências e de recursos para a Promoção da Saúde e da capacidade para resolver problemas, pelo menos a cinco níveis: individual, de equipa de saúde, da organização de saúde, entre organizações e no seio da comunidade.

8. *Empowerment* da comunidade

A questão de se saber se o *empowerment* pode ser considerado simultaneamente uma estratégia e uma dimensão da saúde constitui uma área de debate (Wallerstein, 1992; Israel, 1985).

O *empowerment* da comunidade é considerado um factor de protecção, a par de outros como a coesão social, a capacitação, a competência, a eficácia colectiva, o sentido de grupo e o capital social. Se ao capital social correspondem características de uma organização social (redes, confiança e normas) que facilitam a coordenação e cooperação para benefício mútuo (Putnam, 1996), a sua operacionalização parece efectivar-se, sobretudo, ao nível de relações horizontais entre vizinhos ou membros da comunidade, em que entram variáveis como confiança, reciprocidade e investimento cívico. São disso exemplo as organizações de voluntariado (Kawachi et al., 1997).

Empowerment da comunidade trata de processos e resultados, para os indivíduos, as organizações em que trabalham e os seus locais de vida. A saúde está intimamente relacionada com as condições sociais e ambientais, apontando para que o foco primário da intervenção se faça ao nível comunitário e de acção política, em vez de se dirigir ao nível individual (Freudenberg, 2000).

Como um valor, o *empowerment* da comunidade aplica as bases da justiça social e da redução das desigualdades à forma como as intervenções são escolhidas e estruturadas. Desafia o relacionamento entre os profissionais e as comunidades, enfatizando as parcerias e a colaboração, em vez de uma abordagem *top-down* (Wallerstein, 2002*)*.

O objectivo do desenvolvimento da comunidade, segundo Minkler (Minkler, 2008), não é a auto-suficiência, mas sim a capacidade de o grupo negociar, nos seus próprios termos, com as organizações (agências) de que a comunidade depende.

Poder é um conceito central do *empowerment*, usado com diferentes significados, pelo que é preciso clarificar qual o que está implícito em cada discurso ou contexto. Na visão neo-liberal, o *empowerment* pode ser encarado como a competição entre agendas para conseguir ascendente sobre os outros, sendo representado pelas estruturas hegemónicas político-económicas que favorecem certos interesses ou classes de pessoas sobre as outras (Lukes, 1974). Este "poder sobre" reproduz a ideologia que reforça o poder através da exclusão de algumas pessoas dos processos societais. (Gaventa,1980; Gramsci; Hoare; Nowell-Smith, 1971).

Na abordagem de Foucault, o poder não é monolítico. É representado por relações localizadas que por inerência, são instáveis e, por isso, susceptíveis de serem desafiadas. (Foucault e Gordon, 1977).

Para Weil a noção feminista de poder, como "poder com" (não poder sobre), encara-o como um recurso sem limites, que vem de dentro e do trabalho de colaboração com outros, conduzindo ao *empowerment* das comunidades (Weil, 1986).

Labonte considera o *empowerment* inerentemente contraditório – "como uma dança dialéctica, como poder dado e retirado, de uma só vez (*all at once*)", incorporando resistências às estruturas de poder, através da organização e esforços da comunidade, reforçando os factores sociais para sua protecção (Labonte, 1994).

Wallerstein sugere que a construção do *empowerment* da comunidade crie factores de protecção que incorporem, quer as dimensões horizontais internas à comunidade, quer os esforços verticais organizados para desafiar o "poder sobre" condições estruturais.

Ao nível horizontal, os indivíduos podem envolver-se em construir com confiança, conhecer os seus vizinhos e cuidar das crianças uns dos outros. As associações comunitárias podem levar a cabo estas actividades através de encontros ou podem trabalhar em conjunto para melhorar programas no seio do bairro. Ao nível vertical, os indivíduos podem juntar-se para defender programas novos; mas, para serem mais efectivos, o trabalho com organizações comunitárias do exterior do bairro poderia proporcionar novos recursos e alavancas para o poder. Todavia, deve equacionar-se, numa perspectiva horizontal, a possibilidade de poderem passar despercebidas as questões do poder e as relações verticais entre a comunidade e o mundo exterior o que, no desenrolar do processo, poderá bloquear o desenvolvimento da mudança pretendida (Sampson e Morenoff, 2000).

Um desafio para todos é o de ser capaz de aumentar e melhorar a participação, o controlo e a consciência crítica e, simultaneamente, transformar condições materiais e construir relações sociais de protecção comunitária. Outro desafio é o de lidar com a realidade de que o *empowerment* da comunidade e os factores de protecção social variam no contexto, com a diversidade de populações étnico/raciais e evoluem ao longo do tempo.

Empowerment e capacitação de uma comunidade

A literatura, com referência particular aos campos da educação, saúde e ciências sociais, proporciona uma compreensão aprofundada sobre mudanças sociais e políticas induzidas por programas de intervenção e identifica aspectos organizacionais que se poderão denominar domínios operacionais do *empowerment* (Laverack, 1999; Labonte e Laverack, 2001b):

1. participação
2. liderança
3. estruturas organizacionais
4. avaliação de problemas
5. mobilização de recursos
6. perguntar porquê (avaliar as causas)
7. ligação com os outros
8. papel dos agentes externos
9. gestão do programa

Todos estes domínios são também descritores de um sistema que procura caracterizar uma comunidade capacitada (Hawe et al., 2000) e que podem ser mapeados num modelo gráfico conhecido como sociograma (vide página 201). Após a Carta de Bangkok, Laverack (Laverack, 2007) acrescenta mais um domínio operacional ao *empowerment* – o domínio da capacitação – como uma das principais características para que a comunidade possa lidar com os determinantes da saúde e melhorar os resultados em saúde. Descreve a **capacitação da comunidade** como um processo pelo qual as agências externas e pessoas, intencional e sistematicamente, constroem premissas e atributos para melhorar as suas vidas e a saúde, o que se consegue por abordagens específicas. Tal como em relação ao desenvolvimento comunitário, social e a mudança política, considera que a capacitação da comunidade não é um objectivo ou resultado explícito do processo.

A **participação** é inerente ao processo de capacitação da comunidade. A participação das pessoas em grupos, organizações e actividades promove a saúde através de vários caminhos: aumento das redes sociais e de suporte, aumento da auto-estima e da estima social, a diminuição do isolamento. A participação dos cidadãos está associada a melhores formas de governação pública, a qual por sua vez se associa à melhoria da qualidade de vida. Os benefícios da participação em grupos estão a ser cada vez mais objecto de estudo, com o aumento da popularidade do capital social e da coesão social (Labonte e Laverack, 2001a). A diferença entre participação e *empowerment* tem a ver com o facto de este se destinar a produzir mudanças sociais e políticas embuídas do sentido de libertação e luta.

A **liderança** e a participação encontram-se estreitamente ligadas (Goodman et al., 1998). Liderança requer uma forte base de participação, assim como participação requer a direcção e estrutura de uma forte liderança. Participação sem uma liderança formal, que assuma a responsabilidade de conseguir atingir objectivos, capaz de lidar com conflitos e de orientar o grupo, resulta muitas vezes em desorganização (Gruber e Trickett, 1987).

O estilo de liderança e as aptidões do líder podem influenciar o caminho através do qual grupos e comunidades se desenvolvem, determinando o seu processo de *empowerment*.

As **estruturas organizacionais** são fundamentais para juntar as pessoas e criar-lhes espaço de socialização, mas são insuficientes se não houver um sentido de coesão entre os seus membros, uma preocupação com os assuntos da comunidade, um sentimento de ligação entre as pessoas e de pertença, manifestados através dos costumes, lugares, rituais e tradições (Goodman et al., 1998). Há, assim, a considerar duas dimensões fundamentais: a dimensão organizacional das comissões e grupos da comunidade (infra-estrutura) e a dimensão social do sentido de pertença, ligação e relações pessoais (interacções). Para Hawe e colaboradores (Hawe et al., 2000) as estruturas organizacionais consistem em redes entre indivíduos, grupos e organizações, através dos quais se comungam valores, se exprimem visões colectivas e se troca informação.

A constituição de redes de solidariedade, de partilha de informação com potencialidades para movimentos de consciencialização, facilitados pela *Internet*, reune um imenso potencial de mobilização. Um exemplo relevante é o *People's Health Movement*.

A avaliação dos problemas é tanto mais empoderante quanto maior for a intervenção da própria comunidade na sua identificação, a encontrar soluções e a agir sobre eles. Labonte valoriza particularmente a capacidade de focalização num assunto, de o analisar e de sintetizar a informação, conseguindo uma conclusão satisfatória. Esta dimensão estimula a comunidade a desenvolver o sentido de auto-determinação e capacidade.

A mobilização de recursos pela comunidade, quer junto de organizações, quer pela capacidade de negociar, é uma indicação do seu grau de desempenho e organização (Goodman et al., 1998). Constitui um importante factor de sucesso. A comunicação aberta e partilhada é um dos recursos essenciais. Por vezes, o desvio da norma, ou seja, conseguir fazer melhor do que os outros, com os mesmos constrangimentos, pode tornar-se inovação a ser partilhada com a comunidade mais alargada.

É importante que a comunidade não perca de vista os seus objectivos e as aptidões e capacidades necessárias, incluindo os recursos para conseguir atingi-los. A longo ou médio prazo, é preciso realizar uma mudança profunda na governação dos recursos existentes, com a preocupação da equidade e da libertação da pobreza, sem o que os problemas sociais e de saúde e desenvolvimento poderão agudizar-se.

Perguntar "porquê" é um outro domínio importante do *empowerment*. Reflecte a capacidade crítica da comunidade para avaliar as causas contextuais, sociais, políticas, económicas e outras que contribuem para o seu *"disempowerment"*. Este domínio foi denominado "pensamento crítico" ou "consciência crítica". É um processo de emancipação conseguido através da aprendizagem ou educação e que foi adoptado em muitos programas, no domínio da educação não formal (Kindervatter, 1979), da educação para a saúde (Minkler e Cox, 1980; Werner, 1988) e do desenvolvimento comunitário (Hope e Timmel, 1988).

As ligações com outras pessoas e organizações incluem parcerias, coligações e alianças voluntárias para lidar com os problemas. Fawcett e colaboradores (Fawcett et al., 1995) defendem que as parcerias servem como catalisadores do *empowerment* das comunidades, em que os seus membros actuam para provocar mudanças nas políticas e práticas que influenciam as suas vidas. As parcerias podem ser particularmente efectivas no *empowerment* das comunidades, porque cada um dos parceiros partilha as responsabilidades, tarefas e recursos levando à criação de sinergias.

Os agentes externos podem desempenhar um valioso contributo ao facilitar a acção através de apoio infra-estrutural, desenvolvimento de aptidões, aumento do nível de capacidade crítica, perícia técnica, procura do apoio de líderes e do financiamento necessário. O seu papel é essencialmente o de usar o seu conhecimento e experiência sobre decisões e recursos de modo a facilitar aos outros a descoberta das suas próprias capacidades, competências e desenvolvimento de um sentimento de apropriação dos processos.

Muitos dos efeitos negativos na saúde são devidos ao poder psicológico exercido sobre os outros, por vezes, por profissionais que desempenham o papel de peritos e que impõem o seu conhecimento, assumido como superior. Assim, os profissionais tanto podem aumentar a auto-estima ou a estima social, como prejudicá-las.

"Ajuda Externa"

Paulo Freire confrontou as formas extremas de participação com duas abordagens técnicas para a mudança da comunidade. Caracterizou uma como "invasão cultural" e outra como "síntese cultural". Na primeira, os actores decidem sobre o conteúdo da sua acção a partir dos seus próprios valores e ideologia; o ponto de partida é o seu próprio mundo, de onde entram no mundo que invadem.

Na síntese cultural, os actores que vêm de "outro mundo" não vêm como invasores. Não vêm ensinar ou transmitir ou dar o que quer que seja, mas aprender sobre o novo mundo com as pessoas que nele vivem (Wallerstein e Duran, 2003).

Paulo Freire argumentava que aqueles que são "invadidos", qualquer que seja o seu nível na sociedade, raramente vão para além dos modelos ou inovações que lhes são proporcionados, implicando que existe pouca interiorização, pouco crescimento e, raramente, muita adopção, adaptação, incorporação, no sentido social. Na abordagem de síntese, não existem prioridades impostas: os líderes e as pessoas colaboram no desenvolvimento das suas prioridades e orientações para a acção.

A gestão do programa pela comunidade, segundo Rifkin (Rifkin, 1990) deve ter, como primeiro passo, a clarificação dos papéis, responsabilidades e orientação de todos os actores-chave. Para que a gestão do programa seja capacitante da comunidade tem de incluir os actores-chave relevantes para as decisões de planeamento, implementação, avaliação, financiamento, administração e resolução de problemas. Estas etapas são inter-dependentes e cada uma pode influenciar a efectividade e o processo de *empowerment* da comunidade. Para que uma intervenção seja efectiva é importante fazer-se o diagnóstico das situações em presença, problematizá-las e compreender os factores que as influenciam e que poderão ser alterados. É também necessário saber analisar e propor estratégias de intervenção que tenham em conta os recursos actuais e potenciais e em que sejam bem claros os fundamentos das propostas e os objectivos que se pretendem alcançar. Só a conjugação de esforços para atingir um propósito comum conseguirá unir as vontades e a criatividade de todos.

O processo de *empowerment* da comunidade pode ser influenciado no contexto de desenvolvimento de um programa, o que é ilustrado pelo caso da RNEPS.

A Rede Nacional de Escolas Promotoras da Saúde (RNEPS) em Portugal sob a óptica dos domínios operacionais do *empowerment*. Uma estratégia efectiva de capacitação.

A RNEPS que, a partir de um projecto piloto, se desenvolveu a partir de 1997, integrava, em 2002, um número de escolas frequentadas por cerca de um terço do total de alunos do ensino público. A filosofia subjacente a este movimento assentava na capacitação dos professores e de outros agentes locais, na resolução de problemas no seu contexto real, com criação de parcerias entre sectores e integração curricular das questões prioritárias para a intervenção, com base num diagnóstico de necessidades.

Havendo que aplicar a Lei n.º 120/99, de 11 de Agosto, regulamentada pelo Decreto-Lei n.º 259/2000, de 17 de Outubro, através da qual se implementava a educação sexual nas escolas públicas, houve necessidade de conhecer o seu nível de preparação. Um estudo por aplicação de questionário a todas as escolas do sistema educativo, demonstrou claramente a melhor posição das escolas da RNEPS para a execução daquela orientação política. Os resultados, estatisticamente significativos, revelaram que nestas escolas era maior a eficácia percebida pelos professores e a sua confiança em abordar o tema "Educação sexual", existia uma maior ligação da escola com a família e comunidade, eram melhor utilizados os recursos locais disponíveis e foi referida maior integração curricular da área em disciplinas específicas e em projectos interdisciplinares (Loureiro, 2004). A vontade de envolver as autarquias foi, no entanto, bem sucedida apenas nalgumas zonas do país, tendo deixado de existir suporte político central quando, em 2002, houve alteração do governo. Mesmo assim, em muitas zonas, pela solidez da estrutura criada, o processo continuou.

Participação – A RNEPS, de adesão voluntária, foi um processo partilhado, entre agentes promotores da saúde, professores, profissionais da educação, pais, alunos e outros agentes das comunidades, que foram construindo o funcionamento e estrutura do projecto através de respostas a necessidades que iam surgindo. A disseminação de experiências, através de publicações periódicas, pela internet e em encontros inter-escolas (o mais valorizado por todos) proporcionava conhecimento, partilha e aprendizagem conjunta na resolução de problemas (Loureiro, 2004). E assim, eram criadas sinergias. Nas escolas da RNEPS era maior a participação das associações de pais e de estudantes comparativamente às do restante sistema de ensino público.

Liderança – O conhecimento das dificuldades e capacidades, dos recursos e das características pessoais dos líderes intermédios e locais, dos políticos, assim como o registo de actividades e reflexões conjuntas, facilitava a liderança do Centro de Apoio Nacional da RNEPS, alicerçada nas necessidades locais e na realidade. As iniciativas eram acarinhadas havendo recolha sistemática de informação. As orientações internacionais, bem como o trabalho em equipa, com produção de materiais de referência em que ambos os sectores – educação e saúde – construíam em conjunto, permitiram que a missão da RNEPS fosse definida e assumida por todos os membros. Como exemplo do trabalho conjunto, é de referir as publicações do Boletim Risco, Boletim 2000 PES, livro "RNEPS" que continha todo o material fundamental, dos princípios à organização e seu regulamento.

Estruturas organizacionais – A RNEPS, constituída por escolas e os centros de saúde da mesma área geográfica, era coordenada por uma estrutura nacional – Cento de Apoio Nacional (CAN), articulada com as estruturas regionais, responsáveis pelas Equipas de Apoio Local (EAL), às quais cabia o acompanhamento dos processos de desenvolvimento. Todas as estruturas, a vários níveis, eram compostas por igual número de membros da educação e da saúde. As EAL surgiram a partir das exigências dos profissionais que reconheceram a necessidade de um nível intermédio entre o regional e o local. Tal manifestação veio a ser reconhecida pelo poder político. Associando a dimensão social da estrutura da RNEPS, toda a estrutura de acompanhamento das escolas se encontrava pelo menos duas vezes por ano e redefinia as suas estratégias, objectivos e parcerias.

A avaliação dos problemas – Os planos de actividade eram elaborados localmente pelos protagonistas, após um diagnóstico da situação de saúde e de selecção das prioridades, através do olhar complementar e conjunto dos profissionais da educação e da saúde. O material sobre o qual tomavam as decisões e as registavam era recebido no CAN através dos Responsáveis Regionais (RR). Após este diagnóstico nacional, eram definidas as estratégias prioritárias para o ano lectivo, sendo a avaliação efectuada no final do ano, com a participação de toda a estrutura de suporte à RNEPS. O Plano Estratégico do CAN era elaborado em função dos Planos de Actividades dos centros de saúde e escolas que estabeleciam a sua própria calendarização, com excepção dos momentos de avaliação global da RNEPS que eram definidos a nível nacional reflectindo, assim, as necessidades identificadas nos Planos de Acção Locais. Este Plano Estratégico era discutido aos vários níveis, devolvido ao terreno e reformulado em função dos contributos recebidos. Assim se construía também uma comunidade (ou várias comunidades) de aprendizagem.

A mobilização de recursos – Foi evidente o aumento da capacidade das escolas da RNEPS para procurar recursos, quer junto das estruturas oficiais dos sistemas educativo e de saúde, quer de ONGs, de autarquias e de outros parceiros (Loureiro, 2004). Avaliadas em relação ao restante sistema educativo, as escolas da RNEPS apresentavam uma maior probabilidade, estatisticamente significativa, de recorrerem aos serviços disponíveis.

Perguntar porquê – Através de vários meios – encontros inter-escolas, reflexões na escola ou em conjunto com o centro de saúde e outros parceiros – estimulou-se a reflexão e a "correcção"/adequação das estratégias às leituras da realidade. Foi criado um instrumento de auto-avaliação por profissionais de saúde e de educação para permitir a identificação de lacunas ou fragilidades no funcionamento da escola, contemplando o contexto sócio-político e organizacional que facilitava a sua compreensão e correcção (Neves e Loureiro, coord., 2001).

As ligações com outras pessoas e organizações – Os parceiros assumiram as limitações e potencialidades da sua formação profissional, reconhecendo a importância de um trabalho conjunto em que identificaram as suas especificidades e as competências comuns. Decidiu-se levar ao poder político uma proposta para a criação das EAL, que se tinham organizado espontaneamente em resposta às necessidades de apoio no terreno. O entusiasmo em fazer progredir a RNEPS levou a que se assumissem responsabilidades para além das competências específicas de cada sector (educação e saúde). Através da coordenação/liderança, foi entregue a proposta que levou a que viesse a ser reconhecida a nova estrutura, por publicação dos Ministérios da Educação e da Saúde, no Despacho Conjunto n°. 734/2000.

O papel dos agentes externos – no decurso do desenvolvimento dos projectos, várias foram as fontes de consultoria que apoiaram a formação em serviço e a resolução de problemas concretos. O que mais foi valorizado pelos professores no facto de pertencerem à RNEPS foram as parcerias e a formação em serviço, sempre realizada em contexto local, não sendo desmobilizador o facto de o financiamento do projecto ter passado a ser meramente simbólico, uma vez que se manteve a mesma quantia, desde o primeiro ano do projecto.

A OMS, o Conselho da Europa e a Comissão Europeia desempenharam um papel muito importante pelo patrocínio e por serem mentores desta estrutura com implantação em 42 países da Europa. Estas organizações mantiveram reuniões anuais com os coordenadores nacionais de cada país (OMS.Conselho da Europa.Comissão Europeia, 1998).

Gestão do programa – Conforme já descrito, havia uma estrutura a nível nacional, regional, sub-regional e local com gestão em cada um dos níveis, coordenada pela estrutura imediatamente acima. Particularmente importante parece ter sido o facto de a gestão ser participada e transparente, permitindo a sua discussão nos locais em que os actores-chave deste processo se reuniam e tomavam decisões estratégicas. A hierarquia "vertical" traduzia-se, na prática, numa metodologia participada e horizontal, em que todos os níveis intervinham nas tomadas de decisão.

Alguns aspectos organizacionais do programa despoletam uma ligação entre elementos interpessoais – capital social e coesão social – e elementos contextuais – circunstâncias políticas, sócio-culturais e económicas. No processo de *empowerment* de uma comunidade têm que ser tidas em conta a economia, o direito e a garantia do respeito pela identidade e diversidade cultural, entre outras vertentes.

Numa perspectiva global, os princípios inerentes à salutogénese e ao construtivismo aplicam-se ao processo de capacitar as pessoas, a fim de que possam encarar e identificar os seus próprios determinantes de saúde, os determinantes específicos da sua zona de residência, do seu país e de outros países.

> **O micro-financiamento como meio de *empowerment* das mulheres no Bangladesh**
>
> O Banco Grameen cobre actualmente mais do que 1/3 das aldeias do Bangladesh, com cerca de 7 milhões de mutuários. No discurso proferido na entrega do Prémio Nobel da Paz em 2006, o Professor Muhammad Yunus considera o prémio da seguinte forma "...O prémio deste ano concede a maior honra e dignidade às centenas de milhares de mulheres que, por todo o mundo se esforçam, diariamente, por criar e dar a esperança de uma vida melhor aos seus filhos. Este é um momento histórico para elas..."
> A ideia do micro-crédito começou em Jobra, uma pequena aldeia do Bangladesh, foi alargada a todo o mundo e hoje existem programas idênticos em quase todos os países. Estes programas consistem em anular, através de uma linha de financiamento específica, as dívidas das pessoas, para um reinício de vida, com dignidade e sem dependências de terceiros. No Bangladesh foram escolhidos os mais pobres dos pobres, identificados principalmente como sendo as mulheres. É-lhes atribuído um pequeno empréstimo, com o compromisso de ser investido na melhoria da situação da família e da educação das crianças. Este projecto permite a independência económica das mulheres, o seu reconhecimento social e contribui decisivamente para um aumento importante dos níveis de escolaridade da actual população jovem.

9. Capacitar as organizações e o sistema de saúde

A capacitação é o processo pelo qual indivíduos, grupos, organizações, instituições e sociedades aumentam as aptidões para desempenhar as suas funções, resolver problemas, definir e atingir objectivos, bem como para compreender e lidar com a alteração das suas necessidades, num contexto amplo e de uma forma sustentável. Representa um processo contínuo de melhoria e não um acontecimento ocasional.

A sustentabilidade das intervenções em Promoção da Saúde e a capacitação dos sistemas de prestação de cuidados para manterem ou criarem programas são factores cruciais a ter em conta nos objectivos de intervenção. A capacitação destes sistemas inclui aspectos de formação, desenvolvimento pessoal e organizacional e criação de recursos, devendo representar um processo planeado e consciente, respeitando os princípios do *empowerment*, da equidade e da sustentabilidade.

O conceito de capacitação deslocou-se do foco no indivíduo para o do desenvolvimento das instituições e, mais tarde, para o dos sistemas em que a capacidade é vista num contexto mais vasto, com implicações no planeamento estratégico.

As novas definições de capacitação enfatizam a continuidade do processo de reforço das competências para desempenhar funções-chave, resolver problemas, definir e atingir objectivos, compreender e lidar com as necessidades emergentes.

O conceito actual de capacitação decorre de duas grandes viragens de paradigma ocorridas nos anos 90 do século vinte: 1 – a ênfase no sentimento de domínio do local e na genuína parceria; 2 – o entendimento de que o desempenho e a capacidade de um indivíduo, equipa, organização ou sistema, são influenciados por factores internos e por factores externos.

O referencial adoptado no Departamento de Saúde da Austrália (Australia. NSW Health, 2001) é baseado no compromisso do sistema de saúde obter melhorias na prestação clínica, na prevenção da doença e na promoção da boa saúde, no trabalho em equipa, na participação da comunidade e num elevado grau de liderança a todos os níveis. A Promoção da Saúde é incorporada num *continuum* de cuidados (prevenção, diagnóstico, tratamento, reabilitação e cuidados paliativos). O documento apresenta cinco importantes áreas de acção: mudança organizacional, desenvolvimento de recursos humanos, alocação de recursos, parcerias e liderança.

Germann e Wilson (Germann e Wilson, 2004) definem capacidade organizacional como o desenvolvimento de uma parceria democrática e empoderadora da comunidade que se torna mais capaz de identificar e de melhor lidar com os seus problemas de saúde.

A capacidade organizacional, caracterizada pela complexidade, reflecte o entendimento de que as organizações estão entrosadas em ambientes intrincados, sobrepostos, influenciados por factores políticos, administrativos, económicos, sociais e culturais que interactuam com efeitos nem sempre previsíveis sobre pessoas e organizações (Brinkerhoff, 1995).

O planeamento em saúde pode constituir um processo de capacitação exemplificado pelo modelo *PRECEDER-PROCEDER* que é desenvolvido mais adiante no capítulo IX.

Numa abordagem simplificada, a capacitação pode resumir-se em três fases: identificação de lacunas nas capacidades, concepção das estratégias e acções a implementar para responder às necessidades e monitorização/avaliação. Estas fases formam um ciclo contínuo em que se incorporam os mesmos elementos de trabalho em parceria, uma forma integrada e holística de pensar, numa abordagem segundo uma óptica de processo e uma perspectiva a longo prazo.

A análise das capacidades existentes e das que são necessárias no futuro é realizada previamente à implementação, a todos os níveis – individual, organizacional, do sistema e do ambiente mais alargado. Antes do início das actividades, deve ser assegurada uma clara compreensão das questões em causa.

Todo o processo deve ser suficientemente interactivo e flexível, para responder às mudanças das necessidades e da sua percepção. Os participantes locais são quem marca a agenda e o ritmo. Por isso, é importante o estabelecimento de cronogramas realistas. As expectativas são igualmente dimensionadas tendo em conta as capacidades locais.

É mais efectivo começar por iniciativas relativamente fáceis de concretizar, sendo desejável um crescimento progressivo, adequado aos recursos e estruturas locais que permita absorver e gerir as novas experiências de aprendizagem partilhadas entre os actores-chave. Não é sensato esperar resultados demonstráveis num curto prazo. A sustentabilidade dos programas só se consegue com a estabilidade de pessoal e com uma liderança dinâmica e transformacional.

A literatura mostra que iniciativas baseadas em mudanças incrementais de um sistema levam, pelo menos, cinco a dez anos a sedimentar-se. As que visam mudanças culturais e aquisição de capacidades, segundo uma nova filosofia de organização, com funcionamento participado, levarão, pelo menos, quinze a vinte anos (Moore, 1996).

10. Identificação de problemas

O diagnóstico procura não apenas encontrar as raízes e causas de um fraco desempenho mas também proporcionar evidência para que na criação de um novo sistema, organização ou programa, novas capacidades a desenvolver possam habilitar para um melhor desempenho. Embora o foco primário seja a organização, é essencial que o diagnóstico ter em conta um âmbito mais vasto: utentes do serviço, papel e relações entre os diferentes níveis de responsabilidade, relações com o sector privado e sociedade civil, por exemplo.

A gestão de uma organização baseia-se na sua visão, missão e estratégias, no conhecimento das suas forças e fraquezas e das oportunidades e ameaças presentes no seu ambiente externo. A análise global do ambiente interno e externo de uma organização exige vários métodos; a experiência tem mostrado o grande valor do envolvimento de várias pessoas, nomeadamente dos peritos, grupos comunitários locais e actores-chave.

Os resultados do diagnóstico devem conduzir a acções capacitantes (Rohdewohld, 2000), sendo o sentimento local de apropriação do processo o factor de êxito mais importante.

Questões-chave para a capacitação no sector da saúde (Milén, 2001)

1. Reconhecimento da importância da reforma e desenvolvimento das competências para gerir a mudança

Este processo requer clareza do quadro político de referência, boa comunicação sobre os objectivos e as componentes da reforma, aliança entre o compromisso político e a vontade dos actores-chave, bem como desenvolvimento de mecanismos de investigação participativa que facilitem uma implementação racional e realista.

2. Assegurar capacidades básicas adequadas

A valorização do pensamento crítico organizacional e do tempo para reflectir em conjunto, com lideranças facilitadoras e capazes de recolher a síntese das principais ideias, sugestões e dificuldades é fundamental para poder definir as linhas-mestras de acção e encontrar os mecanismos de apoio para as implementar.

3. Lidar com a cultura organizacional

Constitui um dos aspectos intangíveis mas fundamentais. É frequente a cultura organizacional estar baseada na hierarquia, comando e dever, favores e paternalismo, com baixos incentivos para a inovação. Esta herança, que é o ponto de partida da maioria das iniciativas inovadoras nos sistemas, só pode ser quebrada com demonstração de confiança nas pessoas, seriedade e sustentabilidade dos processos, diálogo aberto com discussão franca sobre os receios, as dificuldades, as necessidades de apoio e com base em compromissos mútuos publicamente assumidos.

4. Lidar com os constrangimentos externos

Os principais problemas identificados no desenvolvimento de políticas estão relacionados com factores de um contexto social mais vasto. Muitas vezes as dificuldades económicas conduzem a processos acelerados, de duração irrealista para uma verdadeira implementação. Todavia, os períodos de crise económica criam, por vezes, oportunidades para as reformas da saúde. Um ambiente social de consenso quanto à necessidade das reformas políticas, pode facilitar a mudança mas as pressões criadas pelos ciclos eleitorais são, muitas vezes, prejudiciais ao compromisso duradouro e à sustentabilidade das medidas.

5. Faseamento das reformas

As reformas devem ser cuidadosamente planeadas e faseadas para construir novas capacidades que se vão expandindo gradualmente e, assim, se assumirem e desempenharem novas tarefas no sistema.

11. Concepção de estratégias e acções

Para lidar com os constrangimentos identificáveis na etapa de diagnóstico podem ser utilizados métodos convencionais tais como *workshop*, cursos de formação, consultadoria técnica ou métodos mais abrangentes e actuais como o estabelecimento de redes *online*, projectos ou novas formas de trabalho em conjunto. A parceria está associada a um compromisso a longo prazo, responsabilidade partilhada, obrigação recíproca, igualdade e equilíbrio de poder (Fowler, 2000).

A reforma do sector público parece dever pautar-se por uma abordagem incrementalista que visa realizar o que é exequível em cada circunstância particular. As características desta estratégia são muito semelhantes às de um programa de capacitação.

Estratégias alternativas para a reforma do sector público
(Moore, 1996)

Estratégia incrementalista	Estratégia convencional
Motivados internamente	Motivados externamente
Experimental	Baseada em orientações
Baseada em incentivos	Baseada na autoridade
Localmente adaptada	Genérica a todas as circunstâncias
Incremental e contínua	Localizada no tempo
Gradativa	Em bloco
Ênfase prioritária na táctica política	Confiança na autoridade do governo
Cooperação com organizações empregadoras	Confronto

Os serviços de Saúde Pública deverão assumir o papel fundamental de incentivo e suporte aos esforços da comunidade junto de todos os sectores de desenvolvimento com impacte na saúde. Cabe-lhes uma importante responsabilidade na introdução de mecanismos de participação dos cidadãos nas várias instituições, tanto do sector público como do sector privado, a todos os níveis de decisão em saúde, incluindo o da prestação de cuidados. Para esse efeito é necessário que se reunam os meios necessários, como profissionais experientes, financiamento adequado, parcerias, sistemas de informação eficazes (Tang; Beaglehole; O'byrne, 2005) o que está longe de ser conseguido na maioria dos países, incluindo Portugal.

A Promoção da Saúde é cada vez mais reconhecida como uma função central da Saúde Pública e uma área chave em Cuidados de Saúde Primários. Este nível de cuidados situa-se na interface entre o sector da saúde, os outros sectores sociais e a comunidade.

Em Portugal, ensaiou-se a participação cívica num plano para a saúde, primeiro com o documento "Saúde um compromisso" e, depois, com o Plano Nacional de Saúde 2004-2010" (PNS). Tal como noutros países, o PNS foi discutido em diversos *fora* comunitários e apresentado à Assembleia da República, tendo recebido contributos de vários quadrantes políticos. O processo foi liderado pelo responsável máximo da instituição que tinha, à época, a responsabilidade no planeamento em saúde – Director Geral da Saúde e Alto Comissário da Saúde, o que confirmou ser de maior importância o papel mediador que deve ter a autoridade de saúde nacional no desenvolvimento de uma política de saúde mais abrangente, de acordo com o observado por Crawley (Crawley, 1987). A elaboração do PNS 2011--2016, em Portugal, seguiu idênticos princípios e metodologia semelhante.

12. As organizações de saúde como organizações de aprendizagem

Transformar as organizações de saúde em organizações de aprendizagem é parte da filosofia que tem acompanhado o movimento dos resultados em saúde (Wyn-Owen, 1994). Uma organização de aprendizagem sabe quando abandonar um programa para dar lugar a outro mais relevante e efectivo.

As organizações de aprendizagem que se relacionam de perto com a resolução de problemas pelas comunidades, têm como características:

- a abertura a novas ideias;
- a cultura que estimula e cria oportunidades para aprender e inovar;
- a capacidade para divulgar os objectivos e missão da organização e a compreensão de como cada pessoa e cada parte da organização contribui para os seus fins;
- a liderança com visibilidade;
- o entendimento de que os trabalhadores são factores capacitantes e estimulantes do trabalho em equipa a longo prazo, promovendo um amplo conjunto de competências entre todos.

Uma organização com liderança visível e que olha para os gestores como "capacitantes", desenvolve trabalho de equipa, constrói uma visão e promove uma gama larga de competências entre todos os trabalhadores. Estas organizações de "literacia pensante" criam a oportunidade de os trabalhadores serem pró-activos não se limitando ao desempenho das funções que lhes estão cometidas.

Germann e Wilson (Germann e Wilson, 2004) verificam a existência de um desfasamento importante entre o conhecimento acerca do desenvolvimento comunitário e a prática das organizações de saúde. Propõem um modelo conceptual para o desenvolvimento da comunidade que se apresenta seguidamente.

Este modelo assenta num estudo que incidiu sobre cinco autoridades de saúde de Alberta, Canadá. Teve por base 22 entrevistas semi-estruturadas a responsáveis e gestores de iniciativas de desenvolvimento comunitário (*Ibid*). Foram dirigidas a elementos-chave com pelo menos três anos de experiência em Promoção da Saúde (11 a profissionais do terreno, 9 a líderes formais da organização e 2 a líderes formais a trabalhar no terreno; 14 enfermeiros, 8 de medicina, serviço social, educação física, nutrição e ciências políticas).

As questões foram elaboradas com base na experiência dos entrevistados e na revisão da literatura, tendo sido identificadas três áreas para exploração: elementos organizacionais, competências e conhecimento e qualidades pessoais.

Os resultados obtidos foram transpostos para o esquema interpretativo acima, o qual considera quatro dimensões interrelacionadas:

1. **compromisso organizacional no desenvolvimento comunitário**, enraizado sobretudo em valores e crenças congruentes com a Promoção da Saúde, liderança e entendimento comum sobre o que é o desenvolvimneto comunitário, o modo como contribui para a saúde e como se enquadra no conjunto de serviços fornecidos pela organização;
2. **estruturas e sistemas de suporte** tais como o desenho do trabalho, os processos de planeamento flexíveis, os mecanismos de avaliação e os processos colaborativos;
3. **alocação de recursos** para o desenvolvimento comunitário e
4. **relações e processos de trabalho** que modelam o desenvolvimento comunitário dentro da organização de saúde.

FIGURA 34
Modelo conceptual para o desenvolvimento da comunidade

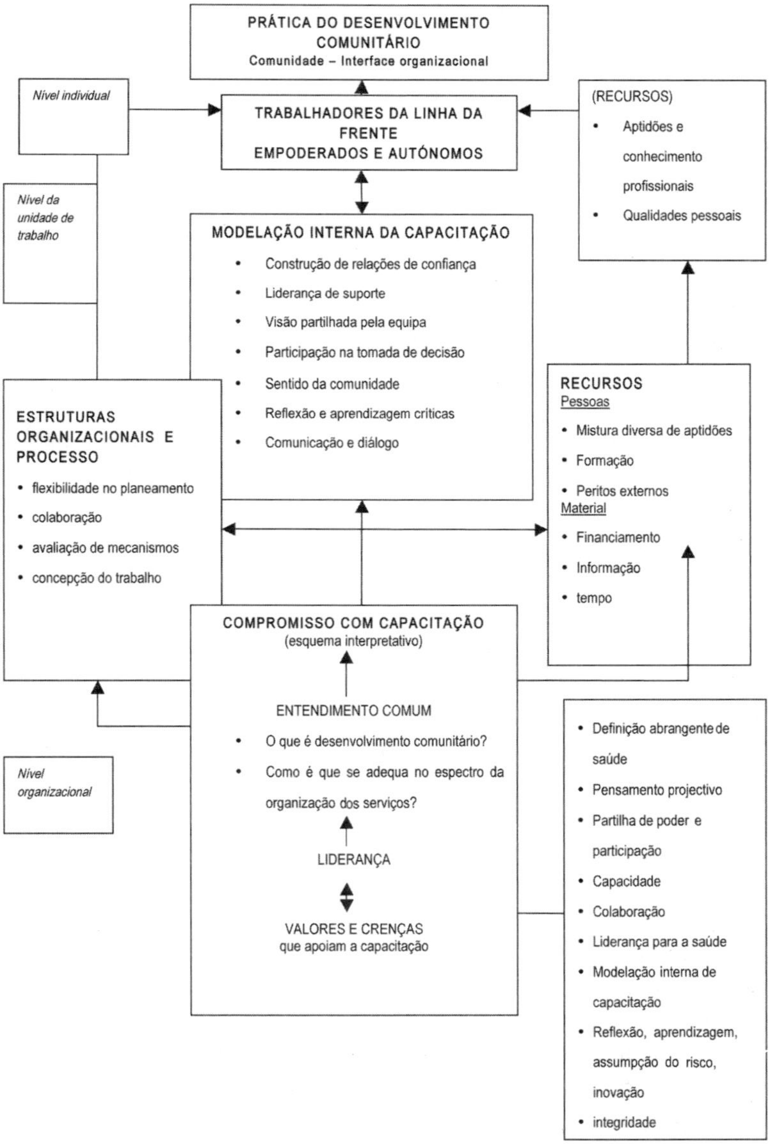

Nível individual

PRÁTICA DO DESENVOLVIMENTO COMUNITÁRIO
Comunidade – Interface organizacional

TRABALHADORES DA LINHA DA FRENTE EMPODERADOS E AUTÓNOMOS

(RECURSOS)
- Aptidões e conhecimento profissionais
- Qualidades pessoais

Nível da unidade de trabalho

MODELAÇÃO INTERNA DA CAPACITAÇÃO
- Construção de relações de confiança
- Liderança de suporte
- Visão partilhada pela equipa
- Participação na tomada de decisão
- Sentido da comunidade
- Reflexão e aprendizagem críticas
- Comunicação e diálogo

ESTRUTURAS ORGANIZACIONAIS E PROCESSO
- flexibilidade no planeamento
- colaboração
- avaliação de mecanismos
- concepção do trabalho

RECURSOS
Pessoas
- Mistura diversa de aptidões
- Formação
- Peritos externos

Material
- Financiamento
- Informação
- tempo

COMPROMISSO COM CAPACITAÇÃO
(esquema interpretativo)

ENTENDIMENTO COMUM
- O que é desenvolvimento comunitário?
- Como é que se adequa no espectro da organização dos serviços?

LIDERANÇA

VALORES E CRENÇAS
que apoiam a capacitação

- Definição abrangente de saúde
- Pensamento projectivo
- Partilha de poder e participação
- Capacidade
- Colaboração
- Liderança para a saúde
- Modelação interna de capacitação
- Reflexão, aprendizagem, assumpção do risco, inovação
- integridade

Nível organizacional

Fonte: Germann, K.; Wilson, D. – Organizational capacity for community development in regional health authorities: a conceptual model. *Health Promotion International*. 19: 3 (2004) p. 292.

Capacidade organizacional

A avaliação refere-se geralmente à verificação da existência de requisitos mínimos de estrutura, organização, competências, recursos necessários para levar a cabo um programa e à existência de requisitos capazes de suportar o desenvolvimento de novos programas, tendo em conta a missão em causa.

Para medir a capacidade organizacional Hawe (Hawe, 2005) refere que deve ser analisada nos domínios do compromisso, competências e estruturas.

Segundo Goodman e colaboradores (Goodman et al., 1993), para avaliar a **sustentabilidade** de um programa, ou seja, até que ponto os seus componentes e actividades foram adoptados ou absorvidos como actividade regular pelas agências da comunidade após o fim da intervenção, tem de demonstrar-se a evidência de institucionalização, que deve ser considerada em duas dimensões:

Quanto à **intensidade**, avalia-se se o programa se transformou numa parte estável da organização, passando a receber financiamento próprio ou se existe a garantia de que continuará a ser apoiado por tanto tempo quanto o da duração da organização;

Quanto à **extensão**, avalia-se o grau de disseminação do programa nos vários sub-sistemas da organização.

Um programa que revela grandes ganhos em saúde e um potencial de sustentabilidade fraco pode não ser tão eficaz quanto outro que apresenta ganhos em saúde mais modestos no início, mas com grande potencial para continuar. Um programa que, além disso, mostra que as parcerias estabelecidas desenvolveram a capacidade de lidar com outros problemas de saúde, parece ser ainda melhor.

A absorção das componentes de um programa ou das suas actividades no funcionamento regular das agências da comunidade depois de a intervenção ter terminado, é a melhor garantia de sustentabilidade.

Quanto aos indicadores que avaliam a **capacidade de resolução de problemas** pela comunidade ou as suas organizações, devem centrar-se nas aptidões genéricas para identificar questões de saúde ou outras relacionadas e mecanismos apropriados para as resolver, quer com base em experiências anteriores de um programa particular, quer através de uma actividade própria.

Juntamente com Hawe e seus colaboradores (Hawe et al., 1997), outros autores (Weisbrod; Pirie; Bracht, 1992; Wickizer et al., 1993) consideram que os indicadores devem evidenciar a influência da amplitude das redes, o grau de interacção que as organizações mantêm, o interesse que demonstram pelos diversos assuntos relevantes e o modo como é feita a adjudicação e partilha de recursos para resolução dos problemas.

Clark tentou documentar os componentes e resultados da cooperação entre organizações na resolução de problemas (Clark; Gotsch; Rosenstock, 1993) considerando três aspectos:

1. as necessidades de suporte, que são necessárias para iniciar a acção;
2. as estratégias de cooperação, esclarecendo o modo como as organizações participantes trabalham em conjunto no planeamento das acções, na comunicação e no recrutamento de outros elementos para se lhes juntarem;
3. as estratégias que permitam manter os interesses próprios de cada organização ao longo de um processo de colaboração com outras.

Da avaliação final dos projectos no âmbito da iniciativa comunitária EQUAL (Pimenta, 2008) salienta os seguintes aspectos:

1. O reconhecimento de que a **realização da auto-avaliação se constituiu como um instrumento de *empowerment*,** tendo criado uma boa oportunidade para promover e consolidar a coesão das parcerias e das equipas de projecto, bem como para alargar e fortalecer a dinâmica de participação dos diferentes agentes implicados na intervenção.
2. O facto de se terem mobilizado os recursos técnico-metodológicos na etapa de concepção dos projectos parece ter favorecido a **sua relevância;**
3. **A selecção criteriosa dos objectivos**, com base numa participação efectiva no diagnóstico e na escolha de um número limitado de problemas, parece ter favorecido a coerência das intervenções, "a lógica, a intencionalidade e o sentido da acção";
4. Os projectos EQUAL foram considerados **mobilizadores.** Envolvendo um leque muito diversificado de actores, salientou-se no relatório final a intensidade da **incorporação dos princípios** EQUAL, com especial destaque para os princípios da inovação, do trabalho em parceria, da cooperação transnacional e da disseminação e, também, a qualidade das auto-avaliações realizadas;

5. Foi salientada a necessidade de envolver no processo os actores locais e sectoriais para conseguir melhor disseminação, constituindo redes alargadas de cooperação e perspectivando as parcerias, com reforço do *empowerment* **externo**;
6. Foram identificadas como espaços privilegiados para a disseminação, a constituição de redes temáticas que se podem constituir como mediadores entre os protagonistas e os organismos públicos responsáveis pelas políticas e outros que se poderão convidar a envolverem-se nos trabalhos das equipas.

Para identificar e definir as dimensões da capacidade de uma comunidade, proporcionando uma base de medição, dois instrumentos parecem particularmente relevantes: o modelo de Goodman e o Índice Cívico.

O modelo de Goodman

Goodman e colaboradores (Goodman et al., 1998) consideram ser de equacionar dez componentes que caracterizam a capacidade da comunidade, de acordo com o modelo integrador que se apresenta na Figura 35.

FIGURA 35
Componentes da capacidade de uma comunidade segundo Goodman

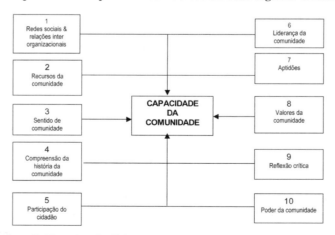

Fonte: Goodman, R. M. *et al.* – Identifying and defining the dimensions of community capacity to provide the basis for measurement. *Health Education and Behavior*. 25: 3 (1998) 258-278.

O Índice Cívico

O Índice Cívico pode oferecer aos planeadores a noção da capacidade de uma comunidade para a condução de programas de saúde. Foi criado pela National Civic League (http://www.ncl.org/) para avaliar o grau de capacidade da comunidade em enfrentar novos desafios que impliquem processos participativos de resolução de problemas (USA. National Civic League, 1999). Compreende dez itens que permitem identificar as forças e as fraquezas da comunidade relativamente àquele fim (*ibid*):

- participação do cidadão
- partilha da informação na comunidade
- liderança na comunidade
- desempenho do governo
- voluntariado e filantropia
- educação do cidadão
- capacidade de cooperação e construção de consensos
- visão e dignidade da comunidade
- cooperação entre a comunidade
- relações intergrupais

Alguns investigadores identificam as dimensões-chave de uma "comunidade competente" (Iscoe, 1974; Cottrel, 1976; Eng e Parker, 1994):

- participação dos cidadãos nos assuntos da comunidade
- compromisso dos cidadãos com a comunidade
- consciência da identidade e contributo da comunidade por todas as partes que a integram
- aptidão para exprimir os pontos de vista colectivos e trocar informação
- aptidão para gerir conflitos e capacidade de adaptação
- competência para estabelecer meios formais para assegurar contributos representativos na tomada de decisão
- apoio social

A estas dimensões, acrescentou-se a reflexão crítica, o debate metodológico, a clarificação de valores e a discussão da teoria que distingue este campo (Robertson e Minkler, 1994; Wallerstein e Bernstein, 1994).

13. Avaliar a capacitação

O objecto

A avaliação é uma das grandes apostas dos programas de capacitação, em que se inclui a auto-aprendizagem organizacional como um instrumento estratégico na construção das capacidades das organizações para identificar, planear e implementar os objectivos específicos do seu próprio desenvolvimento em vez de relatar resultados.

A avaliação incide sobre a gestão de programas, a definição dos objectivos, os recursos afectos e a monitorização dos progressos. Uma monitorização cuidadosa e uma avaliação reflexiva de apoio à gestão constituem um factor mais crítico no sucesso e impacte dos esforços do que a mera existência de planos detalhados e o controlo efectivo da sua implementação.

O processo de desenvolvimento de capacidades deve envolver actores locais no estudo das formas de melhorar o desempenho organizacional. Através de reflexão crítica, de processos de auto-avaliação e de recolha de indicadores de processo, é possível perceber quais os pontos positivos e as fragilidades que se podem corrigir. A avaliação participada e auto-avaliação, que requerem o reforço das capacidades locais e a utilização de uma variedade de metodologias, têm proporcionado soluções potenciais para muitos dos problemas correntes (ECDPM, 2010).

> Na avaliação da capacidade de um sistema de saúde, a avaliação do processo deve incidir sobre a forma como são elaboradas as políticas, o reforço das leis e regulamentos, a concepção do planeamento estratégico. Como resultados proximais podem incluir-se a sua publicação e a constituição de associações formais e informais. Resultados intermédios que podem representar a capacidade do sistema de saúde incluem, entre outros aspectos, políticas de saúde efectivas, aptidão para lidar com as mudanças ou pressões externas, adjudicação racional de recursos.

Técnicas de avaliação da capacidade de uma comunidade

A avaliação da capacidade de uma comunidade recorre a uma multiplicidade de técnicas, incluindo entrevistas a informadores-chave, grupos focais, questionários, observações, planos de programas e outras formas de documentação. Apesar da existência de diversos modelos de capacitação da comunidade e de várias abordagens de avaliação, regista-se algum acordo teórico, empírico e pragmático sobre a medição de certas qualidades da capacidade da comunidade.

Tendo em conta os nove domínios da capacitação de Laverack (1999), poderão ser usados diferentes métodos para avaliar as mudanças produzidas, não perdendo de vista que a comunidade e as suas capacidades são fenómenos sociais mutáveis e de difícil compreensão.

A Promoção da Saúde pode contribuir para o desenvolvimento da capacidade de uma comunidade enquanto elemento constitutivo do desenvolvimento humano. Não se pode esquecer, todavia, que aumentar as capacidades da comunidade não é panaceia para problemas sociais complexos derivados de um globalismo económico desregulado. O desenvolvimento comunitário requer que se mantenha sob vigilância a política global e nacional ou arrisca-se a estagnar num localismo desempoderador e inconsequente.

Os sociogramas e as matrizes de avaliação são considerados como dos instrumentos mais interessantes para medir progressos de uma comunidade face aos seus objectivos e, ao mesmo tempo, perceber a evolução dos processos em curso.

Sociogramas

Os sociogramas são métodos adequados para medir as mudanças no apoio social e nas redes sociais ou para proporcionar uma análise que informe acerca das relações que se vão desenvolvendo no decurso de um programa. A sua aplicação é simultâneamente parte do programa e fonte de informação para a avaliação. Estas formas de representação visual têm evoluído ao longo do tempo. Em 1986, Roughan desenvolveu um diagrama com a configuração de uma roda, constituída por três eixos de dez pontos, através do qual se pretendia avaliar o desenvolvimento pessoal, material e social numa comunidade (Roughan, 1986).

A técnica de registo da "teia de aranha", baseada na graduação sumativa de domínios seleccionados, continuou a ser usada para avaliar a participação da comunidade nos serviços de saúde (Bjaras; Haglund; Rifkin, 1991) assim como em vários modelos de capacidade da comunidade (Laverack, 1999; Hawe et al., 2000) sendo um instrumento de grande utilidade na auto-avaliação.

O esquema de Bjaras (Bjaras; Haglund; Rifkin, 1991), com cinco dimensões – liderança, avaliação de necessidades, gestão, organização e mobilização de recursos – foi usado na Suécia para medir a participação comunitária. Contudo, é apontado que apenas serviu para a avaliação externa, não tendo promovido o planeamento estratégico e o auto-desenvolvimento.

Gibbon (Gibbon, 1999) desenvolveu um diagrama com oito domínios e uma escala de dez pontos, usado no Nepal para auto-avaliação por dois grupos de mulheres. Evidenciou relevância para um contexto de comparação do mesmo grupo ao longo do tempo, mas, sem poder comparativo entre comunidades diferentes. Mais tarde, Labonte e Laverack (Labonte e Laverack, 2001b) apresentaram um modelo que passou a incluir nove domínios de capacitação da comunidade.

Para exemplo da aplicação deste modelo num contexto de avaliação, mostra-se seguidamente um exercício de simulação em que se verifica uma progressão positiva em todas as dimensões, nos três momentos de avaliação assinalados, em que se considera, como menos favorável, o valor zero e, como ideal, o valor dez. Os sociogramas seguintes reflectem, em ambos os casos, a evolução positiva do desenvolvimento da capacidade da comunidade.

FIGURA 36 a) e b)
Simulação do uso do sociograma aplicado à avaliação dos domínios da capacidade da comunidade em três momentos

a)

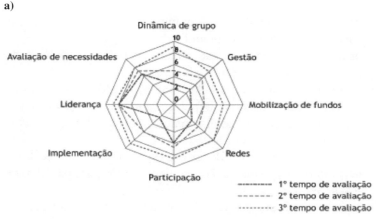

Fonte: Adaptação de Gibbon, M. – Meetings with meaning: health dynamics in rural Nepal. London: South Bank University, 1999. PhD Thesis.

b)

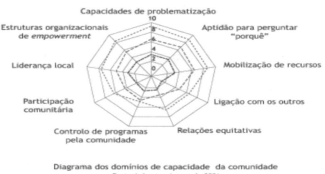

Fonte: Adaptação de Labonte, R.; Laverack, G. – Capacity building in health promotion: Part 2: whose use? and with what measurement? *Critical Public Health*. 11: 2 (2001b) 128-138.

Laverak (Laverak ,1999) tinha desenvolvido um conjunto de critérios para a graduação em cada um dos domínios. Por exemplo, para a participação, sugeria os seguintes níveis:

- nem todos os membros da comunidade ou grupos estão a participar nas actividades da comunidade e encontros;
- os membros da comunidade vão aos encontros mas nem todos participam na discussão ou na ajuda ;
- os membros da comunidade estão envolvidos na discussão mas não em decisões sobre o planeamento e implementação; estão limitados a actividades tais como trabalho voluntário e donativos financeiros;
- os membros da comunidades estão envolvidos em decisões e planeamento e implementação; há mecanismos para partilha da informação entre eles;
- a participação na tomada de decisão tem sido mantida; os membros da comunidade estão envolvidos em actividades fora da comunidade.

Este tipo de escalas pode servir a diferentes grupos envolvidos no programa, dando uma perspectiva do "olhar" de cada um deles em determinado momento. Pode também ser usado ao longo do tempo, sendo preenchido por consenso pelos mesmos actores, evidenciando as dimensões em que está a haver progresso, retrocesso ou estagnação. Caso o preenchimento seja realizado por vários intervenientes num mesmo momento e se verifiquem pontuações diferentes, isso constitui uma oportunidade para se discutirem os diferentes entendimentos.

A Agência de Saúde Pública do Canadá utilizou uma adaptação do modelo de nove dimensões em projectos locais como instrumento de planeamento, construção e reflexão sobre a capacidade da comunidade. Este instrumento foi validado por mais de uma centena de organizações da comunidade, tendo sido mostrada a evidência da sua validade e fiabilidade por diversas análises psicométricas e de triangulação. As dimensões consideradas foram:

1. participação
2. liderança
3. estruturas da comunidade

4. apoio externo: fontes de financiamento
5. perguntar porquê
6. obtenção de recursos
7. competências, conhecimentos e aprendizagens
8. ligação com outros
9. sentido da comunidade

O instrumento mostrou, assim, o seu interesse no planeamento e avaliação de projectos.

Matrizes de avaliação

Ao encontrar as maiores dificuldades numa representação visual, Laverack (Laverack,1999) prefere usar uma matriz que mapeie a capacidade de uma comunidade. Este autor identificou que uma implementação bem conseguida dos "domínios" de capacitação estava dependente de um fluxo de troca de informação aberta entre participantes (acesso à matriz, partilha de informação entre participantes e com outras comunidades, expectativas claras) e apoio de *follow-up* (do facilitador e dos agentes externos).

Gibbon identificou um conjunto de indicadores e construiu uma matriz de avaliação (Gibbon; Labonte; Laverack, 2002) de que segue um exemplo aplicado ao domínio da organização:

Quadro 9
Matriz de avaliação da capacidade de uma comunidade no domínio da organização

Classificação Organização	1	2	3	4
O grupo encontra-se regularmente?	Não, quase nunca	Encontros irregulares	Encontros regulares baixa participação dos membros	Encontros regulares Alta participação dos membros
Como são tomadas as decisões pelo grupo central?	Não há decisões tomadas	Decisões tomadas sobretudo por 1-2 membros	Decisões tomadas por poucos mas apoiadas pela maioria	Decisões tomadas por consenso de todos
De que modo o grupo-chave comunica com os membros?	Não há mensagens dirigidas aos membros; não há contacto entre o grupo central e os restantes membros	Comunicação irregular com os outros membros (<50%informados)	Comunicação verbal regular com todos os membros (>50%informados)	Boa interacção entre o grupo central e os restantes membros. Todos informados
Qual o entendimento sobre o papel do grupo?	Não há percepção do papel	Poucos têm ideia clara sobre o seu papel	A maioria tem uma ideia vaga sobre o seu papel	A maioria dos membros tem uma clara percepção do seu papel

Fonte: Gibbon, M.; Labonte, R.; Laverack, G. – Evaluating community capacity. *Health and Social Care in the Community*. 10: 6 (2002) 485-491.

Metodologia de *workshop*

Como pode um programa ou programas específicos apoiar a estratégia de melhoria da situação na comunidade local? Para responder a esta pergunta, devem privilegiar-se metodologias de "diálogo facilitado" ou de *workshop*.

Quando se comparam vários domínios como o controlo pela comunidade e as parcerias estabelecidas, esta metodologia é uma boa opção, cabendo aos participantes designar os descritores para cada domínio num esquema de classificação hierárquica que faça sentido para eles, conforme sugerido por Laverack (1999).

O *workshop* é, neste contexto, uma reunião em que promotores de saúde e representantes-chave da comunidade se encontram para chegar a consenso relativamente a:

– domínios ou áreas considerados fundamentais para o investimento em Promoção da Saúde e respectivos descritores;
– hierarquização dos descritores: proposta de classificação, discussão e obtenção de uma lista ordenada por ordem de importância (por vezes, manifestam-se problemas de poder, o que exige encontrar estratégias para ultrapassar as dificuldades);
– identificação do ponto de partida da comunidade e das acções que devem ter início;
– identificação dos recursos necessários para levar a cabo as acções, incluindo um programa de promoção da saúde como um recurso potencial.

Uma componente fundamental é a análise das "razões do porquê", exigindo a discussão de exemplos verificáveis das reais experiências dos participantes, trazidas da comunidade para ilustrar, em maior detalhe, o racional por detrás de cada afirmação.

Um programa de Promoção da Saúde pode ser orientado por um processo de avaliação em capacitação. A questão colocada em cada passo, no ciclo do programa (planeamento, implementação, avaliação) é devolvida à avaliação da comunidade:

– Como pode o programa ajudar a aumentar a capacidade em cada um dos diferentes domínios?

A avaliação pode ser repetida ao longo do tempo. A questão poder-se-á bifurcar:

– de que modo tem o programa contribuído para aumentar a capacidade num dado domínio (e como se poderá saber isso? Que outra evidência se poderá usar?)
– de que modo poderá o programa melhorá-la ainda mais?

A metodologia de *workshop* permite uma avaliação de todos os domínios e poderá ser realizada durante um só dia. O próprio *workshop* deve constituir um meio de desenvolver capacidades, quer pelo aumento da participação e da sua qualidade, quer pelo despoletar de lideranças ou de dar início a um novo desenvolvimento organizacional, aumentar as competências das pessoas em identificar problemas, analisar contextos, etc.. Constitui uma oportunidade para a auto-avaliação, que é reconhecidamente um importante contributo para o *empowerment*.

Triangulação

Triangulação é um termo proveniente da metodologia de inquérito. Significa localizar uma tendência de respostas considerando várias perspectivas. Triangulação em investigação pode ser efectuada a partir dos dados, do investigador, de teorias, de resultados obtidos por um ou mais métodos. Segundo Denzin (1970) triangulação metodológica pode envolver uma combinação de métodos dentro de uma mesma tradição epistemológica ou de várias tradições. Tornou-se quase axiomático que o uso de métodos pluralistas, qualitativos e quantitativos pode produzir os resultados mais válidos.

Para Keith Tones (Tones e Tilford, 1994) dada a grande variedade de questões que se colocam em Promoção da Saúde, a utilização de pluralismo metodológico parece fazer sentido.

A triangulação na avaliação da efectividade da RNEPS

Aplicando esta abordagem à avaliação da RNEPS, utilizando os vários estudos entretanto realizados ao longo dos anos, entre 1998 e 2002, parece fazer sentido concluir que o processo foi um sucesso pela mobilização conseguida aos níveis institucional, comunitário, político e na comunicação, assim como no nível de participação conseguido. Acrescem os relatórios produzidos pelo Grupo de Trabalho de Educação Sexual (GTES) e pelo Conselho Nacional de Educação (CNE), ambos em 2005, que fizeram uma avaliação positiva do contributo que a dinâmica da RNEPS imprimiu às escolas avaliadas (Portugal. Ministério da Educação, 2005; Parecer n.º 6/2005). O esquema que se apresenta inclui os vários estudos realizados: estudo de intervenção comunitária (Loureiro, 2004); análise a *stakeholders*: responsáveis nas escolas (Pimenta, 1998) e membros das Equipas de Apoio Local (Pimenta e Prates, 2002); as avaliações a pedido da Comissão Europeia EVA2 (Piettte, et al.1999) e EVA3 (Piette e Rasmussen, 2002) bem como os pareceres do CNE (Parecer, 2005) e do GTES (GTES, 2005).

Constelação de contributos para a avaliação da RNEPS

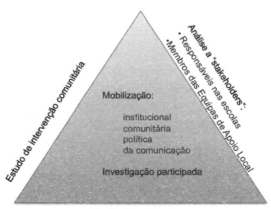

14. Onde reside o sucesso?

Para a OMS, a função mais importante dos governos e dos sistemas de saúde é a administração. Segundo o Relatório Mundial de Saúde (OMS, 2000) administração é a função de um governo responsável pelo bem-estar da população e preocupado com a verdadeira legitimidade que lhe é conferida pela forma como os cidadãos olham as suas actividades.

Tornou-se evidente que o sucesso no desenvolvimento de programas é mais provável quando as políticas estão bem fundamentadas e se encontram expressas. Sabe-se, também, que a qualidade das políticas é influenciada pelos processos mediante os quais as decisões são tomadas e que a tomada de decisão, por sua vez, é influenciada pela capacidade das pessoas e instituições, não só para formularem decisões mas, também, para as levarem por diante numa base sustentada. A Organização para a Cooperação e Desenvolvimento Económico reconhece que "capacidade" significa mais do que competência técnica (OECD, 1996) abrangendo a sustentabilidade de uma interacção dinâmica e produtiva entre líderes políticos, instituições governamentais e sociedade civil.

IX – PLANEAMENTO EM PROMOÇÃO DA SAÚDE

*If we want more evidence-based practice,
we need more practice-based evidence*
LAWRENCE GREEN

1. Enquadramento

A definição de planeamento não é consensual, o que poderá dever-se à escassez de teorias neste domínio. Algumas definições focalizam-se numa abordagem integrada e genérica e outras em aspectos específicos de intervenção. Cada autor contribui com a sua perspectiva, havendo acordo, no entanto, relativamente a alguns pontos, nomeadamente em relação ao processo contínuo e dinâmico que se inicia por um diagnóstico de situação, estabelecimento de prioridades e objectivos, proposta de estratégias e de programas e avaliação, retomando-se o início do processo numa espiral de adaptação a novas necessidades e contextos.

O planeamento como um conjunto de acções racionais, orientadas para o futuro é uma das visões mais aceites pelos planeadores e pelos académicos. É o processo de escolha racional que leva à melhor adaptação dos meios aos fins, com a máxima rentabilização dos meios envolvidos.

O planeamento, numa organização, é um esforço disciplinado de tomada de decisão e de proposta de linhas de acção que modulem e guiem o que a organização é, o que faz e porque o faz (Bryson, 1993). É um processo contínuo para criar e identificar resultados desejados no futuro e o modo como vai ser medido o sucesso.

Um Plano de Saúde é um conjunto de programas desenhados para alcançar finalidades e objectivos específicos relacionados com a saúde e com resultados sociais. Por sua vez, os programas compõem-se de actividades, organizadas e planeadas, que devem ser desenvolvidas ao longo do tempo. O Plano de Saúde deve tornar possível o entendimento por parte de cada organização e dos seus profissionais de qual a quota parte que, no âmbito do seu desenvolvimento, execução e avaliação, deverão assumir para se atingirem os objectivos globais.

2. Modelos de planeamento em Promoção da Saúde

A literatura que aborda as metodologias de planeamento em saúde reporta uma grande diversidade de modelos, alguns especialmente adequados e imbuídos dos princípios da Promoção da Saúde, já atrás mencionados.

Muitos estudos de investigação e a experiência em Promoção da Saúde indicam que as pessoas se sentem mais interessadas em iniciar e em fazer perdurar as mudanças que ajudaram a definir e que estão em acordo com os seus propósitos e circunstâncias de vida próprias do que se "beneficiarem" de uma acção paternalista ou de iniciativa "central", na qual não participaram (Bjaras; Haglund; Rifkin, 1991; Wandersman e Florin, 2000).

O planeamento em Promoção da Saúde começa pela identificação das necessidades que requerem intervenção. O primeiro passo consiste na enumeração e definição dos problemas. É fundamental atingir um consenso quanto à missão e valores da ou das organizações implicadas, analisando o seu ambiente interno e externo, envolvendo no processo as pessoas afectadas e criando uma visão comum para o futuro.

À partida, os interventores deparam-se com a necessidade de decidir quais os resultados que pretendem medir. A perspectiva dos profissionais tende a orientá-los para aspectos muito precisos, procurando encontrar indicadores objectivos de saúde, enquanto que o cidadão comum interpreta as suas necessidades à luz de um complexo de subjectividades, por vezes, não coincidente o que é definido por cada um dos lados. A identificação de prioridades e respectivas estrat<as de abordagem conseguida de uma forma participada, ajuda a estabelecê-las e a orientar a acção.

Sob uma perspectiva de desenvolvimento local, o planeamento baseado na participação comunitária tem subjacentes alguns princípios metodológicos que devem ser tidos em conta pelos profissionais (Amaro, 2005):

- *Princípio da investigação/acção* – consiste numa permanente dialéctica entre a teoria e a intervenção, a qual permite ajustamentos de acordo com os resultados da avaliação que vai sendo feita, dos novos dados que surgem e da discussão organizada e sistemática entre os protagonistas da mudança;
- *Princípio da territorialização* – os técnicos devem conhecer e saber comunicar com os habitantes de um dado espaço geo-demográfico (território);
- *Princípio da participação* – são as pessoas da comunidade e não os técnicos os sujeitos principais dos processos de mudança;
- *Princípio da visão integrada* – partindo de uma visão sistémica e integrando as áreas com mais ligação a cada acto de intervenção, partilham-se recursos, identificam-se e potenciam-se as sinergias;
- *Princípio do trabalho em parceria* – resulta do reconhecimento dos valores comuns, do significado da linguagem, da capacidade de negociação e persistência para investir em conjunto e complementarmente em objectivos comuns;
- *Princípio da flexibilidade* – consiste na correcção permanente das acções de acordo com a prática de investigação-acção;
- *Princípio do planeamento interactivo* – cada parceiro contribui para a acção de maneira sistemática, partilhada, negociada e confiante;
- *Princípio da avaliação permanente* – compreende uma avaliação sistemática e periódica bem como o debate com outros acerca das dificuldades e sucessos para melhorar as estratégias de intervenção;
- *Princípio da potenciação e complementarização de competências*, nomeadamente das relacionais e técnico-profissionais.

Nas sociedades democráticas, as estratégias de intervenção ou as políticas provenientes directamente do nível central, têm poucas hipóteses de ser efectivas se as pessoas a serem por elas afectadas não participarem ou não compreenderem bem os seus fundamentos e objectivos. Para além das vantagens reconhecidas da investigação participativa na motivação e investimento na prática, em saúde pública, um mesmo problema visto, em simultâneo, por um epidemiologista, um antropólogo, um educador para a saúde e um cidadão, por exemplo, conjugando diferentes perspectivas, permite uma visão mais aproximada da realidade. Daqui o interesse da multidisciplinaridade e do encontro de saberes no planeamento em saúde.

3. A "Abordagem Planeada da Saúde da Comunidade"

Um dos processos metodológicos mais disseminado é o *Planned Approach to Community Health – PATCH*[11] (Kreuter, 1992), (Abordagem Planeada da Saúde da Comunidade) construído para planear, executar e avaliar programas de Promoção da Saúde e prevenção da doença. Combina princípios de participação da comunidade com os do diagnóstico epidemiológico.

O desenvolvimento do *PATCH* pelo *Center of Disease Control and Prevention* dos Estados Unidos da América recebeu a influência dos pressupostos do modelo *PRECEDE (Predisposing, Reinforcing, Enabling, Constructs in Educational/Ecological Diagnosis and Evaluation)*, do conhecimento e da literatura no campo da organização e desenvolvimento comunitários, bem como da prática do trabalho das agências estatais de saúde na aplicação de programas de promoção da saúde e prevenção da doença.

O *PATCH* orienta os seus utilizadores através de cinco passos: 1 – mobilização da comunidade 2 – colheita e organização de dados 3 – escolha das prioridades em saúde 4 – desenvolvimento de um plano de intervenção global 5 – avaliação.

Desde a fase inicial até à sua plena implantação pode decorrer, na prática, um ano ou mais. O sucesso do modelo está ligado ao envolvimento activo dos membros da comunidade no processo, ao tempo, recursos e metodologia investidos na recolha e tratamento da informação na orientação do desenvolvimento do programa e no fortalecimento da coesão entre os actores-chave das organizações envolvidas. O *PATCH* constitui um modelo que não testou apenas a teoria, mas, facilitou também a ligação entre investigação e a prática da promoção e educação para a saúde

---

[11] CDC – Estado Federal (EUA) em parceria com os departamentos locais de saúde e grupos da comunidade.

na comunidade. Tem sido usado em combinação com outros modelos de referência, em planeamento baseado na comunidade. O projecto "Cidades Saudáveis" é um dos exemplos da sua aplicação.

O *PATCH*, *d*esenvolvido a partir do modelo *PRECEDE*, veio a constituir uma inspiração para o *PROCEED* (*P*olicy, *R*egulatory, *O*rganizational, *C*onstructor in *E*ducational and *E*nvironmental *D*evelopment) que tem sido usado para avaliar as necessidades em saúde de diversas populações em vários domínios, como por exemplo, as doenças cardio-vasculares, a prevenção de acidentes, o HIV/SIDA, a gravidez na adolescência ou o consumo do tabaco.

O *PATCH* compreende cinco fases que se desenvolvem sequencialmente.

FIGURA 37
As cinco fases do PATCH

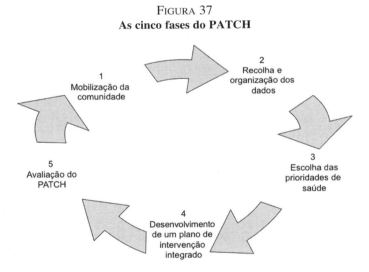

Fonte: Kreuter, M. W. – Patch: Its Origin, Basic Concepts, and Links to Contemporary Public Health Policy Journal of Health Education, April 1992, Volume 23, No. 3, pp. 135-139.

O presente capítulo faz uma apresentação das metodologias mais utilizadas no planeamento em saúde e em Promoção da Saúde, privilegiando o modelo *PRECEDE-PROCEED*, de Green e Kreuter (Green; Kreuter, 2005). Este modelo, de carácter sistémico, integra as abordagens educativas e ecológicas. Mais do que outros, parece incorporar uma visão da Promoção da Saúde como a consiliência[12] da nova saúde pública pela integração dos saberes das diferentes áreas do conhecimento humano, participação do cidadão, políticas intersectoriais, bases para atingir a equidade, gestão dos recursos e governação democrática.

O *PRECEDE-PROCEED* é reconhecidamente um dos modelos de referência do planeamento em saúde, havendo a nível mundial muitos exemplos da sua aplicação. Considerando a sua relevância para o contexto português, propomo-nos descrevê-lo de forma sumária, pretendendo contribuir para a sua utilização, aos vários níveis da tomada da decisão em saúde, com a necessária autorização dos autores (Green, 2010b).

À medida em que se vai avançando na descrição do modelo, apresentam-se reflexões e referências a metodologias ou exemplos de aplicação.

É de salientar, desde já, que uma das características principais do *PRECEDE-PROCEED* é o facto de que a sua perspectiva empírica e filosófica recusa um planeamento que se arrisque a ser manipulativo, requerendo, antes, o consentimento informado e a participação voluntária dos destinatários dos programas, procurando perceber a sensibilidade cultural e visando a mobilização dos interessados na construção dos processos. Como forma de promover a mudança social, o modelo atribui importância fundamental a medidas políticas de reforço e sustentação das decisões tomadas pelos indivíduos e organizações.

Numa abordagem ecológica e educativa que respeita simultaneamente o contexto e as pessoas, o planeamento e os procedimentos obedecem a uma sequência de passos alinhados segundo uma lógica ou um sistema de prováveis causas e efeitos em que se aceita que tudo influencia tudo.

A componente **PRECEDE** do modelo, que passaremos a designar por **PRECEDER** (**P**redisposição, **R**eforço e *Empowerment,* **C**onsiderados na **E**ducação e **D**iagnóstico **E**cológico e de **R**ecursos) constitui a primeira parte de um diagnóstico planeado e participado, gerador de informação

---

[12] *Consiliência* é entendida como a unidade do conhecimento, tendo como apelo compreender a condição humana através da reunião dos saberes das diferentes disciplinas, da ligação das ciências com as humanidades. William Whewell, em 1840, o primeiro a falar de consiliência, sintetizava-a como um "salto conjunto" do conhecimento pela ligação dos factos com a teoria, baseada na evidência disponível em todas as disciplinas, para criar uma base comum de explicação (Wilson, 1999. p. 7-8).

que irá ser usada em decisões subsequentes. Os dados obtidos pela realização desta componente vão permitir clarificar as necessidades, as prioridades, o estabelecimento dos objectivos, metas e referências a partir dos quais são definidos os critérios de sucesso da intervenção que parece relevante para a situação identificada.

A componente *PROCEED,* que traduziremos por **PROCEDER** (**P**olítica, **R**egulação e **O**rganização, **C**onjugados na **E**ducação e **D**esenvolvimento **E**cológico e de **R**ecursos) refere-se à implementação de estratégias, de múltiplas acções, baseadas no diagnóstico inicial em que se combinam lógicas indutivas e dedutivas e na qual as necessidades e os recursos reais e potenciais serão tidos em conta para as intervenções, com a implicação dos parceiros-chave, a diferentes níveis.

A avaliação é parte integrante de ambas as componentes – PRECEDER-PROCEDER – e serve como veículo primário para assegurar a qualidade de todo o processo de planeamento.

O processo PRECEDER-PROCEDER requer dos planeadores, à partida, uma visão clara sobre o objectivo final. Este é articulado sob a forma de uma visão ou declaração de missão transformando-se, durante o planeamento, num ponto de chegada mensurável que inclui estimativas quantitativas da magnitude dos efeitos desejados e a antecipação do tempo necessário para atingir esses efeitos.

Este modelo deve pautar a sua utilização por um esforço continuado da parte dos planeadores, no sentido de melhorar o entendimento dos actores-chave sobre as implicações da complexidade dos determinantes sociais e da necessidade da cooperação entre sectores nos programas de saúde. Os programas devem estar em sintonia com os interesses da comunidade, envolvendo, para que sejam bem sucedidos, organizações locais, não explicitamente ligadas à saúde.

4. O modelo PRECEDER-PROCEDER

A componente PRECEDER, que inicia o processo de planeamento, começa por reunir conhecimento sob a forma de informação qualitativa e quantitativa.

Figura 38
O modelo PRECEDER-PROCEDER

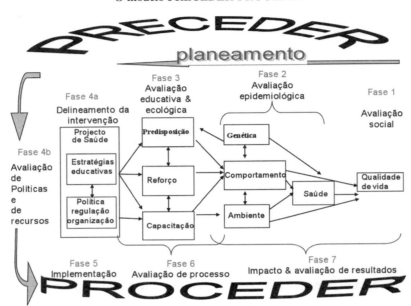

Fonte: Adaptado de Green, L. W.; Kreuter, M. W. – Health program planning: an educational and ecological approach. 4th ed. New York: McGraw-Hill, 2005. 17.

Seguindo este modelo, começa-se por identificar a questão ou problema com base nos indicadores da qualidade de vida[13], problemas de saúde e factores genéticos, comportamentais e ambientais eventualmente implicados na situação. Quando parece ser necessário alterar comportamentos, há que identificar os factores predisponentes dos comportamentos em causa, bem como as necessidades de capacitação e de reforço necessárias para apoiar a mudança desses comportamentos, de forma sustentada.

---

[13] Qualidade de vida (Green e Kreuter, 2005) é definida como a percepção de indivíduos ou grupos de que as suas necessidades estão a ser satisfeitas e de que não lhes estão a ser negadas oportunidades para conseguirem a felicidade e a plenitude. Para estes autores, apesar de o investimento em saúde poder ter um valor instrumental na redução de riscos de morbilidade e mortalidade, o seu verdadeiro valor é o contributo para a qualidade de vida.

Para o processo de planeamento é muitas vezes necessária uma avaliação-diagnóstico do ambiente político, económico, social e tecnológico – PEST – e o acompanhamento das suas transformações.

Na fase de diagnóstico da situação é muito útil, também, a realização de uma análise de contingência, por exemplo, usando o referencial SWOT (*strengths*, *weaknesses*, *opportunities*, *threats* – forças, fraquezas, oportunidades, ameaças).

O método SWOT foi descrito por Learned e colaboradores (Learned et al., 1965) sendo utilizado para a avaliação do ambiente externo e interno aquando do lançamento de um projecto por uma organização, facilitando a definição das prioridades e das estratégias mais adequadas ao contexto em que se pretende implementá-lo. Tem como ponto de partida a realidade interna da organização (forças e fraquezas) para melhor a focalizar na análise previsível do impacte de forças externas (oportunidades e ameaças) sobre o projecto que está a ser planeado, permitindo adequar ou reforçar as suas capacidades.

Componentes de uma análise SWOT

	POSITIVA	NEGATIVA
INTERNA	Forças (S)	Fraquezas (W)
EXTERNA	Oportunidades (O)	Ameaças (T)

Um exemplo da sua aplicação teve lugar no âmbito do **PRO**jecto de **CA**pacitação em **P**romoção da **S**aúde (**PROCAPS**)) desenvolvido em Portugal pelo Instituto Nacional de Saúde Doutor Ricardo Jorge. No *workshop* que decorreu em Novembro de 2008 (Loureiro, et al., 2009) e em que participaram trinta e duas autarquias, a utilização desta metodologia levou à elaboração da seguinte grelha:

	POSITIVA	NEGATIVA
INTERNA	**FORÇAS (S)** • Experiência de **trabalho em rede**; • Disponibilidade de **indicadores** a nível da qualidade de vida; • **Instrumentos de planeamento** (Perfis, Cartas Educativas, PMS, PDM, ...).	**FRAQUEZAS (W)** • Saúde **"escondida"** noutras áreas; • Dificuldade em desenvolver **parcerias com os Centros de Saúde**; • **Falta de dados** (indicadores relacionados com a saúde) a nível da autarquia; • **Falta de instrumentos** para medir o nível de saúde a nível "micro"; • **Falta de técnicos** capacitados (definir competências para formação) para o levantamento de necessidades em saúde em cada município.
EXTERNA	**OPORTUNIDADES (O)** • Estabelecimento de **parcerias** com entidades privadas e públicas (universidades, serviços de saúde, indústria farmacêutica, outras); • Abordagem **"Saúde em todas as políticas"**; • **Plano Nacional de Saúde** (articulação do sector da saúde com autarquias, HIA; intersectorialidade); • Transferência de **competências para os municípios**: Comissões municipais de saúde comunitária.	**AMEAÇAS (T)** • Dificuldade de ver **resultados em promoção da saúde a curto prazo** (falta de indicadores intermédios de monitorização de investimentos); • **Pouca visibilidade** (política) da promoção da saúde.

Quando as estratégias são conhecidas a realização de uma avaliação--diagnóstico das necessidades e/ou análise do ambiente pode aumentar a probabilidade de fazer as perguntas certas que irão guiar mais tarde o processo com base na evidência.

QUESTÕES IMPORTANTES PARA ORIENTAR UM PROCESSO DE PLANEAMENTO BASEADO NA EVIDÊNCIA	
Áreas de interesse	**Questões a colocar**
Avaliação-diagnóstica Interna	Esta questão é relevante para a missão e valores da organização? O que já está a ser realizado neste âmbito? Existe o problema, qual o seu grau de prioridade na organização? A organização deseja e é capaz de lidar com esta questão? Quem na organização gostaria de ver o assunto tratado?
Avaliação-diagnóstica Externa	A comunidade aceita e apoia que o assunto seja tratado? Existem regulamentos governamentais e outros factores legais a afectar o problema? Foram tidas em conta as perspectivas dos actores-chave? Existem outros grupos externos a abordar o assunto com sucesso ou com falta de sucesso (quer actualmente quer no passado?)

Fonte: Brownson, R.C. et al. – Evidence-based public health. Oxford: Oxford University Press, 2003. p. 87.

5. PRECEDER – Diagnóstico

Fase 1: Diagnóstico social

Nesta fase de análise da situação de partida, pretende-se chegar ao que é realmente importante e definir quais os recursos necessários para planear uma intervenção em saúde, incluindo a sua implementação, a avaliação do processo e dos resultados.

O entendimento do contexto social, da perspectiva das pessoas e das comunidades e organizações é uma questão ética, ao mesmo tempo que é fundamental para orientar a acção. Recolher os seus pontos de vista, através de procedimentos adequados, é a melhor forma de compreender as pessoas e de conhecer as suas aspirações.

Segundo o modelo PRECEDER-PROCEDER, a fase de diagnóstico social contribui para ajudar os planeadores em duas tarefas:

- identificar e interpretar as condições sociais e percepções da comunidade e dos actores-chave das organizações e as suas referências culturais;
- fazer a ligação entre aquelas condições e percepções e a diversidade de estratégias e de programas de intervenção, de molde a ir ao encontro de necessidades, por forma a actuar tendo em conta os valores subjacentes à Promoção da Saúde.

No planeamento, a fase de diagnóstico social é considerada particularmente crítica por duas razões:

- desde o início, é decisivo que os "interessados" compreendam e assumam o seu papel de actores em todo o processo;
- a sua participação crítica e motivada contribui para garantir que as suas expectativas e preocupações, a auto-avaliação de necessidades e aspirações sejam o alicerce para estratégias de intervenção adequadas.

Assim, devem procurar-se instrumentos de diagnóstico suficientemente sensíveis para detectar fenómenos e variações que são exclusivas da população em causa. O sucesso de um programa depende muito do modo como está organizado e da coerência com que as actividades e os resultados previstos estão entrelaçados.

> As fontes de informação, habitualmente, são alimentadas a partir de dados que permitam a construção de indicadores sociais e económicos e da qualidade de vida dos indivíduos. São exemplos de indicadores deste grupo, o rendimento *per capita*, o absentismo, o nível de desempenho das tarefas diárias, a existência de preocupações de carácter estético, o grau de alienação, de conforto, os níveis de criminalidade, a sobrepopulação, a existência de discriminações, a percepção de felicidade, de hostilidade, a auto-estima. Os indicadores devem ser tanto mais sensíveis e específicos quanto maior for a necessidade de detectar as pequenas variações, próprias de uma comunidade ou grupo.
>
> A intervenção numa pequena comunidade, num bairro ou numa bolsa de pobreza não se compadece com o recurso apenas a indicadores "gerais" ou provenientes de fontes tradicionais, que nada dizem sobre as necessidades em presença. A este nível os projectos têm de recorrer a outras fontes e de utilizar métodos e medidas adaptados a pequenos números, sem perder o enquadramento numa estratégia mais global de intervenção. Tem sido demonstrado o interesse da utilização de estatísticas de pequenos números, por exemplo a partir de métodos de memorização – *recall memories* – como os que foram sugeridos para a avaliação de projectos na área da saúde materno-infantil em Portugal (Portugal. MS. DGS, 2003). A informação quantitativa é muitas vezes a única utilizada pelas modalidades de planeamento instituídas nas organizações de saúde. Todavia, a abordagem das pequenas comunidades, em que o número de pessoas não permite o cálculo de indicadores com a chamada "base populacional" epidemiológica, exige outro tipo de observações. Embora o planeamento de nível central/nacional possa utilizar informação relativa à auto-estima, conforto, segurança, sentimento de realização pessoal, rede de laços afectivos satisfatória, lugar para projectos de vida coerentes (indicadores de saúde mental) não é comum que tal informação seja tida em conta, a não ser em projectos locais ou de intervenção a nível dos grupos ou do indivíduo. No entanto, estes são os indicadores que podem mostrar a diferença da acção de um projecto construído com a comunidade.

A colaboração e a partilha dos recursos de sectores e organizações da comunidade, que nasce da indissociável relação entre saúde e as condições sociais, demonstrados os benefícios da saúde na qualidade de vida, tem levado à construção de parcerias que assentam no capital social, numa base de confiança e de cooperação. (Hawe et al., 2000; Kreuter; Lezin, 2002; Kreuter et al., 2001; Putnam, 2000).

> Quando se procura a colaboração de organizações fora do sector da saúde, há que ter a preocupação de conhecer primeiro os seus valores para compreender se são consonantes com os da Saúde. Só assim se poderá avançar, então, para a utilização de estratégias em saúde que os reforcem. Por exemplo, os responsáveis das escolas serão mais receptivos a programas de saúde que se integrem na vida da escola, especialmente quando postos perante a evidência de que tais programas reforçam a sua missão educativa, contribuindo, também, para atingir os objectivos definidos no programa curricular oficial (Loureiro e Miranda, 1993 – MESA).

A relevância da participação na fase de diagnóstico social

A participação activa das pessoas que se prevê venham a ser beneficiadas por uma determinada intervenção é uma condição básica para assegurar o seu envolvimento no programa. Esta premissa tem sido confirmada em diversos campos da experiência comunitária, de que é exemplo o processo de consciencialização[14] conduzido na região latino-americana nos anos 60 e princípios dos anos 70 do século XX (Shor e Freire, 1987).

Rose (Rose, 1992) chama a atenção para a importância de "actos simples como cortesia e respeito", assim como tempo para o diálogo e, finalmente, para o desenvolvimento da confiança entre todos os envolvidos. A falta de atenção para com o princípio da participação demonstra fraqueza na democracia, conforme Rose descreveu sobre a função do debate aberto" (Green; Kreuter, 2005, p. 42):

---

[14] Consciencialização, neste contexto, refere-se à tomada de consciência por pessoas com recursos limitados sobre as realidades políticas e as causas da sua situação desfavorável, a partir da qual empreendem uma acção colectiva para melhorar a situação.

"...*maior informação e debate público em temas de saúde é bom, não apenas porque pode conduzir a escolhas saudáveis pelos indivíduos mas também porque consegue um lugar mais alto para os assuntos de saúde na agenda política. A longo prazo, esta é talvez a mais importante conquista da educação para a saúde...numa democracia a responsabilidade última pelas decisões nas políticas de saúde deveriam assentar no público.*"

A comunidade espera naturalmente dos profissionais que reconheçam não apenas os seus problemas mas, também, os seus pontos fortes. As diferenças e especificidades de uma comunidade têm, obrigatoriamente, de ser consideradas para a construção de um consenso para a intervenção a partir das necessidades percebidas pela comunidade, das necessidades reconhecidas pelos profissionais de saúde ("necessidades reais"), das potencialidades existentes. Será a partir daqui que deverão ser decididos quais os recursos a afectar e qual a orientação das políticas.

FIGURA 39
Acção em saúde segundo a percepção das necessidades pelo público e pelos profissionais e de acordo com a avaliação política

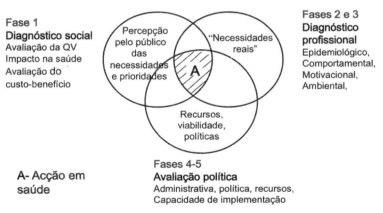

Fonte: Adaptado de Green, L. W.; Kreuter, M. W. – Health program planning: an educational and ecological approach. 4th ed. New York: McGraw-Hill, 2005. p. 40.

Conseguir o empenho da comunidade na fase de diagnóstico social e envolvê-la em processos de investigação participativa, favorece um maior diálogo entre os profissionais de saúde, educação, acção social, investigadores de diversas áreas com impacte na saúde, ao mesmo tempo que a capacita a reflectir e a contribuir para o seu próprio bem-estar.

Como é sabido, à medida que se aproxima do nível nacional, o planeamento da saúde torna-se mais abrangente e tende a assentar em informação de natureza mais quantitativa. No entanto, os planeadores do nível nacional devem esforçar-se por conseguir a participação activa dos outros níveis do sistema, para que a cooperação dos que se encontram abaixo na hierarquia institucional seja empenhada e efectiva, com vista a tornarem-se parceiros reais na tomada de decisão e protagonistas nos processos de mudança. O mesmo se deverá dizer relativamente ao estabelecimento de ligação com outros serviços públicos, organizações não governamentais (ONG) e com a comunidade.

Planeamento democrático

A participação resultante da cooperação das pessoas reforça o sentido de pertença ao grupo e ao projecto em que cada entidade define e assume as suas competências, criando-se entre todos expectativas realistas dos diferentes contributos para o trabalho em parceria. O planeamento democrático está centrado na transferência, quer de capacidades e recursos para grupos locais e organizações, quer da aptidão para dar a continuidade que garante a sustentabilidade dos processos após terminada a ajuda externa.

Instrumentos e métodos de diagnóstico social

Muitas das políticas sociais e de saúde parecem dirigidas pelos problemas, o que reflecte uma abordagem negativa. Sob uma perspectiva salutogénica, o diagnóstico das capacidades e competências dos indivíduos e das comunidades coloca num dos braços da balança as capacidades e no outro as necessidades e problemas (Fawcett et al., 2000).

As preocupações e aspirações da comunidade, quanto às mudanças a realizar, têm de ser incorporadas nas fases subsequentes ao diagnóstico.

Antes de se actuar, é necessário sistematizar a informação, procedendo-se à análise dos dados do diagnóstico social que virá a ser complementado com as componentes epidemiológica, educativa e ecológica.

Este diagnóstico deverá desembocar numa análise crítica que permita definir prioridades, tendo em conta os recursos, o contexto e a sustentabilidade dos processos.

Os dados a utilizar resultam de diversos métodos de recolha que não cabe aqui descrever; e de que se devem destacar as entrevistas a informadores-chave, os *fora* da comunidade, os grupos focais, os grupos nominais, a aplicação de questionários *ad hoc,* para além do tratamento da informação de rotina já disponível.

> "A análise da comunidade ("diagnóstico da comunidade") deve providenciar, tanto quanto possível, uma visão abrangente da situação no início do programa" afirmava Puska sobre a sua experiência no projecto comunitário na Carélia do Norte (Puska et al., 1985, p.164).

Procedimentos e métodos para identificar problemas e necessidades de saúde

Pineault e Daveluy (Pineault, R.; Daveluy, C. 1986) propõem a categorização dos métodos de identificação de necessidades e problemas de saúde em três grupos, com base em indicadores, em questionários e na procura de consenso, apontando graus de exigência variável de acordo com o tipo de tratamento da informação, a experiência, o tempo e recursos que requerem. A tabela seguinte resume esta proposta.

Quadro 10
Procedimentos e métodos para a identificação de necessidades e problemas de saúde

1. Indicadores do sistema de saúde

Métodos	Tratamento da informação	Grau de experiência necessário	Tempo e recursos necessários
socio-demográficos	compilação	moderado a elevado	moderado
sanitários	compilação	moderado a elevado	moderado
de utilização	compilação	moderado a elevado	mínimo
dos recursos	compilação	moderado a elevado	moderado
extrapolação	compilação e integração	moderado	mínimo

2. Questionário

Métodos	Tratamento da informação	Grau de experiência necessário	Tempo e recursos necessários
inquérito de saúde	desenvolvimento	moderado	mínimo

3. Procura de consenso

Métodos	Tratamento da informação	Grau de experiência necessário	Tempo e recursos necessários
informadores-chave	desenvolvimento	moderado	minimo
Delphi	desenvolvimento e integração	moderado	moderado
grupo nominal	desenvolvimento	moderado	minimo
brainwriting	desenvolvimento	moderado	minimo
brainstorming	desenvolvimento	moderado	minimo
forum comunitário	desenvolvimento	baixo	moderado
impressões da comunidade	desenvolvimento, compilação e integração	moderado	moderado

Fontes: Pineault, R.; Daveluy, C. – La planificación sanitária: conceptos, métodos, estratégias. Barcelona: Masson, 1986. Trad. por Ferrus, L.; Berraondo, I. 1987. p.60. Adaptado de Siegel, L.M,; Attkisson, C.C.; Carson, L.G. – Need identification and program planning in the community context. In: Attkisson, C.C. et al., ed. lit. – Evaluation of human service programs New York: Academic Press, 1978. p. 228 e de Clemenhagen, C.; Champagne, F. – Program planning in a small community health care setting. *Health Care Management Review*. 7: 1 (1982) 47-55.

O método do reconhecimento social

Este método recorre a líderes nacionais, locais e especializados como informadores-chave. Tem por objectivo identificar as características mais relevantes da estrutura social, organizativa e as necessidades de uma comunidade (Sanders, 1950; Nix e Seerley, 1971). Esta metodologia poderá ser adoptada em Portugal pelas redes sociais já estabelecidas a nível das autarquias. Algumas têm-no já realizado com bastante sucesso.

Green e Kreuter exemplificam a aplicação do método num projecto da iniciativa da Henry J. Kaiser Family Foundation para conseguir o envolvimento de organizações governamentais e voluntárias no diagnóstico das necessidades de saúde de uma comunidade muito pobre da região sul dos Estados Unidos. A comunidade-alvo foi conduzida no processo de reconhecimento social em que se percorreram oito etapas:

1. identificação das necessidades ou problemas sentidos;
2. estabelecimento da hierarquia de prioridades a resolver de entre as necessidades e problemas identificados;
3. organização e mobilização da comunidade para lidar com os problemas e necessidades considerados prioritários;
4. estudo dos problemas e necessidades prioritários para determinar os objectivos específicos ou efectuar recomendações;
5. desenvolvimento de um plano de acção para concretizar os objectivos definidos localmente;
6. procura dos recursos necessários para a concretização dos objectivos;
7. acção ou catálise da acção para conseguir atingir os objectivos;
8. avaliação dos progressos e resultados.

O método tem sido aplicado quer ao nível da comunidade alargada, quer das suas organizações, como escolas, locais de trabalho, hospitais. A sua aplicação desenvolve-se em seis passos (adaptação de Green; Kreuter, 2005, p. 55 e 56):

Passo 1 – **identificar uma porta de entrada na comunidade** (o director de uma unidade de saúde, um responsável executivo oficial) para ajudar a comunicação com os vários níveis e sectores. Ao mesmo tempo, o facto de permitir ouvir a comunidade evita uma prematura focalização nos problemas de saúde.

Passo 2 – **Identificar apoios locais** (mecenato, etc):
a) Promover, numa fase inicial, uma sessão com representantes locais para explorar preocupações comuns e possibilidades de colaboração e partilha de competências e recursos;
b) identificar organizações e grupos representativos e formar uma aliança com seus representantes;
c) apoiar o grupo envolvido na investigação participativa à medida em que avança o estudo, o que pode efectivar-se de várias formas: por exemplo, dando assistência na legitimação do processo, no desenho de instrumentos e procedimentos de amostragem para recolha de dados, na divulgação e informação sobre o projecto, contactando as pessoas a entrevistar, marcando as entrevistas;
d) comparticipar nos custos de divulgação e publicação do estudo;
e) disseminar informação através de vários meios de comunicação (jornais, encontros públicos, distribuição de materiais, impressos ou *on-line*);
d) assegurar a utilização dos resultados para estimular grupos de estudo, o planeamento de programas, a tomada de decisões políticas e outros esforços de desenvolvimento na comunidade.

Passo 3 – **Produzir materiais de investigação e de informação de utilização rápida:**
a) coligir dados a partir de fontes de informação da comunidade (informação demográfica, discursos, negócios em curso...);
b) resumir a informação e distribuí-la a todos os participantes para que todos fiquem em pé de igualdade para a tomada de decisão;
c) estimular a participação de todos na formulação de perguntas aos líderes da comunidade e trazê-los para a discussão e preparação da apresentação aos financiadores. As perguntas podem constituir a base das entrevistas a realizar em encontros privados ou em encontros públicos entre os líderes e grupos da comunidade.

Passo 4 – **Identificar líderes e representantes**, especialmente dos segmentos da população habitualmente menos representados, recomendando-se uma combinação de duas abordagens:

Abordagem por posição – seleccionam-se os líderes que detêm posições, por exemplo, no governo, políticos, nos negócios e organizações voluntárias.
Abordagem por reputação – seleccionam-se os líderes mais socialmente activos e reconhecidos.
Há que assegurar a inclusão representativa de grupos mais marginalizados, como os que vivem em bolsas de pobreza, os imigrantes, as mulheres.

Passo 5 – **Realizar as entrevistas de campo,** que devem ter lugar num curto intervalo de tempo para evitar contaminação dos que são entrevistados em fase posterior.
Sendo recomendado que sejam entrevistadas entre 50 a 125 pessoas, tendo em conta o tamanho e a diversidade da comunidade, deve haver contenção para que o processo não venha a transformar-se num projecto de investigação académico, o que pode levar a que a comunidade pense que se está apenas a adiar o início da acção e a consumir o seu tempo e recursos. A recolha da informação deverá ser coordenada centralmente; todavia, as decisões deverão ser descentralizadas, para permitir a adequação aos contextos específicos.

Passo 6 – **Executar a análise, produzir o relatório e preparar o seguimento**, através de encontros abertos, comunicação social, ampla distribuição dos relatórios escritos.

O diagnóstico social no processo de planeamento participado

A utilização efectiva da informação obtida na fase do diagnóstico social deve ter em atenção alguns aspectos (adaptado de Green; Kreuter, 2005, p. 60, 61):

1. Garantir a **participação dos profissionais envolvidos e da comunidade**
A participação é muito importante na interpretação dos dados, sendo considerada crucial para assegurar o envolvimento da comunidade.
Se a comunidade é envolvida no processo de planeamento, passa a atribuir-lhe relevância e credibilidade, o que favorece a aceitação dos projectos e o sentimento de pertença.

2. Manter o **foco na finalidade**
Perguntar sistematicamente: porque é que estes dados são necessários? Como devem ser usados?

3. Ter em conta as **interligações** – o recurso a diferentes métodos, bem como o envolvimento de grupos profissionais diferentes na produção de informação para o diagnóstico social permite uma leitura integrada da situação num processo de triangulação dos dados, evitando-se uma visão monolítica e enviesada dos assuntos.

4. **Identificar temas e relacioná-los com a teoria e a investigação**
Uma vez obtida informação sobre as necessidades percebidas, devem ser identificados os factores que constituem as mais importantes barreiras para lhes dar resposta e encontrar o suporte teórico para analisar a distribuição dos problemas e propor a acção.

A sistematização dos dados em indicadores objectivos, a sua comparação com situações anteriores e a análise de tendências, associada a análise qualitativa baseada em entrevistas ou outros métodos, é uma fase-chave para um planeamento científico e relevante.

5. **Promover a confiança**
A promoção do consenso da comunidade sobre a necessidade de acção deve assentar na sua própria interpretação da informação recolhida e na sua divulgação. Aumenta-se, deste modo, o grau de confiança da comunidade para dar sequência à sua participação no processo de planeamento e implementação de um programa sem perder a ligação ao enquadramento científico-teórico.

Fase 2: Diagnóstico epidemiológico: diagnóstico de saúde, comportamental e ambiental

Nesta fase de diagnóstico epidemiológico, pretende-se em primeiro lugar, identificar todos os factores de risco ou protectores que possam contribuir ou interagir com os problemas sociais identificados na Fase 1 e para definir objectivos específicos do programa.

Diagnóstico de saúde

O estudo dos fenómenos de distribuição das doenças e dos determinantes das condições ou acontecimentos relacionados com a saúde nas populações e a sua aplicação ao controle dos problemas de saúde, constitui o centro da abordagem epidemiológica (Last, 2000).

O início da fase 2 do PRECEDER centra-se na utilização do método epidemiológico, com recurso a medidas de saúde e doença, como as de prevalência e incidência e de risco (absoluto, relativo e atribuível[15]). A utilização destas medidas torna possível a descrição e a análise da dimensão dos vários problemas e factores determinantes da saúde numa população e/ou nos seus sub-grupos, em termos gerais e relativos. Os resultados obtidos constituem a base para estabelecer as prioridades de intervenção, para o planeamento e a escolha de indicadores de avaliação do programa. Salienta-se a importância de conseguir pôr em evidência o contributo dos vários factores determinantes dos comportamentos com efeitos na saúde, nomeadamente dos factores ambientais, para o que o recurso a correlações ecológicas se revela útil e eficiente.

Como é sabido, a existência de falhas no estabelecimento de prioridades nas fases iniciais do processo de planeamento, pode conduzir a situações difíceis de gerir em fases subsequentes. Assim, é importante que os diagnósticos social e epidemiológico iniciais permitam saber quais os problemas, questões, aspirações de saúde da população que estarão na base do programa e quais os factores comportamentais e ambientais que parecem influenciá-los. Um diagnóstico de saúde bem elaborado é condição fundamental para construir objectivos mensuráveis a partir daqueles factores.

O diagnóstico dos determinantes da saúde, fundamentalmente dos factores sócio-ambientais e comportamentais que podem ser modificados com o objectivo de se atingir mais saúde ou qualidade de vida, constitui a segunda etapa da Fase 2.

---

15 Aconselha-se a consulta de Beaglehole, R.; Bonita, R.; Kjellström, T. – Epidemiologia básica. Lisboa: ENSP, 2003. Versão em lingua portuguesa do original de 1993, Aguiar, P. – Guia prático de estatística em investigação epidemiológica: SPSS. Lisboa: Climepsi Editores, 2007 e da brochura "Saúde na comunidade". Lisboa: Direcção Geral da Saúde, 2003.

> As perguntas a formular para descrever um problema de saúde e encontrar uma orientação para o plano de acção devem clarificar (adaptado de Green; Kreuter, 2005, p. 86):
> 1. Qual é a natureza do problema?
> 2. Que grupos da população são afectados?
> 3. Porque é que esses grupos são atingidos?
> 4. O que poderá ser feito?
> 5. Como se poderá saber se as acções programáticas estão a ter o efeito desejado?
>
> Na prática, com a introdução de um programa e em sede de avaliação contínua (monitorização) as perguntas deverão ser reformuladas:
> 1. Como é que o problema tem sido afectado na sequência da introdução do programa?
> 2. As pessoas mais afectadas pelo problema têm beneficiado do programa? (ex.: redução das desigualdades)
> 3. Foram controlados alguns dos factores determinantes do problema?
> 4. Foram de facto implementadas as componentes críticas do programa?
> 5. Podemos atribuir ao programa os efeitos observados nas respostas às perguntas de 1 a 3?

O diagnóstico de saúde é, tradicionalmente efectuado com base em indicadores de carga negativa, como a dimensão e as causas de mortalidade, morbilidade (doença ou lesão), disfunção ou incapacidade. Estes indicadores são relevantes por medirem factos objectivos. Uma medida "negativa", como é a dos anos perdidos de vida potencial, tem-se revelado de particular importância para mostrar o potencial de intervenção ao dar evidência às mortes prematuras (evitáveis).

Foram-se valorizando, progressivamente, indicadores positivos, como, por exemplo, a esperança de vida, a qualidade de vida relacionada com a saúde, o grau de satisfação com os serviços.

Aqueles "macroindicadores", ao nível de pequenas comunidades, dificilmente permitem a observação de efeitos de programas "locais", pelo que o recurso a outras metodologias quantitativas e a métodos qualitativos é uma necessidade permanente.

> Comparar dados, sobretudo, através de taxas, é fulcral para determinar a importância relativa dos vários problemas de saúde. Pode mostrar a necessidade de intervir em zonas nas quais as diferenças evidenciam piores indicadores e a existência de determinantes da saúde que é preciso mudar, tendo presente o respeito pela diversidade inerente às comunidades. Assim, sob uma perspectiva técnica, os "determinantes da saúde" são a questão fundamental que justifica a procura de maior conhecimento sobre os valores e interesses locais.

Diagnóstico comportamental

Os comportamentos na saúde podem ser observados a três níveis:

1 – individual: comportamentos que influenciam directamente a saúde, de que são exemplo o tabagismo, a amamentação;

2 – organizacional: acções de alguns profissionais e sectores que influenciam a saúde dos outros no seio do ambiente circundante, por exemplo profissionais de saúde e os seus doentes, professores e os seus alunos, serviços de manutenção do conforto e salubridade dos espaços;

3 – político: acções que podem influenciar o ambiente físico, social ou político, por exemplo, decisões sobre o planeamento urbano, a criação de ambientes seguros e agradáveis, programas de promoção da saúde nos locais de trabalho e em meio escolar.

Tendo em conta estes três níveis, assim como factores relevantes não comportamentais, há que ter em atenção a realidade ecológica e o facto de que, na sua maioria, os problemas de saúde humana estão ligados à interacção entre comportamentos, condições ambientais, variações genéticas e outros factores, muitos deles susceptíveis de mudança através de uma intervenção estratégica adequada.

O diagnóstico comportamental deve compreender, pelo menos, cinco passos (adaptado de Green; Kreuter, 2005):

Passo 1 **– Fazer uma lista dos riscos potenciais e dos factores protectores do comportamento para o problema de saúde-alvo.**

Independentemente da experiência, é importante fazer uma revisão da literatura e aceder a relatórios científicos actuais sobre os factores de risco e os factores protectores da saúde.

De acordo com o pensamento sistémico, alguns dos factores que influenciam a saúde e os comportamentos que lhes estão associados dependem de experiências prévias e de circunstâncias ambientais específicas.

Factores protectores

Por volta dos anos 80 do séc. XX, iniciou-se a investigação sobre factores protectores da saúde, de que se salienta o aleitamento materno, estando cientificamente demonstradas as suas vantagens para o bebé, a mãe, a família e o ambiente.
Belloc e Breslow (Belloc e Breslow, 1972) estudaram factores susceptíveis de melhorar a saúde. Descobriram que algumas práticas estavam fortemente correlacionadas com a saúde física e eram cumulativas no seu efeito:
1. 7-8 horas de sono
2. tomar o pequeno-almoço
3. raramente ou nunca comer entre as refeições
4. ter um peso adequado para a altura
5. não ser fumador
6. tomar bebidas alcoólicas com moderação ou nunca as tomar
7. praticar regularmente actividade física

Para além destas práticas, o suporte social e a pertença a grupos parecem ser determinantes sociais que contribuem bastante para um perfil positivo de saúde (Berkman e Breslow, 1983).

Passo 2 – **Ordenar comportamentos segundo a sua importância para o problema de saúde em causa.**

Seleccionar os comportamentos mais importantes e eliminar os menos importantes.

Os critérios para determinar a importância de um dado comportamento incluem pôr em evidência que 1) está claramente ligado à situação de saúde; 2) está presente (pode-se provar que acontece) e é muito prevalente na população.

Passo 3 – **Ordenar comportamentos segundo a sua susceptibilidade à mudança.**
A fundamentação para o julgamento profissional sobre a capacidade de mudança deve basear-se na revisão da literatura acerca de estratégias de intervenção baseadas na evidência (IUHPE, 1999; WHO, 2010).

> Há maior probabilidade de se produzir a mudança de um comportamento quando ele se encontra num estadio precoce de desenvolvimento, se não está profundamente enraizado nos padrões culturais e se existe fundamentação teórica dos benefícios da mudança, designadamente, sobre o contexto/ambiente e o interesse e motivação para o alterar.
> Alguns exemplos de comportamentos resistentes à mudança, ou sujeitos a recaídas são os ligados à dependência (tabaco, álcool, abuso de drogas), os que assentam profundamente em elementos compulsivos (comer compulsivo, trabalho compulsivo, jogo compulsivo) e os que se enquadram em fortes padrões familiares ou rotinas (padrões alimentares, de trabalho, lazer).

O factor tempo é um elemento a considerar no processo de planeamento. No caso concreto da mudança comportamental, é importante não só avaliar a sua susceptibilidade à mudança, mas, também, prever qual o período necessário para que ela se processe e qual a duração do apoio que é preciso para a sua sustentação.

A ordenação dos comportamentos em duas dimensões, de importância e de mudança, conduz pelo menos a quatro categorias de acção possível:

	Mais importante	Menos importante
Mais alterável	Alta prioridade para foco de um programa	Baixa prioridade, excepto para demonstrar mudanças para fins políticos
Menos alterável	Prioridade para um programa de inovação; avaliação crucial	Sem programa

***Passo 4* – Escolher metas para mudança de comportamentos**
A partir da ordenação dos comportamentos segundo a sua importância e susceptibilidade à mudança, a equipa de planeamento está em condições de seleccionar quais os que constituirão os pontos focais estratégicos no programa global.

Para facilitar o processo de selecção, recomenda-se que os níveis de importância e susceptibilidade à mudança sejam organizados numa tabela simples com quatro quadrantes, conforme a que se apresenta para o passo 3.

***Passo 5* – Estabelecer objectivos comportamentais**
Cada objectivo deve responder às seguintes questões:

– quem? (as pessoas que são alvo da mudança);
– o quê? (a acção ou mudança no comportamento ou prática de saúde a ser conseguida);
– quanto? (a dimensão da mudança a ser conseguida);
– quando? (o tempo durante o qual é esperado que a mudança ocorra).

Há várias teorias explicativas dos processos de mudança comportamental que se apresentam no capítulo sobre capacitação.

A especificidade é fundamental. Para além da opinião dos peritos, só será possível modificar comportamentos se as pessoas estiverem profundamente empenhadas, estabelecendo as suas próprias metas. A concretização da mudança pode ser apoiada de muitas formas, com particular relevo para as alterações políticas que proporcionem um ambiente facilitador.

Diagnóstico ambiental

Na realização de um diagnóstico ambiental, há que considerar factores físicos, químicos e sociais.

Integram-se nos factores físicos, os locais onde se vive e trabalha, o ar, a água, o solo, o clima e as suas variações, os meios de transporte.

Os factores químicos estão relacionados com o nível de substâncias, tóxicas ou não, presentes no meio ambiente e que influem na qualidade do ar, da água e dos alimentos.

O suporte social, a pertença a grupos, um clima de confiança e de respeito no dia a dia da vida das pessoas, constituem factores sociais considerados determinantes (protectores) da saúde. Incluem-se, também, no ambiente social, as políticas em curso.

Todos estes factores podem influenciar a saúde e o bem-estar.

Para proceder ao diagnóstico ambiental sugerem-se os passos seguintes (Green; Kreuter, 2005):

Passo 1 – **Identificar os factores ambientais**

Fazer uma lista dos factores ambientais que se sabe contribuírem para o problema de saúde ou para os comportamentos com ele relacionados. Conforme o grupo social específico – jovens, mulheres, idosos, trabalhadores – os factores ambientais poderão ter repercussões diferentes.

Passo 2 – **Ordenar os factores ambientais segundo a importância relativa**

A força da relação entre factor ambiental e a saúde ou objectivo ou qualidade de vida bem como a incidência, prevalência, ou número de pessoas afectadas, determina a importância relativa dos vários factores ambientais.

A evidência de que um dado factor ambiental é importante sob ponto de vista da saúde, resulta da sua ligação clara ao problema em causa e da sua prevalência na população considerada.

Passo 3 – **Ordenar os factores ambientais segundo a vulnerabilidade à mudança**

Nesta fase há que consultar a literatura para procurar evidência sobre os factores ambientais que podem ser modificáveis e quais as estratégias mais efectivas para o conseguir. Mais uma vez se salienta a necessidade de que os técnicos actuem de acordo com os princípios da participação, com envolvimento dos actores-chave na análise da situação. Na maioria dos casos, torna-se também imprescindível o apoio público e/ou político para dar suporte a alterações regulamentares, políticas ou organizacionais.

Para avaliar a possibilidade de alteração de factores ambientais importantes, deve avaliar-se a susceptibilidade à mudança do factor em causa e até que ponto há interesse público e político nessa mudança ou, se na sua ausência, como poderá ele ser despoletado.

Deve recorrer-se à consulta a pessoas com experiência na avaliação e gestão do risco (profissionais, decisores políticos e outros responsáveis pelos riscos ambientais ou ecológicos), na identificação de factores protectores e sua potenciação, bem como a actores-chave da comunidade.

Passo 4 **– Escolher os problemas-alvo da acção**

De seguida, dever-se-ão classificar os problemas identificados quanto à sua importância e vulnerabilidade, utilizando, por exemplo, uma tabela de dois por dois:

	Mais importante	Menos importante
Mais alterável	Alta prioridade para foco de um programa	Baixa prioridade
Menos alterável	Prioridade para um programa de inovação	Sem programa

Também neste passo, a voz da comunidade é fundamental se tida em conta, procurando-se ajustar os critérios científicos com as suas expectativas.

> A percepção pela comunidade da importância de um factor do ambiente na sua relação causal com um determinado problema ecológico é, muitas vezes, tão importante como a evidência científica dessa relação e, daqui, com o objectivo de saúde proposto – porque risco não é simplesmente uma construção científica, é, também, uma construção social (Slovic, 1999, 2001).

Passo 5 **– Estabelecer objectivos ambientais**

Neste passo deve proceder-se à especificação e quantificação dos objectivos.

Por vezes, um "objectivo ambiental" pode ter subjacente a necessidade de alterar comportamentos. Por exemplo, ao pretender-se diminuir os níveis de monóxido de carbono no ambiente de trabalho, poderá ter que se actuar sobre os hábitos tabágicos dos trabalhadores, em simultâneo com outras intervenções, estabelecendo objectivos específicos para a mudança comportamental (intervenção integrada).

No caso de o enfoque ser o ambiente social, tendo em conta que a saúde e bem-estar parecem beneficiar de situações em que o apoio social e as boas relações são a norma (Lochner et al., 2003; USA. National Committee on Vital Health Statistics, 2002) há que encontrar indicadores que o caracterizem. Para este efeito, sugere-se recorrer ao capítulo em que se refere o capital social e a capacitação (Capítulo VIII).

O estabelecimento de objectivos ambientais, ao ter como finalidade a melhoria da qualidade de vida e da saúde, parte claramente de uma abordagem ecológica que deve contemplar todas as esferas do ecossistema resumidas no diagrama do modelo PRECEDER-PROCEDER (Figura 38).

Fase 3: Diagnóstico educativo e ecológico

Esta fase do diagnóstico examina as condições comportamentais e ambientais identificadas nos capítulos anteriores e que se apresentam como tendo mais elevada prioridade no que se refere às consequências no estado de saúde ou na qualidade de vida. Tem em vista reconhecer o que as determina, identificando, ao mesmo tempo, os factores educacionais e ecológicos a mudar, conferindo sustentabilidade ao início e manutenção das alterações comportamentais e ambientais necessárias.

Nesta fase do modelo PRECEDER-PROCEDER, os factores causais estão agrupados em três categorias, manejáveis de acordo com as abordagens educativas e ecológicas, a serem usadas em programas de saúde comunitária. São os factores predisponentes, os factores capacitantes e os factores de reforço.

Factores predisponentes – são os antecedentes da mudança de comportamento que estabelecem o racional ou a motivação para a mudança comportamental (exemplos: crenças, valores, atitudes, motivações, desejos, preferências);

Factores capacitantes – são os que antecedem a mudança de comportamento ou a mudança ambiental e que permitem a realização de uma motivação ou política ambiental (exemplos: aptidões, conhecimentos, recursos da comunidade e políticas sociais – sistema de transportes públicos, cuidados a crianças e idosos, acesso e disponibilidade dos cuidados de saúde e filosofia dos sistema de saúde);

Factores de reforço – são os que se seguem a um comportamento e que oferecem a recompensa ou incentivo para a sua persistência ou repetição (exemplos: reconhecimento familiar, social, aumento de rendimento ou de bem-estar).

Estes conceitos assentam na relação de reciprocidade entre comportamento e ambiente e são específicos para um determinado comportamento, variando segundo o indivíduo ou o grupo. Mais do que se pensar nestes factores apenas em termos psicológicos, quando se desenha um programa de intervenção, eles devem ser equacionados do ponto de vista sócio-psicológico.

As tarefas básicas desta fase envolvem, assim, a categorização e selecção dos factores predisponentes, capacitantes e de reforço que parecem ter efeito directo e, consequentemente, um maior potencial de mudança nas metas comportamentais e ambientais geradas a partir dos estadios anteriores. Um diagnóstico bem elaborado torna possível identificar quais os factores ou a sua combinação que merecem a mais alta prioridade para se tornarem objecto de intervenção.

Nos **factores predisponentes**, antecedentes da mudança, incluem-se por exemplo as experiências precoces da infância. Quando o apoio à infância é integrado num programa holístico de saúde populacional, a longo prazo, poderá ser útil incluí-lo entre os factores sociais na fase 1 do PRECEDER. Tal posicionamento habilitará os planeadores a dirigir esforços no sentido da finalidade social de apoio à infância porque é a forma de melhorar a saúde e a qualidade de vida a longo prazo.

Os factores predisponentes ou cognitivo-motivacionais, segundo Contento (2007), incluem crenças, valores, atitudes, sentimentos, percepção das normas sociais e culturais. Factores não passíveis de alteração ou mais dificilmente influenciáveis, mas que se constituem como factores predisponentes, são as primeiras experiências de vida, estadio do ciclo vital, personalidade, estrutura familiar, factores sócio-demográficos e históricos.

O Modelo de Crença em Saúde é um dos principais modelos utilizados nesta parte do diagnóstico. Crença é a convicção de que um fenómeno ou objecto é verdadeiro ou real. Um indivíduo ou um grupo valorizam mais favoravelmente uma mudança tida como necessária se incidir sobre uma situação que representa para si uma ameaça grave, relativamente à qual reconhecem resultarem benefícios, seja fácil de executar e cujos resultados se possam observar a curto prazo. Crenças, normas e valores da sua cultura e as interpretações pessoais são factores poderosos na vida das pessoas (Triandis, 1977).

Os **factores capacitantes** são os que tornam possível as mudanças desejadas. Podem referir-se a recursos, competências ou à capacidade de identificação de barreiras ao processo de transformação e à forma de as transpor. Nesta linha, é paradigmático o modelo da salutogénese de Antonovsky ao preconizar a integração da compreensão da situação, a mobilização e gestão dos recursos, internos e externos e do investimento pessoal na orientação da acção; estas três componentes – compreensão, gestão e empenho – referem-se ao sentido de coerência já abordado anteriormente.

De entre os **factores de reforço**, é relevante a gratificação e o reconhecimento na sequência da adopção de um comportamento. O reforço de comportamentos (por exemplo, consolidando padrões "saudáveis", os quais, por sua vez, influenciam o ambiente através de normas sociais, *advocacy*, política, exigência do consumidor) pode funcionar por acções cumulativas ou sinérgicas.

> O modelo de Aprendizagem Social, de Albert Bandura, valorizando a auto-eficácia e o determinismo recíproco, é uma importante referência na área da mudança de comportamentos. (Bandura, 1977, 1997). Para além desta, o modelo PRECEDER-PROCEDER adopta a Teoria dos Estadios de Mudança Comportamental como teoria subjacente à mudança comportamental, tal como desenvolvida por Prochaska e DiClemente (Prochaska e DiClemente, 1992) e já apresentada no capítulo "Educação e Saúde".

6. PROCEDER – Delineamento da Intervenção

Fases 4, 5 e 6: delineamento da intervenção, diagnóstico administrativo e político e implementação.

Havendo um diagnóstico dos problemas e seus determinantes, reconhecida a necessidade de intervir para a sua resolução, deverá passar a delinear-se um programa de intervenção assente na capacitação dos indivíduos e das comunidades e que tenha em conta os recursos disponíveis, potenciais e necessários, bem como o contexto politico e social em que o mesmo vai decorrer.

Neste ponto do processo de planeamento, há que garantir que a comunidade está, de facto, envolvida e preparada para a implementação.

Em caso negativo, novas iniciativas deverão ser desencadeadas para garantir o seu envolvimento. O estabelecimento de objectivos num projecto de Promoção da Saúde tem, necessariamente, de partir da confluência entre os interesses da comunidade e as perspectivas dos interventores, tendo em conta os recursos existentes.

O desenvolvimento das fases 4, 5 e 6 do modelo PRECEDER-PROCEDER exige o conhecimento das componentes e intervenções necessárias a contemplar no programa destinadas a influenciar mudanças específicas, assim como, se se encontram disponíveis as capacidades e recursos ao nível político, organizacional e administrativo para o programa se tornar uma realidade.

Estabelecer prioridades para os programas de Promoção da Saúde

Com base nos resultados do diagnóstico (social, epidemiológico, educativo e ecológico) deverão ser definidas as prioridades de intervenção, sendo fundamental recolher as percepções dos actores-chave através da sua descrição sobre os problemas de saúde e do modo como estão distribuídos na população em foco.

Os dados e a informação disponíveis serão usados para encontrar respostas às seguintes questões:

1. Quais são os problemas com maior impacte social e pessoal na morte, doença, absentismo, nos custos em reabilitação, na incapacidade (temporária ou permanente), na desorganização familiar e nos custos para as comunidades e para a entidade pagadora dos cuidados de saúde?
2. Há segmentos da população em especial risco, como crianças, mães, imigrantes, minorias étnicas, refugiados?
3. Que problemas apresentam maior vulnerabilidade à intervenção?
4. Quais desses problemas estão a ser já abordados por outras organizações na comunidade?
5. Qual o problema que, se devidamente abordado, tem o maior potencial de sucesso, em levar a melhorias no estado de saúde, a poupanças económicas ou a outros benefícios, como o maior bem-estar da comunidade?

6. Os problemas encontrados são considerados de alta prioridade a nível regional ou nacional?
7. Até que ponto o problema manifestado na comunidade constitui um peso particularmente grande, se comparado com outras comunidades ou com o resto do país?
8. Quais os problemas da comunidade em apreço que se situam abaixo ou acima da mediana nacional ou regional?
9. Quais as potencialidades e recursos da comunidade que a tornam resiliente a determinados factores de risco?
10. Quais são os principais factores protectores dessa comunidade?

Desenvolver objectivos de Promoção da Saúde

Após a selecção das prioridades, segue-se a fase do estabelecimento dos objectivos.

Os objectivos são uma questão crucial pois constituem o fulcro de conversão dos dados de diagnóstico no desenho do programa e de afectação de recursos ao longo do tempo. Têm de contemplar o nível de intervenção, prever os canais de comunicação e os mediadores que devem intervir ao nível dos governos, comunidades, organizações e indivíduos.

Os objectivos terão de se fundamentar na evidência obtida a nível local e a partir daí, enquadrarem-se na evidência e nas teorias gerais vigentes, preocupando-se, em primeiro lugar, com os resultados e, só depois, com os métodos.

Os objectivos de saúde devem ser redigidos de forma clara no que respeita aos resultados que se espera obter e permitir responder às questões de **quem** atingirá, **quanto,** do **quê** e **quando.**

Quem beneficiará do programa?
Qual o benefício a obter?
Quanto desse benefício deverá ser atingido?
Quando deverá o benefício ser atingido ou quanto tempo necessitará
 o programa para o produzir?

Os objectivos do programa devem assegurar que:

1. os progressos podem ser medidos (indicadores intermédios);
2. são baseados em dados relevantes e razoavelmente precisos;
3. são coerentes em relação aos problemas identificados, aos níveis da intervenção e ao cronograma previsto para a acção;
4. são consistentes uns com os outros e complementam-se numa hierarquia de presumíveis inter-relações de causa-efeito;
5. são coerentes em cada nível de intervenção, tornando-se cada vez mais refinados e explícitos através dos vários níveis.

> A hierarquia ou árvore de objectivos deve incluir a finalidade global do programa, um conjunto de objectivos mais específicos e de outros ainda mais finos que contemplem comportamentos, ambiente, educação, administração, organização e política. A redacção de objectivos deve obedecer a critérios de qualidade, garantindo que são inteligíveis para todos (o que se vai fazer, quem, onde, com que resultado, em que tempo).

Requisitos para o desenho de estratégias

Após a definição dos objectivos, importa clarificar os principais determinantes dos problemas prioritários que constituirão o foco do programa. Deste modo, propõe-se que a análise seja organizada segundo duas categorias paralelas:

1. as **acções pessoais e colectivas** que parecem mais pertinentes para controlar os determinantes da saúde ou da qualidade de vida seleccionados nas fases anteriores (resultantes do diagnóstico comportamental);
2. os **factores e condições do ambiente físico e social** que podem constranger ou condicionar o comportamento ou influenciar directamente aqueles problemas (resultantes do diagnóstico ambiental).

Cumpridas as etapas de diagnóstico, é necessário voltar a equacionar todas as dimensões implicadas na concretização do programa de que são exemplo os recursos humanos e materiais, as políticas, as competências, o tempo. Além disso, é fundamental garantir o estabelecimento de alianças desde o início do processo e/ou assegurar que a entidade responsável pelo programa reúne os requisitos indispensáveis no contexto em que se vai ter de operacionalizar a mudança.

A implementação de um programa obriga a ter em conta os **princípios** e a focalização em **métodos de gestão e avaliação**. Cabe reforçar que no contexto do planeamento em Promoção da Saúde, a avaliação é uma parte integrante, estreitamente ligada a objectivos mensuráveis, gerados logo no início dos primeiros passos do processo.

Desde uma fase precoce, há que criar um procedimento de monitorização contínua que permita o ajustamento das estratégias do programa, visando a sua adequação às circunstâncias em mudança e aos vários segmentos da população. Manter a atenção sobre as fases de implementação e de avaliação, desde o início do processo de planeamento, facilitará a compreensão sobre a viabilidade das estratégias e a eventual urgência em tomar medidas correctoras. Ao longo do desenvolvimento do programa são, assim, utilizados indicadores de percurso para efectuar ajustamentos, devendo manter-se envolvidos os actores-chave no acompanhamento dos progressos que forem alcançados.

Uma boa estratégia implica uma acção colectiva dirigida ao desenvolvimento de capacidades inovadas e inovadoras. A criação de sinergias e a visão que passa do "risco" para o "recurso" são desafios à liderança, organização e gestão da informação. Se as estratégias estiverem bem delineadas, elas construirão competências, criando novas opções estratégicas para a acção futura na prossecução dos objectivos.

Por vezes deve equacionar-se a necessidade de desconstruir as visões estratégicas tradicionais, para permitir a escolha dos caminhos e estabelecer "a estratégia" que facilita a reunião de vários subsistemas em presença.

> *Os líderes e os indivíduos só poderão tornar-se mestres de estratégia se, em primeiro lugar, se tornarem mestres de si próprios* (Patel, 2006, p. 14).

Para dar início a um programa de Promoção da Saúde é necessário que haja preparação e empenho dos seus actores e organizações promotoras. Há que ter presente que, por vezes, é necessário mudar as políticas para tornar o ambiente num factor facilitador e de reforço das novas práticas, tendo em conta que a sustentabilidade de uma mudança no comportamento está relacionada com o suporte social e com um ambiente favorável e facilitador a esse novo comportamento[16].

Um conhecimento adequado dos conceitos e termos usados para caracterizar os determinantes potenciais da saúde ajudará a interpretar a relevância, a força e as limitações da informação existente. Da mesma maneira, o conhecimento do modo como se processa a mudança de comportamentos é essencial à definição dos objectivos e ao estabelecimento dos resultados esperados de uma intervenção.

As características individuais e/ou de grupo, as circunstâncias e condições de vida, a interrelação entre os vários actores e factores, determinam a mudança e estabelecem as respectivas estratégias de intervenção como um processo ecológico e educativo.

Estratégias de intervenção

A intervenção em Promoção da Saúde, por ser um processo de mudança, implica, como foi demonstrado, mobilizar vontades, gerir os diferentes interesses e conflitos. Relembra-se a importância de ter sempre em atenção que os indivíduos e grupos populacionais mais desfavorecidos são, geralmente, os que menos intervêm e mais inseguros se sentem na participação.

O processo de mudança requer saber de onde se parte e para onde se quer ir; implica o reconhecimento da própria identidade e aonde se pretende chegar. Tratando-se de uma comunidade, ela deverá identificar a sua finalidade comum e os laços que, unindo na acção, fortalecem a rede social, o espírito de comunhão e partilha do percurso, o que se vem a traduzir na missão conjuntamente assumida. O parâmetro mais importante no processo de formação da estratégia parece ser o compromisso com a missão.

Para os líderes, é fundamental perceber o sentido do fluir dos acontecimentos, de modo a que possam ir adaptando os mecanismos de intervenção à nova realidade. O processo acaba por se transformar numa

---

[16] Recomenda-se a consulta do capítulo de Karen Glanz "Teoria num relance: um guia para a prática da promoção da saúde". In: Sardinha, L.B.; Matos, M.G.; Loureiro, I., ed. lit. – Promoção da saúde: modelos e práticas de intervenção nos âmbitos da actividade física, nutrição e tabagismo. Lisboa: Faculdade de Motricidade Humana, 1999, p. 9-55.

dinâmica de aprendizagem em que as alianças estabelecidas desenvolvem sinergias através de mecanismos de motivação e inspiração guiadas por valores orientadores fortes.

Entendendo-se um plano de intervenção como um instrumento para definir estratégias exequíveis e compatíveis com os valores e princípios da Promoção da Saúde, essas estratégias terão de resultar do consenso entre os parceiros, devendo a metodologia de intervenção ser orquestrada entre os actores locais. O ideal será conseguir capacitar as comunidades a construírem os seus percursos, a encontrarem soluções para os próprios problemas e a conduzirem a sua acção através de processos de investigação-acção em que vão identificando as perguntas e respectivas respostas, encontrando as estratégias que lhes pareçam mais adequadas, num processo contínuo de avaliação/adaptação.

Sendo certo que através da educação para a saúde os profissionais devem saber proporcionar às comunidades o conhecimento científico que lhes permita trazer à evidência as necessidades reais, é necessário que desenvolvam a capacidade para aproximar saberes, recursos e objectivos. Também a *advocacy* nos meios de comunicação social, uma forma mais politizada da educação para a saúde dirigida ao grande público e também aos decisores políticos, é um meio de orientar para um entendimento sólido e consistente entre o conhecimento científico e as necessidades da população. O próprio planeamento em saúde torna-se dinâmico pela constante mudança produzida na população e nos prestadores.

Para reduzir a fragmentação dos vários sub-sistemas envolvidos em Promoção da Saúde e integrar as respectivas componentes é necessário encarar seriamente o uso do tempo. A abordagem contextualizada enfatiza a importância de se cruzarem os diferentes níveis de análise, atribuindo-se um papel central ao tempo que é necessário para que tenham lugar as interconexões e as mudanças desejadas.

Implementação do plano de intervenção. Processo e resultados

Implementar é transformar ideias e planos em actividades operacionais. É garantir a participação dos diferentes actores implicados e clarificar em que consiste a intervenção.

Uma boa implementação de um programa, seja de adesão a um tratamento ou a um processo de investigação ou de avaliação, significa que o mesmo foi adequadamente posto em prática (Durlak,1998). Os resultados são influenciados pela qualidade da implementação e podem medir-se em graus ao longo de uma escala, por exemplo, de 0% a 100%.

É preciso conhecer o grau de sucesso na condução de um programa para que seja possível:

- fazer as ligações entre programas e resultados (validação interna);
- replicar as intervenções noutros contextos (validade externa);
- determinar como e porque o programa funciona (validade de constructo).

Por isso, é importante avaliar a implementação, que é diferente da mera difusão de um programa.

Para estudar a implementação propõem-se 4 passos:

1. Definir os componentes activos do programa;
2. Desenvolver um sistema de avaliação sensível e válido;
3. Monitorizar a implementação durante a execução do programa;
4. Relacionar os níveis de implementação com os resultados.

Passo 1 – **Definir os componentes activos do programa**

Para definir os componentes de um programa em termos operacionais, há que rever a literatura sobre o assunto e usar a teoria ou os resultados de investigação já existentes no âmbito da intervenção do programa a implementar.

As intervenções têm de ter em conta os factores predisponentes passíveis de contribuir para explicar a razão por que funcionam, assim como orientar a sequência e frequência dos componentes do programa. O programa ideal contém apenas os elementos necessários para atingir os objectivos desejados e é proporcionado na dose ou intensidade suficiente para conseguir atingir os efeitos pretendidos. É a forma como foi levada a cabo uma intervenção, mais do que o seu conteúdo, que surge muitas vezes como principal responsável pela diferença nos resultados.

Em intervenções que combinem um imbricado de estratégias, envolvendo a construção de alianças, por exemplo, de *empowerment*, capacitação, *advocacy* junto dos *media*, acção social e investigação participante, os princípios subjacentes para a mudança de indivíduos, organizações ou comunidades deverão sugerir meios para captar as práticas básicas do programa (Durlak, 1998).

Passo 2 – Desenvolver um bom sistema de avaliação

Podem usar-se diferentes métodos para avaliar a implementação de um programa, com o apoio de teoria e investigação relevantes, como a observação, quer participante quer independente, registos de campo, análise de tarefas e entrevistas pessoais[17].

Devem ser avaliadas tanto a qualidade como a quantidade da implementação. Dependendo do tipo de intervenção, o método efectivo para proceder à avaliação tem de assentar nas características dessa mesma intervenção. Por vezes, nalgumas situações, há que se restringir aos auto-registos dos agentes de mudança como o único meio prático para obtenção de informação, apesar de esta poder ser, eventualmente, questionável.

Passo 3 – Monitorizar a implementação

Recolher dados em múltiplos pontos, ao longo do tempo, aumenta a confiança na análise e pode ser útil para melhorar o programa de intervenção. Havendo vários agentes de mudança envolvidos no mesmo programa, os dados devem ser claros e consistentes quanto às diferenças nos níveis de implementação.

Durante todo o processo de implementação há que perguntar:
- A intervenção atrai e mantém o interesse da população?
- Está assegurado o compromisso dos decisores locais?

A existência de imperfeições na implementação pode ter como resultado que o grupo alvo seja sujeito a uma menor intervenção do que é assumido à partida. Por outro lado, há que estar atento à possibilidade de não terem sido reunidas verdadeiras condições de não intervenção no grupo de comparação, ou seja, o grupo de comparação pode acabar por receber mais do que é assumido para que se possa constituir como grupo de controlo.

---

[17] Sugere-se a consulta do livro de Imperatori, E.; Giraldes, M.R. – Metodologia do planeamento em saúde: manual para uso em serviços centrais, regionais e locais. Lisboa: Escola Nacional de Saúde Pública, 1993.

> Para garantir uma boa avaliação da implementação é aconselhável:
> - verificar que todos os elementos da intervenção estão a funcionar;
> - avaliar o alcance, apreciação e efectividade a curto prazo das actividades;
> - avaliar os efeitos colaterais;
> - avaliar o modo como decorre o processo de participação comunitária;
> - indagar porquê, se algo não está a funcionar;
> - pensar como reactivar o processo de dinamização da implementação do programa. Uma das áreas cruciais é a comunicação que deve ser accionada em todos os pontos-chave que permitam pôr novamente em marcha os mecanismos que se encontrem estagnados.

Passo 4 – **Relacionar a implementação com os resultados**

Conforme apontado, falhas são possíveis no processo de implementação, resultando informação incorrecta sobre os efeitos da intervenção.

A unidade a definir para avaliar a intervenção tem de ser baseada no objecto da própria intervenção (ex.: turmas – a unidade de análise poderá ser o director de turma, o professor ou o líder do grupo de alunos; escola – a unidade de análise deverá representar a escola a nível global; pais – a unidade de análise poderá centrar-se no nível e intensidade da sua participação no programa).

Como melhorar a implementação de programas de intervenção

Após todo o processo de implicação dos interessados na mudança, na sua participação no diagnóstico, identificação dos eventuais problemas e na decisão sobre quais as questões a mudar, estabelecendo uma finalidade e objectivos concretos, é necessário definir as estratégias a seguir. Para isso, há que contar com experiências prévias, motivações e eventualmente interesses em jogo, que se deverão clarificar com o apoio de uma revisão bibliográfica sobre intervenções realizadas em contextos e âmbitos semelhantes. Este poderá ser um dos contributos da equipa de especialistas envolvidos no programa.

Definidos os parâmetros de referência para prosseguir, nomeadamente qual a mudança que se pretende, é necessário acordar, entre os protagonistas no processo de mudança, em:

1. especificar os ingredientes essenciais da intervenção;
2. colaborar com os agentes de mudança do local de intervenção;
3. obter um compromisso claro entre as diversas partes envolvidas para realizar a intervenção acordada;
4. formar agentes de mudança para conduzir o programa de uma forma efectiva;
5. fornecer supervisão e consultoria continuadas desde o início do programa;
6. flexibilizar a estrutura de planeamento estratégico para fazer face a problemas inesperados;
7. conduzir projecto(s)-piloto;
8. atribuir aos elementos envolvidos responsabilidades concretas para a implementação.

O bom uso do tempo é fundamental para que se possa explorar a evolução da estratégia, estabelecer e avaliar os objectivos a longo prazo, rever o planeamento e promover a investigação sobre as metodologias de intervenção mais adequadas. O tempo é uma das dimensões fundamentais a ter em conta quando, em Promoção da Saúde, se pretende obter o pensamento e a vontade de grupo que conduz à acção, com coerência de valores e normas (Janis, 1972).

A efectividade de um programa de saúde

Considera-se efectividade a medida dos resultados ou consequências de um determinado procedimento, ou tecnologia, quando aplicados na prática. Distingue-se da eficácia pelo facto de se reportar a situações reais, enquanto que este conceito se aplica aos resultados obtidos em condições ideais. Avalia-se a efectividade de um programa confrontando os resultados obtidos com os objectivos traçados e verificando qual o grau de sucesso face às metas previamente definidas.

Definem-se como ganhos em saúde as melhorias mensuráveis do estado de saúde de um indivíduo ou de uma situação de base, podendo abranger desde aspectos quantitativos de duração da vida a efeitos na qualidade de vida (Portugal. MS, 1999).

Demonstrados que estejam os benefícios de uma intervenção, há que desencadear esforços para a sua divulgação, informando da existência do programa e dos seus achados. Chama-se a esta fase a disseminação. (Molleman et al., 2003).

7. Qualidade da intervenção

Uma das metodologias mais interessantes concebidas para avaliar a qualidade das intervenções em Promoção da Saúde foi desenvolvida na Holanda (Molleman et al., 2004). A metodologia levou à produção de diversos documentos de trabalho, em que se inclui o Preffi 2.0, um instrumento de medida utilizado especificamente para aquele fim.

O modelo abrange na íntegra o processo de Promoção da Saúde, desde a análise de problemas, selecção e desenvolvimento das intervenções, sua implementação e avaliação, com enfoque nos aspectos relacionados com o desenvolvimento do programa e com a sua implementação, a partir dos quais reorganiza as etapas tradicionais do planeamento. A sua aplicação termina com a avaliação das condições do contexto e da exequibilidade do programa, conforme resumido no quadro apresentado de seguida.

Aspectos de desenvolvimento	Aspectos de implementação
• Análise do problema	• Implementação
• Determinantes	• Avaliação
• Grupo-alvo	• Condições do contexto e de exequibilidade
• Objectivos	
• Desenvolvimento da intervenção	

Cada item é avaliado segundo várias dimensões, com base em perguntas de resposta "sim" ou "não". As respostas são tratadas de acordo com normas pré-estabelecidas que permitem classificar a qualidade da dimensão em análise em "fraca", "moderada" ou "forte". Por exemplo, a "análise do problema" é medida através das dimensões "natureza, severidade e magnitude", distribuição do problema" e "percepção o problema pelos actores-chave (*stakeholders*)", tendo por referência as perguntas de operacionalização e as normas atrás descritas. Uma tradução deste instrumento encontra-se em anexo.

A adaptação e validação de instrumentos deste tipo à realidade de cada país é uma importante área de Investigação & Desenvolvimento em Promoção da Saúde.

Ao processo de iniciar o programa noutro local, que parte do reconhecimento da sua validade e justificação da sua transferabilidade e da sua continuidade, após ter sido experimentado, ou seja, a sua manutenção ou institucionalização, juntamente com a disseminação, chama-se difusão do programa.

8. Investigação em Promoção da Saúde

A investigação em Promoção da Saúde, como parte integrante do planeamento, deve assentar em metodologias participativas na linha da investigação/acção. Incorporar instrumentos de investigação qualitativa é particularmente necessário em determinadas áreas, de que são exemplo as da capacitação e as de avaliação de impacte das intervenções. A epidemiologia mantém o seu contributo fundamental, todavia deve ser vista como uma das componentes da investigação, não podendo constituir o centro da abordagem neste campo.

As metodologias de investigação-acção estimulam o envolvimento de investigadores da saúde e de diversos intervenientes de outras áreas, para além dos destinatários directos das mudanças, criando-se, assim, uma rede de actores neste processo. Oferecem a vantagem de permitir recolher no local, quase em tempo real, a perspectiva de todos os interessados, o que possibilita validar e, por vezes, inflectir a intervenção consoante as observações que vão sendo feitas, facilitando a adopção de vias consensuais.

Sob uma perspectiva global, o trabalho em rede no domínio da investigação em Promoção da Saúde é uma solução táctica que potencia o desenvolvimento e a inovação, favorecendo a divulgação de conhecimentos e de boas práticas. O funcionamento de redes de experiências oferece melhores possibilidades à obtenção de respostas para problemas comuns. O crescimento das redes tem, por exemplo, despertado o interesse de doadores de fundos a projectos em zonas carenciadas que, assim, conseguem encontrar diferentes pontos de vista e capacidades num maior espectro de locais (Mendizabal, 2006).

O mundo real é complexo, multidimensional. Na investigação em Promoção da Saúde o "laboratório" é a comunidade e os "sujeitos da investigação", muito variados, são os indivíduos que vivem nessa comunidade. Por isso, a criação de uma "plataforma de sucesso" no domínio da investigação em Promoção da Saúde requer um paradigma diferente do tradicional Ensaio Controlado Aleatorizado.

A investigação-acção em Promoção da Saúde é um campo de investigação sistemática que envolve as pessoas num processo de co-aprendizagem que tem o propósito de levar à acção que conduz à saúde. Não se trata de apenas envolver as pessoas como objecto de pesquisa e de avaliação, mas como sujeitos do próprio processo (Green, 2010a).

A investigação em Promoção da Saúde contempla, assim, as influências que advêm da intervenção concomitante dos vários actores e que requerem a sintonia das interacções em presença, num processo sistémico de evolução, global.

Outra área a merecer reflexão é a da investigação sobre a capacidade e a prática de associar os resultados de investigação em Promoção da Saúde à acção em Saúde Pública, isto é, sobre a tradução do conhecimento na prática, a partir das instâncias de investigação. Também a este nível se reconhece a importância do envolvimento dos destinatários da acção sobre os modos de comunicar e de fazer a integração dos resultados conseguidos.

A investigação participada sobre necessidades e impacte das intervenções em saúde requer um vasto leque de intervenientes em que se têm de incluir os principais *stakeholders* da comunidade e decisores nos diversos domínios, por exemplo, o ambiente, a educação e o trabalho. A figura seguinte sugere os intervenientes que devem ser envolvidos consoante o tipo de investigação.

FIGURA 40
Níveis de colaboração em investigação participada (IP) no campo da saúde

Tipo de investigação	Intervenientes
Investigação fundamental	Investigadores tradicionais
Investigação-acção	Investigadores tradicionais + profissionais de saúde + utentes
Investigação participada na prática clínica	Investigadores tradicionais + profissionais de saúde + utentes + prestadores de cuidados de saúde + doentes
Investigação participada sobre as necessidades dos doentes, famílias, comunidades	Investigadores tradicionais + profissionais de saúde + utentes + prestadores de cuidados de saúde + doentes + famílias + comunidades
Investigação participada sobre outras necessidades com impacte na saúde	Investigadores tradicionais + profissionais de saúde + utentes + prestadores de cuidados de saúde + doentes + famílias + comunidades + decisores e intervenientes nos diversos domínios (ex.: ambiente, educação)

Fonte: Adaptado de Green, L. W.; Mercer, S. L. – Can public health researchers and agencies reconcile the push from funding bodies and the pull from communities? *American Journal of Public Health*. 91 (2001). p. 1927.

Como se sabe, as perguntas de investigação determinam os métodos e não são os métodos que determinam o âmbito de investigação. A agenda, os recursos a afectar e o modo de implementar os resultados devem ser definidos pelos investigadores, pelos profissionais do terreno e pelas comunidades (Kottke et al., 2008). Reconhece-se que é necessário orientar a investigação para as verdadeiras necessidades da comunidade, tendo em conta as questões do contexto, o desenvolvimento dos sistemas de prestação de cuidados e a prestação de contas sobre a efectividade das intervenções em saúde.

Nesta, como noutras áreas do conhecimento, a cooperação a nível nacional, e internacional, para o desenvolvimento da investigação em Promoção da Saúde conduz à sua própria evolução. Também neste domínio se salienta a importância da constituição e do reconhecimento de redes de recursos e de experiências.

A alteração do padrão epidemiológico, designadamente, a nível dos países mais pobres em que se vai passando de um quadro de preponderância de mortalidade por doenças infecciosas e por condições materno-infantis, para outro, de crescente aumento de mortalidade por doenças crónicas, obriga a reflectir sobre os meios disponíveis para lidar com este "novo" padrão de doenças, as competências dos profissionais de saúde e as capacidades das comunidades para enfrentar esta situação.

Nos anos 80, a investigação até então centrada sobre os factores de risco passa, também, a debruçar-se sobre os factores protectores. Um exemplo é o do aleitamento materno, reconhecido como uma prática altamente benéfica para a saúde da mãe e do bebé que, para além das vantagens biológicas, também promove a saúde mental, favorecendo a vinculação entre a mãe e o filho. No aleitamento materno, a investigação atravessa claramente as dimensões bio-psico-sociais que permitem contrapor à concorrência dos produtos com interesse comercial a preferência por esta prática natural. A investigação tem vindo a demonstrar a importância de outros factores protectores da saúde, de que se salienta a coesão social. Estudos sobre populações com o mesmo perfil de comportamento de risco apontam para que aquelas em que parece existir maior confiança mútua e redes de suporte social, apresentam menor incidência de doenças cardio-vasculares. Também no domínio do trabalho, um estudo de Brunner e colaboradores (Brunner Chandola; Marmot, 2007) vem reconhecer que ao nível das condições de trabalho, quem vive um clima de menor reconhecimento e gratificação está mais sujeito a sofrer doença cardio-vascular, obesidade e predisposição para a diabetes.

O aumento da esperança de vida e a maior prevalência das doenças cronico-degenerativas exige mais investigação no campo dos processos de envelhecimento humano e dos modos como os decisores políticos, os profissionais, a sociedade em geral e os indivíduos deverão lidar com eles.

O desenvolvimento da investigação em torno dos factores determinantes da saúde mostra que o estilo de vida é um dos que têm maior influência na saúde mas que, por sua vez, está dependente de outros factores a montante, como o contexto de vida, mantendo-se a pobreza como uma questão central. É entre os mais pobres, conforme já referido, que os estilos de vida menos favoráveis são mais prevalentes e têm efeitos mais prejudiciais.

As diversas estratégias de investigação em Promoção da Saúde devem enquadrar-se num pensamento sistémico, face à multiplicidade de variáveis em jogo, em que se incluem os domínios das atitudes na prestação de cuidados, o grau de autonomia conseguido, as políticas que moldam os contextos, entre outras questões.

É necessária uma visão ecológica sobre as variáveis mediadoras e moderadoras implicadas no processo de tradução do conhecimento, muitas vezes produzido em locais altamente controlados e que tem de se tornar inteligível para as comunidades. Esta visão tem de ser capaz de equacionar todos os níveis implicados e necessários para compreender e fortalecer as relações recíprocas entre factores determinantes da saúde – factores de risco e de protecção – e, desde logo, a biologia, o comportamento e o ambiente.

Eixos da investigação em Promoção da Saúde

Entendendo-se a Promoção da Saúde como o "processo que visa criar condições que permitam aos indivíduos e aos grupos controlar a sua saúde, a dos grupos em que se inserem e agir sobre os factores que a influenciam" (OMS, 1986) então os campos da investigação estratégica devem percorrer a construção de políticas públicas saudáveis, o desenvolvimento de ambientes de suporte, a re-orientação dos serviços de saúde, o favorecimento da participação comunitária, o desenvolvimento de competências pessoais dos cidadãos. Em suma, a investigação em Promoção da Saúde deverá abranger saúde em todas as políticas e a adequação do sistema de saúde para uma prestação de melhor qualidade, promovendo a capacitação dos cidadãos e comunidades, incidindo a vários níveis:

- político
- administração de saúde
- prestação de cuidados de saúde
- comunidade, grupos
- indivíduos ("destinatários" e "interventores")
- processos de translação do conhecimento

Sendo a Promoção da Saúde reconhecidamente uma questão fundamental para a melhoria da qualidade de vida das populações, tem de conseguir que a investigação integre os vários níveis. Assim, as políticas, as teorias e as práticas são dimensões que devem ser sempre equacionadas em simultâneo nos processos de investigação em Promoção da Saúde, sobretudo, nos que se propõem apresentar explicações para os fenómenos observados e desenvolver recomendações para a acção futura.

Os eixos temáticos da investigação em Promoção da Saúde são, como se sabe, de natureza muito ampla, requerendo uma abordagem transversal e integrada:

- os modos e as condições de vida e de trabalho e os ambientes em que se vive, estuda e habita;
- as estratégias de intervenção e a sua efectividade – trabalho intersectorial, formação de profissionais, educação para a saúde, comunicação aos cidadãos, aos políticos e aos profissionais de saúde e de outros sectores;
- as questões ligadas aos comportamentos – alimentação e nutrição, relacionamento inter-pessoal, educação das crianças, abuso de tabaco, álcool e drogas, actividade física, envelhecimento saudável, prevenção de doenças e acidentes de trabalho, humanização dos serviços de saúde, violência, qualidade de águas e de alimentos, protecção contra doenças transmissíveis, entre outros;
- a literacia em saúde, a liderança na mobilização comunitária, a participação das comunidades, a igualdade e a equidade entre mulheres e homens e entre grupos da população, a requererem abordagens políticas e técnicas específicas, exigindo, quase sempre, o trabalho de equipas multidisciplinares, abordagens de carácter transversal integrador numa proposta de consiliência do conhecimento.

"A prática baseada na evidência e a evidência baseada na prática"

Para Raynard Kington, do National Institute of Health dos Estados Unidos da América, a verdadeira medida do valor social das novas conquistas da ciência biomédica e comportamental relaciona-se com a melhoria da saúde do país e não apenas com a aquisição e arquivo do novo conhecimento (Kington, 2004).

A decisão em Saúde Pública assenta em resultados de investigação com níveis de evidência variados, conforme o esquema seguinte.

FIGURA 41
Evidência para a Promoção da Saúde

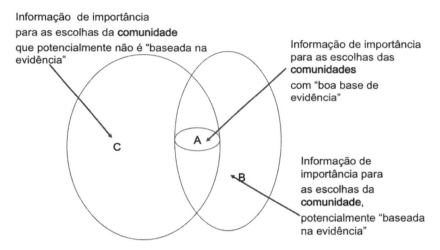

Fonte: Cochrane, A. L. – Effectiveness & efficiency: random reflections on health services. London: The Royal Society of Medicine Press, 1972. Reprint 1999.

Por vezes é necessário intervir com uma margem de erro tolerável em áreas ainda com pouca evidência científica, o que está subjacente ao princípio da precaução. De facto, pode ser necessário tomar medidas que orientem as pessoas no meio da panóplia de escolhas possíveis. Um exemplo é o de John Snow, no século XIX, que decidiu fechar o abastecimento da água de um fontanário perante o reconhecimento de um maior número de doentes com cólera entre os que dele se tinham servido, travando, assim, a epidemia. Só muitos anos depois, se produziu evidência com a identificação do agente causal da doença.

Noutro extremo, o projecto finlandês da Carélia do Norte (*Pohjois-Karjalan*) (Puska et al., 1998) iniciado em 1972 e que foi direccionado à prevenção e controlo de doenças cardiovasculares, veio mostrar resultados da aplicação na comunidade de conhecimentos com boa evidência. A partir daqueles resultados, foi desenvolvida uma prática que produziu evidência para outras intervenções, como o programa CINDI//WHO/Euro (WHO, 1993) em que Portugal participou.

Rimer (Rimer, 2004) propõe um modelo com relevância para a prática da Promoção da Saúde, em que explicita as sinergias necessárias para efectuar intervenções baseadas na evidência. O modelo integra a interacção entre ciência e tecnologia, a capacidade de realizar uma intervenção e de captar as necessidades da comunidade (Figura 42).

FIGURA 42

Um modelo sinérgico para intervenções baseadas na evidência

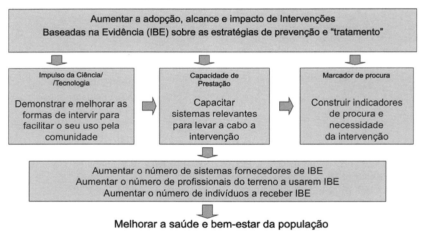

Fonte: Rimer, B. K. – Moving translational research forward: do we need a GPS?. In: Conference from Clinical Trials to Community: the Science of Translating Diabetes and Obesity Research, Natcher Conference Center, 12-13 January 2004 – Proceedings. Bethesda, Maryland: National Institutes of Health, 2004. p.41.

Este modelo deve ser usado como facilitador da exploração de técnicas inovadoras de avaliação, preferindo-as relativamente à utilização de estudos controlados aleatorizados, já que estes são quase impossíveis de utilizar em contextos comunitários.

> O desenvolvimento de investigação na base de projectos-piloto, a partir dos quais seja possível fazer emanar recomendações com base na evidência proporcionada pela prática, é uma importante estratégia a seguir em Promoção da Saúde. Salienta-se que as recomendações se devem cingir à experiência criada pelos processos e não à implementação generalizada de planos desenquadrados do contexto. Alguns projectos em Portugal, como os da Iniciativa Comunitária EQUAL, o projecto da Rede Nacional de Escolas Promotoras de Saúde (Portugal, 2001 a; Portugal, 2001 b), da Rede Portuguesa de Cidades Saudáveis e múltiplos outros projectos, atingiram um grau de maturidade com claro potencial de disseminação de evidência baseada na prática.

Tradução do conhecimento e disseminação dos resultados. Um processo participado

Para a tradução do conhecimento, é importante que a investigação produza a compreensão e a evidência sobre o modo como se criam sinergias, como se pode aumentar o poder do cidadão sobre a sua saúde, quais as formas de disseminação dos resultados com implicações positivas na literacia em saúde, na prestação de cuidados, na adopção de políticas promotoras da saúde e da equidade, na mudança cultural favorecedora de comportamentos mais saudáveis, na adopção e apropriação, por outros, de metodologias efectivas na melhoria da qualidade de vida. A criação e desenvolvimento de redes pode ser um meio de aumentar a capacidade de disseminação de boas práticas e de estabelecer comunidades de aprendizagem.

A disseminação dos resultados da investigação em Promoção da Saúde requer organização, instrumentos de transferência e partilha de recursos, assim como apoio para a integração dos conhecimentos científicos na vida dos cidadãos, por forma a que possam efectuar escolhas informadas e agir sobre os factores determinantes da saúde. A multiplicidade e especificidade de experiências conferem complexidade aos processos de investigação e não são sempre passíveis de serem transpostas para outros contextos e locais.

A investigação em Promoção da Saúde produz informação necessária ao planeamento e à avaliação. Os pontos de partida são as várias "fontes de evidência" sobre a comunidade, a etiologia dos problemas, a eficácia e uso da teoria para preencher lacunas de conhecimento e a efectividade dos programas. É o que se mostra na figura seguinte (Green; Glasgow, 2006). Os resultados são incorporados no ciclo de vida das intervenções (Figura 43).

FIGURA 43
Uso da evidência e teoria na investigação
e intervenção de base populacional

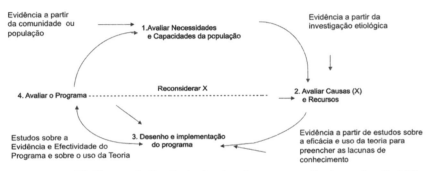

Fonte: Green, L. W; Glasgow, R. E. – Evaluating the relevance, generalization, and applicability of research: issues in external validation and translation methodology. *Evaluation & the Health Professionals*. 29: 1 (2006) 126-153.

O esquema acima mostra a sequência do processo de planeamento. A evidência produzida a partir de várias fontes é combinada para atingir a relevância óptima para uma determinada população, a partir de investigação e da avaliação contínua. Deste modo, é possível fazer com que a intervenção espelhe as necessidades e as circunstâncias especificas (Green; Kreuter, 2005), conduzindo a que as intervenções tenham maior potencial de produzir mudanças sustentadas, ao incorporarem os resultados e valorizarem o papel da população e dos intervenientes na investigação, capacitando-os para participar, reforçar e validar os processos da acção. A existência de maiores níveis de participação da comunidade ajuda a um maior equilíbrio e a identificar metodologias efectivas de aplicação e disseminação da ciência (Kington, 2004).

A participação na tradução e disseminação do conhecimento

A transferência ou tradução do conhecimento para uma comunidade ou a sua aplicação em novos projectos deve equilibrar o rigor científico da investigação prévia (descobertas básicas da ciência) com o respeito pela sabedoria autóctone sobre a situação local.

Nos processos de investigação e tradução do conhecimento, obtém-se maior êxito se houver participação dos doentes, das famílias e das comunidades, dos profissionais de saúde e prestadores de cuidados. É o que pode conduzir a que os resultados da investigação venham a transformar-se em acção, por serem relevantes para a realidade em presença.

A convergência entre as necessidades manifestadas pela população, a investigação fundamental e a investigação de base comunitária, assentando numa abordagem integradora, entre o laboratório e a prática clínica e de saúde pública facilita o processo de disseminação dos resultados.

A disseminação é vista, assim, como uma parte integrante do processo de investigação em Promoção da Saúde, constituindo uma área de estudo a desenvolver para que a ciência se possa converter num bem a ser usufruído pelas populações. O papel da disseminação do conhecimento no ciclo de vida da investigação está representado no esquema seguinte, utilizado pelo National Cancer Institute of Canada.

A produção de conhecimento cria valor para a comunidade quando tem como ponto de partida os problemas e procura depois as teorias que possam ajudar a resolvê-los, num percurso de espiral ascendente em que o ponto de partida seguinte se situa num patamar superior em relação ao que o antecede.

A disseminação dos resultados da investigação em Promoção da Saúde, relevante e de qualidade, é fundamental para possibilitar a tomada de decisões com impacte positivo na saúde.

FIGURA 44
A disseminação no ciclo da investigação

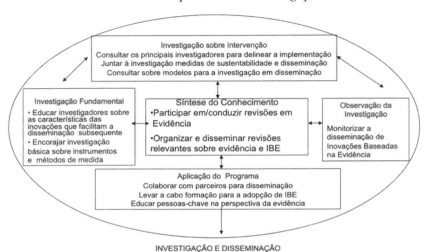

Fonte: Rimer, B. K. – Moving translational research forward: do we need a GPS?. In: Conference from Clinical Trials to Community: the Science of Translating Diabetes and Obesity Research, Natcher Conference Center, 12-13 January 2004 – Proceedings. Bethesda, Maryland: National Institutes of Health, 2004. p.39.

Validação externa em Promoção da Saúde

Para os interventores locais, a validação externa visa determinar se um programa ou estudo é relevante para o seu contexto particular (doentes, recursos, *staff,* métricas, cultura, etc.). Para os decisores políticos, tem por objectivo determinar o conjunto de condições e contextos aos quais se pode generalizar ou aplicar um programa, política ou produto.

A validação externa de uma intervenção visa responder à questão "a que populações, contextos e em relação a que variáveis de medida se pode generalizar este efeito?" (Campbell et al. 2002) ou "inferir sobre o limite até onde uma relação causal é sustentada nas variações individuais, locais, tratamentos e resultados" (Shadish et al., 2002) .

Para garantir a validação externa de uma dada intervenção há que ter particular cuidado no processo da sua adaptação à nova realidade. Considera-se que existe validade externa se for possível implementar as componentes-chave do modelo inicial e, ao mesmo tempo, proceder às alterações consideradas apropriadas. Qualquer alteração a um modelo deverá ser devidamente fundamentada. Assim, há que observar várias condições:

- manter as especificações das componentes-chave do programa original;
- manter as componentes essenciais da intervenção original que tiverem demonstrado efectividade;
- justificar os desvios à teoria e à experiência no contexto local, face às recomendações do programa original.

Estes princípios aplicam-se mais facilmente quando a intervenção resulta de um serviço ou acção profissional bem delimitados, como uma consulta médica, um acto de vacinação ou uma mensagem específica numa sessão de aconselhamento. Tornam-se mais difíceis de aplicar quando a intervenção é complexa, constituída por muitas componentes. É o caso da gama de intervenções requeridas para predispor, capacitar e reforçar um conjunto de determinantes comportamentais e ambientais para chegar a um resultado específico em saúde, como preconizam o modelo PRECEDER-PROCEDER, ou o modelo de cuidados em doenças crónicas de Wagner e colaboradores (Wagner et al., 2001).

No processo de adaptação/validação externa de uma intervenção há que procurar soluções específicas utilizando a teoria, opiniões de peritos e a participação dos actores locais no processo.

O RE-AIM (*Reach, Effectiveness, Adoption, Implementation and Maintenance*). [http://www.re-aim.org] é um modelo adaptado e expandido a partir dos trabalhos sobre a teoria da difusão (Rogers, 2003) e planeamento em Promoção da Saúde (Green; Kreuter, 1991; Glasgow; Vogt; Boles, 1999) que tem sido usado cada vez com maior frequência para equacionar as perguntas de avaliação e abordar questões de tradução do conhecimento. Considera cinco dimensões, agrupadas em três níveis – individual, local/*setting* e ambos estes níveis.

QUADRO 11

RE-AIM Dimensões e Definições		
	Dimensões	Definições
Nível individual	REACH	1. Taxa de participação dos indivíduos elegíveis 2. Representatividade dos participantes
Nível individual	EFICÁCIA/EFECTIVIDADE	1. Efeitos nos principais resultados de interesse 2. Impacto na qualidade de vida, resultados negativos, custos
Nível do local/setting	ADOPÇÃO	1. Taxa de participação dos locais/*settings* 2. Representatividade dos locais/*settings* participantes
Nível do local/setting	IMPLEMENTAÇÃO	1. Grau antigo pela intervenção face ao esperados 2. Tempo e custos da intervenção
Ambos os níveis	MANUTENÇÃO/SUSTENTABILIDADE	1. (individual) – efeito ao logo prazo da intervenção ≥ 6 meses 2. (individual) – impacte do atrito nos resultados 3. (local/*setting*) – manutenção da intervenção e sua modificação

O referencial RE-AIM oferece uma visão integrada sobre:

– o número e representatividade dos participantes (***Reach***);
– o impacte das intervenções nos resultados em saúde e qualidade de vida (***Effectiveness***);
– o número e representatividade dos locais/*settings* e dos intervenientes (***Adoption***);
– a consistência da intervenção levada a efeito por intervenientes diversos (***Implementation***);
– o grau de desenvolvimento conseguido pela intervenção face ao esperado – a nível dos indivíduos, a manutenção da mudança de comportamento a longo prazo e, a nível dos locais/*settings,* o grau de sustentação do programa dentro das organizações responsáveis (***Maintenance***).

Este modelo apoia a tomada de decisão, permitindo equacionar o potencial de translação de uma intervenção ou programa, com base na resposta a quatro questões:

1. A intervenção ou programa consegue envolver um grande número de pessoas, especialmente as que mais podem beneficiar?
2. A intervenção ou programa pode ser largamente adoptada(o) em diferentes contextos?
3. A intervenção ou programa pode ser implementada(o) de forma consistente pelos profissionais com graus moderados de formação e experiência?
4. A intervenção ou programa é capaz de produzir efeitos replicáveis e duráveis a longo prazo (e com impactes negativos mínimos) a um custo razoável?

Como critérios de qualidade na validação externa surgem, também, o acesso à participação e representatividade dos participantes, a implementação e adaptação do programa ou política de acordo com a realidade local, a existência de informação robusta para a tomada de decisão e sustentabilidade através da manutenção das propostas que devem ser assumidas pelas organizações (RE-AIM, 2010).

X – REFLEXÃO FINAL

O conceito de saúde tem subjacente uma perspectiva dinâmica traduzindo-se na procura permanente de equilíbrio e da sinergia entre os vários factores que determinam a saúde. Seguindo o paradigma salutogénico e bebendo dos progressos constantes em várias áreas como a da biomedicina, da psicologia, da sociologia e dos direitos humanos, é possível ir traçando um percurso que tem em conta as prioridades ditadas pelas necessidades de saúde, identificadas pelas pessoas em conjunto com os peritos e fundamentar as decisões na evidência, adequando as respostas a cada realidade.

A compreensão dos determinantes implica que os objectivos de melhoria da saúde de uma população têm de contemplar vários domínios: biofísico, mental, comportamental, sócio-ecológico e político. Entender o modo como os determinantes da saúde se potenciam ou neutralizam obriga a uma mudança de paradigma epidemiológico e de saúde, requerendo um aprofundamento das metodologias de investigação e o estabelecimento de estratégias integradas e concertadas entre os diversos sectores e actores na Promoção da Saúde.

A par do aumento das doenças crónicas, coexistem antigas e novas doenças infecciosas, continuando a ser os mais pobres os mais atingidos. Apesar da sofisticação no desenvolvimento de tecnologias de vanguarda, a complexidade do tratamento e da prevenção de muitas doenças relaciona-se, muitas vezes, com a facilidade com que se disseminam e com a dificuldade em habilitar profissionais e cidadãos a lidar com os novos desafios. Saber ouvir, observar, compreender a realidade e aceder a informação que permita efectuar diagnósticos atempados para uma eficaz intervenção em saúde pública, são requisitos para toda a iniciativa relevante. Breslow, Last e colaboradores apresentam, nos seus trabalhos de referência, fundamentação sobre a importância dos sistemas de Saúde Púbica, que cruzam as esferas académica, científica e política. (Breslow, 2006; Last e Soskolne, 2008).

O reconhecimento da importância dos cuidados de saúde primários e a iniciativa "Saúde para Todos" trouxeram, a nível internacional, a valorização dos profissionais de saúde e de outros que trabalham próximo do cidadão, nem sempre socialmente reconhecidos. Em Portugal está a construir-se, com determinação, um caminho neste domínio, através do qual a criação de uma rede descentralizada de equipas multiprofissionais, a descentralização da gestão para o nível local e o estímulo à participação da comunidade estão a marcar a diferença. No entanto, muito há a fazer no que respeita ao envolvimento de outros sectores com forte impacte na saúde das populações. Profissionais de saúde, educadores, técnicos de acção social e decisores políticos necessitam do apoio das suas e de outras organizações para o desenvolvimento de trabalho em parceria e de articulação aos vários níveis. Há que estabelecer pontes entre os serviços de saúde e o poder local (autarquias, escolas, redes sociais, associações de cidadãos, por exemplo) para que as soluções dos problemas sejam as mais adequadas e a vitalidade da sociedade mais assertiva.

A avaliação das práticas é fundamental para produzir evidência que sirva como referência para outros. Registam-se casos de sucesso, como o do tabagismo, que se tem mostrado uma situação controlável na maior parte dos países ocidentais, apesar de, em muitos países em desenvolvimento, a indústria se aproveitar da falta de conhecimento e de organização para promover os seus produtos. A obesidade, um problema crescente na maior parte dos países desenvolvidos ou em desenvolvimento, a par de situações de subnutrição, poderá, talvez, beneficiar da experiência já tida com o tabaco.

A translação e disseminação do conhecimento poderia ser melhor reproduzida se houvesse compilação das boas práticas com especificação das metodologias usadas. A produção de evidência, para formular recomendações ou elaborar políticas, tem de continuar, apesar de as questões emergentes da Saúde Pública não poderem, muitas vezes, esperar por evidência inequívoca. Terá de haver seriedade nos estudos e na sua análise crítica para se poder ir caminhando com algum bom senso. Conforme Crawford e Jefery demonstraram, a Saúde Pública tem de actuar face a grandes limitações do conhecimento acerca do que é efectivo, devendo, no entanto, comprometer-se a identificar e a recolher evidência através de uma avaliação sistemática das inovações em política e na prática (Crawford e Jefery, 2005).

Promover a Saúde exige pró-actividade em capacitar, com sensibilidade às especificidades dos indivíduos, grupos e contextos, envolvendo os interessados como parceiros na construção de soluções, adaptando a acção e a *advocacy* de políticas ao apoio e sustentação das mudanças requeridas. A equidade, um valor inerente à Promoção da Saúde, obriga a abordagens adaptadas a indivíduos e grupos específicos, estejam eles socialmente marginalizados, sejam eles diferentes no género, na cultura, na língua ou na etnia, tendo em conta especialmente aqueles que se encontrem em situação de maior fragilidade social. Há muito a fazer para que se consigam atingir as metas e as principais finalidades do investimento em saúde, ou seja, aumentar a qualidade e anos de vida saudável e eliminar as desigualdades.

Assegurar os direitos humanos é parte integrante da missão da Promoção da Saúde que deve pressionar a agenda política. O anatomopatologista Virchow, em 1848, dizia que *"A medicina é uma ciência política e a política não é outra coisa senão a medicina em larga escala"*.

Hoje, a saúde é encarada como um bem da responsabilidade de todos e, em particular, dos organismos com vocação social. É um bem necessário a cada um e a cada nação para que possa singrar e progredir na escala do desenvolvimento humano. Para que esse progresso aconteça tem que existir a liberdade de ser, de saber, de ter condições de vida dignas e de poder fazer as próprias escolhas.

BIBLIOGRAFIA

ACHESON, D. – Independent inquiry into inequalities in health. London: The Stationery Office, 1998.

ADAMS, P. – Identify talk on dangerous consumptions down-under. *Addiction Research and Theory*. 13: 6 (2006) 515-521.

ADAMS, T.; LIN, V. – Partnership in public health. *World Health Forum*. 19: 3 (1998) 246-252.

ADAY, L.A. – Health status of vulnerable populations. *Annual Review of Public Health*. 15 (1994) 487-509.

ADELAIDE RECOMMENDATIONS ON HEALTHY PUBLIC POLICY. Adelaide, 5-9 April 1988. Geneva: WHO, 1988. (WHO/HPR/HEP/95.2.).

AGUIAR, P. – Guia prático de estatística em investigação epidemiológica: SPSS. Lisboa: Climepsi Editores, 2007.

AJZEN, I. – Constructing a TPB questionnaire: conceptual and methodological considerations. [Em linha]. Amherst, MA: Department of Psychology. University of Massachusetts, September, 2002. (Revised January, 2006). [Consult. Outubro 2008]. Disponível em http://www-unix.oit.umass.edu/~aizen/pdf/tpb.measurement.pdf.

AJZEN, I. – From intentions to actions: a therapy of planned behavior. In: KUHL, J.; BECKMAN, J. ed. lit. – Action control: from cognition to behavior. Heidelberg: Springer, 1985.

AJZEN, I. – Models of human social behaviour and their application to health psychology. *Psychology and Health*. 13 (1998) 735-739.

AJZEN, I. – The theory of planned behavior. *Organizational Behavior and Human Decision Processes*. 50 (1991) 179-211.

AJZEN, I.; FISHBEIN, E. – Understanding attitudes and predicting social behavior. New Jersey: Prentice-Hall, Englewood Cliffs, 1980.

ALLENDER, S. *et al.* – Quantification of urbanization in relation to chronic diseases in developing countries: a systematic review. *Journal of Urban Health*. 85: 6 (Nov. 2008) 938-951.

ALLEYNE, G.; STUCKLER, D.; ALWAN, A. – The hope and the promise of the UN Resolution on non-communicable diseases. [Em linha]. *Globalization and*

Health. 6: 15 (2010) doi: 10.1186/1744-8603-6-15. [Consult. Agosto 2010]. Disponível em http://www.globalization and health.com/content/6/1/15.

ALLINSON, C.; APFEL, F. – Promoting health advocacy guide for health professionals: WHCA Health Literacy Action Guide. [Em linha]. Geneva: World Health Communication Associates. International Council of Nurses, 2010. [Consult. Julho 2010]. Disponível em http://www.whcaonline.org/uploads/publications/ICN-NEW-28.3.2010.pdf.

ALMEIDA, M. F. – Promoção da saúde depois dos 65 anos: elementos para uma política integrada de envelhecimento. Vol. I. Lisboa: Escola Nacional de Saúde Pública. Universidade Nova de Lisboa, 2009. Tese de doutoramento. Não publicado.

AMARO, R. – Intervenção comunitária: princípios metodológicos da intervenção comunitária numa perspectiva de desenvolvimento local. Lisboa: Sub-Região de Saúde de Lisboa, 2005.

ANHEIER, H. K.; GERHARDS, J.; ROMO, F.P. – Forms of capital and social structure in cultural fields: examining Bourdieu's social topography. *American Journal of Sociology*. 100 (1995) 859903.

ANNAN, J. – Ghana health sector-wide programme: a case study prepared for DAC I/CD Network and Policy Branch of CIDA. Accra: JSA Consultants, 1999.

ANTONOVSKY, A. – Health, stress and coping: new perspectives on mental and physical well-being. San Francisco, CA: Jossey-Bass, 1979.

ANTONOVSKY, A. – Social class, life expectancy and overall morbidity. *Milbank Memorial Fund Quarterly*. 45 (1967) 35-73.

ANTONOVSKY, A. – The salutogenic model as a theory to guide health promotion. *Health Promotion International*. 11: 1 (1996) 11-18.

ANTONOVSKY, A. – The salutogenic perspective: toward a new view of health and illness. *Advances: The Journal of Mind-Body Health*. 4 (1987) 47-55.

ANTONOVSKY, A. – Unravelling the mystery of health: how people manage stress and stay well. San Francisco, CA: Jossey-Bass, 1987.

APFEL, F. *et al.*, ed. lit. – Health Literacy Action Guide: Part 2: evidence and case studies. [Em linha]. Geneva: World Health Communication Associates, 2010. [Consult. Julho 2010]. Disponível em http://www.whcaonline.org/uploads/publications/WHCAhealthLiteracy-28.3.2010.pdf.

ASHTON, J. – Concepts and visions. Liverpool: Department of Community Health. University of Liverpool, 1988.

ATLAN, H. – Entre le cristal et la fumée. Paris: Hermann, 1979.

AUSTRALIA. AusAID – Staged capacity building model: a staged approach to assess, plan and monitor capacity building. Canberra: AusAID. Australian Government, 2006.

AUSTRALIA. NSW HEALTH – A framework for building capacity to improve health. Gladesville: NSW Health Department, 2001.

AUSTRALIA. NSW Health Department – A framework for building capacity to improve health. [Em linha]. Sidney: Better Health Centre, 2001. (Publications Warehouse). [Consult. Agosto 2010]. Disponível em http://www.health.nsw.gov.au/pubs/2001/pdf/framework_improve.pdf.

AUSTRALIA. VICTORIAN GOVERNMENT. DEPARTMENT OF HUMAN SERVICES. RURAL AND REGIONAL HEALTH AND AGE CARE SERVICES DIVISION – Participation indicators. Melbourne, Victoria: Rural and Regional Health and Age Care Services Division. Department of Human Services. Victorian Government, October 2005.

BAKER, D. W. et al. – The health care experience of patients with low literacy. *Archives of Family Medicine*. 5: 6 (1996) 329-334.

BANDURA, A. – Health promotion from the perspective of the social cognitive theory. In: NORMAN, P.; ABRAHAM, C.; CONNER, M. ed. lit. – Understanding and changing health behavior: from health belief to self-regulation. Amsterdam: Harwood Academic Publishers, 2000.

BANDURA, A. – Self-efficacy: the exercise of control. New York: WH Freeman, 1997.

BANDURA, A. – Social foundations of thought and action: a social cognitive theory. Englewood Cliffs, NJ: Prentice-Hall, 1986.

BANDURA, A. – Social learning theory. Englewood Cliffs, N.J.: Prentice Hall, 1977.

BARON, G.; MONNIER, E. – Une approche pluraliste et participative: coproduire l'évaluation avec la société civile. *Revue Informations Sociales*. 110 (Sept. 2003). 120-129.

BATES, R. – Ethnicity, capital formation and conflict. Washington, D.C.: Social Capital Initiative. World Bank, 1999. (Working Paper; 12).

BATESON, G. – Steps to an ecology of mind. New York: Ballantine Books, 1972.

BAUER, G. et al. – Advancing a theoretical model for public health and health promotion indicator development. *European Journal of Public Health*. 13: 3 Suppl. (2003) 107-113.

BAUER, G., et al. on behalf of the EUHPID Consortium – Advancing a theoretical model for public health and health promotion indicator development. *European Journal of Public Health*. 13: 3 Supplement (2003) 1-7.

BAUER, G.; DAVIES, J.K.; PELIKAN, J. on behalf of the EUHPID Theory Working Group and of the EUHPID Consortium – The EUHPID health development model for the classification of Public Health indicators. *Health Promotion International*. 21: 2 (2006) 153-159.

BEAGLEHOLE, R. et al. – Prevention of chronic diseases: a call to action. *The Lancet*. 370: 22/29 (Dec 2007) 2152 – 2157.

BEAGLEHOLE, R. et al. – Public health in the new era: improving health through collective action. *The Lancet*. 363: 9426 (Jun 2004) 2084-2086.
BEAGLEHOLE, R.; BONITA, R.; KJELLSTRÖM, T. – Epidemiologia básica. Lisboa: ENSP, 2003. Versão em lingua portuguesa do original de 1993.
BECKER, M. H. – The health belief model and personal health behaviour. Thorofare: Slack, 1974.
BECKER, M.H. – The health belief model and personal health behavior. *Health Education Monographs*. 2: 4 (1974) 324-473.
BELLOC, N.B.; BRESLOW, L. – Relationship of physical health status and health practices. *Preventive Medicine*. 1 (1972) 409-421.
BENAVENTE, A. – Escola, professores e processos de mudança. Lisboa: Livros Horizonte, 1990.
BENAVENTE, A., coord. et al. – A literacia em Portugal: resultados de uma pesquisa extensiva e monográfica. Lisboa: Serviço de Educação. Fundação Calouste Gulbenkian. Conselho Nacional de Educação, 1996.
BENGEL, J.; STRITTMATTER, R.; WILLMANN, H. – What keeps people healthy?: the current state of discussion and the relevance of Antonovsky's salutogenic model of health. Cologne: Federal Centre for Health Education, 1999.
BENZEVAL, M.; JUDGE, K.; WHITEHEAD, M., ed. lit. – Tackling inequalities in health: an agenda for action. London: King's Fund, 1995.
BERKMAN, L. F.; BRESLOW L. – Health and ways of living: the Alamed County Study. New York: Oxford University Press, 1983.
BERKMAN, L.; KAWACHI, I., ed. lit. – Social epidemiology. Oxford: Oxford University Press, 2000.
BJARAS, G.; HAGLUND, B.J.A.; RIFKIN, S. – A new approach to community participation assessment. *Health Promotion International*. 6: 3 (1991) 1199-1206.
BLACK, D. et al. – Inequalities in health: The Black Report. London: Penguin Books, 1982.
BLACK, D. et al. – Report of the working group on inequalities in health. London: Stationary Office, 1980.
BLACKWELL, A.G.; COLMENAR, R.A. – Community building: from local wisdom to public policy. *Public Health* Reports.115 (2000) 161-166.
BONITA, R.; IRWIN, A; BEAGLEHOLE R. – Promoting public health in the 21st century: the role of WHO. In: KAWACHI, I; WAMALA, S., ed. lit. – Globalization and health. New York: Oxford University Press, 2006.
BONU, S. et al. – Household tobacco and alcohol use, and child health: an exploratory study from India. *Health Policy*. 70 (2004) 67-83.
BORDIEU, P. – Le sens pratique. Paris: Les Éditions de Minuit, 1980.
BOSMA, H. et al. – Low job control and risk of coronary heart disease in the Whitehall II (Prospective Cohort) Study. *British Medical Journal*. 314 (1997) 558-565.

BOURDIEU, P. – The logic of practice. Stanford: Stanford University Press, 1980.
BRASIL. MINISTÉRIO DA SAÚDE – Política Nacional de Promoção da Saúde. Brasília: Ministério da Saúde, 2006.
BRASIL. NOVA FRONTEIRA – Dicionário Aurélio. 1ª edição. Rio de Janeiro: Editora Nova Fronteira, 1975.
BRESLOW, L. – From disease prevention to health promotion. *Journal of the American Medical Association.* 281 (1999) 1030 – 1033.
BRESLOW L. – Health measurement in the third era of public health. *American Journal of Public Health*, 96 (2006) 17-19.
BRINKERHOFF, D. – Technical cooperation for capacity-building in strategic policy management in developing countries. In: NATIONAL CONFERENCE OF THE AMERICAN SOCIETY FOR PUBLIC ADMINISTRATION, 56, San Antonio, Texas, 1995 – Proceedings. Washington, DC: American Society for Public Administration, 1995.
BROWN, E.; GIBBS, G.; GLOVER, C. – Evaluation tools for investigating the impact of assessment regimes on student learning. [Em linha]. *Biosciences Education.* 2 (November 2003). [Consult. Agosto 2010]. Disponível em http://www.bioscience.heacademy.ac.uk/journal/vol2/beej-2-5.pdf.
BROWNSON, R.C. et al. – Evidence-based public health. Oxford: Oxford University Press, 2003.
BRUNNER, E.J. et al. – Social inequality in coronary risk: central obesity and the metabolic syndrome: evidence from the Whitehall II Study. *Diabetologia.* 40: 11. (1997) 1341-1349.
BRUNNER, E.J.; CHANDOLA, T.; MARMOT, M.J. – Prospective effect of job strain on general and central obesity in the Whitehall II Study. *American Journal of Epidemiology.* 165: 7 (2007) doi: 10.1093/aje/kwk 058.
BRYSON, J.M. – Strategic planning for public service and non-profit organizations. Oxford: Pergamon Press, 1993.
BUNCE, V. – The political economy of post socialism. *Slavic Review.* 58: 4 (1999) 756-793.
BUTTERFOSS, F.D. – Process evaluation for community participation. *Annual Review of Public Health.* 27 (2006) 323-340.
CAIRNS, B.; HARRIS, M.; YOUNG, P. – Building the capacity of the voluntary non-profit sector: challenges of theory and practice. Birmingham: Centre for Voluntary Action Research. Aston Business School, 2003. Document prepared for the EGPA Workshop on Voluntary Action in Europe, Lisbon, September 2003.
CAMPBELL, D.; CRAVEN, B; LAWLER, K. – Social welfare, positivism and business ethics. *Business Ethics: a European Review.* 11 :3 (2002) 268 – 281.
CAMPBELL, D.T.; STANLEY, J.C. – Experimental and quasi-experimental designs for Research. Chicago, IL: Rand McNally, 1966.

CAMPBELL, F., ed. lit. – The social determinants of health and the role of local government. Warmick: Improvement and Development Agency, 2010.

CAMPBELL, J. – Foucault's Inheritance/Inheriting Foucault. *Culture and Organization*. 8: 3 (2002) 225-238.

CAMPBELL-LENDRUM, D.; CORVALÁN, C. – Climate change and developing-country cities: implications for environmental health hazards and health equity. *Journal of Urban Health: Bulletin of the New York Academy of Medicine*. 84: 1 (2007) 86-97.

CANADA. COMMUNITY DEVELOPMENT ASSOCIATES – Measuring community capacity. [Em linha]. Wolfville, NS: Horizons. Community Development Associates, [2004]. [Consult. Maio 2010]. Disponível em http://www.horizonscda.ca/reports/ccresources.pdf.

CANADA. HEALTH CANADA – Social capital and health: maximizing the benefits building social capital: a role for public health policy?. [Em linha]. Ottawa: Health Canada, 2007. Nancy Hamilton, Managing Editor of the Health Policy Research Bulletin, speaks with James Gilbert (JG), Director, and Solange van Kemenade (SvK), Senior Research Analyst, both from the Strategic Policy Directorate, Public Health Agency of Canada. [Consult. February 2007]. Disponível em http://www.hc-sc.gc.ca/sr-sr/pubs/hpr-rpms/bull/2006-capital-social-capital/2006-capital-social-capital-0_e.html.

CANADA. HEALTH CANADA – The health of the Canadians: 2nd report. Ottawa, Ontario: Health Canada, 1998.

CANADA. NCE – Evaluation of the networks of centres of excellence. [Em linha]. Ottawa, Ontario: Networks of Centres of Excellence, 2009. [Consult. Dezembro 2009]. Disponível em http://www.nce-rce.gc.ca/Competitions-Competitions/ClosedCompetitions-ConcoursTermines/NCE-RCE-2009/Background-Contexte_eng.asp.

CANADA. PUBLIC HEALTH AGENCY OF CANADA – Canadian best practices portal. [Em linha]. Ottawa, Ontario: Public Health Agency of Canada, 2010. [Consult. Junho 2010]. Disponível em http://cbpp-pcpe.phac-aspc.gc.ca/.

CANADA. PUBLIC HEALTH AGENCY OF CANADA – The Public Health Agency of Canada homepage. [Em linha]. Ottawa, Ontario: Public Health Agency of Canada, 2010. [Consult. Abril 2010]. Disponível em http://www.phac-aspc.gc.ca/index-eng.php.

CANADA. STATISTICS CANADA – National Longitudinal Survey of Children and Youth 2005-2006. Ottawa, Ontario: Statistics Canada, 2007.

CANADA. UNIVERSITY OF TORONTO. CENTRE FOR HEALTH PROMOTION – The quality of life model. [Em linha]. Toronto: Quality of Life Research Unit. Centre for Health Promotion. University of Toronto, 2006. [Consult. Julho 2006]. Disponível em http://www.utoronto.ca/qol/concepts.htm.

CARMO, I. et al. – Overweight and obesity in Portugal: national prevalence in 2003-2005. *Obesity Reviews*. 9 (2008)11-19.

CASE, A.; FERTIG, A.; PAXSON, C. – The lasting impact of childhood health and circumstance. *Journal of Health Economics*. 24 (2005) 365-389.

CATTANEO, A. et al. – Overweight and obesity in infants and pre-school children in European Union: a review of existing data. *Obesity Reviews*. 11: 5 (2009) 389-398.

CHADWICK, E. – The sanitary conditions of the labouring population in Great Britain. London: W. Clowes. 1843. Memphis, Tennessee: General Books, reprinted 2010.

CIMEIRA MUNDIAL SOBRE DESENVOLVIMENTO SUSTENTÁVEL = World Summit on Sustainable Development, Joanesburgo, África do Sul, 2 a 4 de Setembro de 2002 – Declaração de Joanesburgo sobre Desenvolvimento Sustentável. [Em linha]. Joanesburgo: ONU, 2002. [Consult. Fevereiro 2008]. Disponível em http://www.apambiente.pt/divulgacao/Publicacoes/ guiasemanuaisAPA/GuiaAgenda21Local/Documents/declaracao_joanesburgo.pdf.

CLARK, N.M.; GOTSCH A; ROSENSTOCK, I. R. – Sustaining collaborative problem solving: strategies from a study in six Asian countries. *Health Education Research*. 8: 3 (1993) 385-402.

CLEMENHAGEN, C.; CHAMPAGNE, F. – Program planning in a small community health care setting. *Health Care Management Review*. 7: 1 (1982) 47-55.

COCHRANE, A. L. – Effectiveness & efficiency: random reflections on health services. London: The Royal Society of Medicine Press, 1999.

COLEMAN, J.S. – Foundations of social theory. Cambridge, Mass.: Belknap Press. Harvard University Press, 1990.

COLEMAN, J.S. – Social capital in the creation of human capital. *The American Journal of Sociology*. 94: Supplement (1998) S95-S121.

COLLINS, C.A.; WILLIAMS, D.R. – Segregation and mortality: the deadly effects of racism? *Social Forum*. 14 (1999) 495-523.

CONFERÊNCIA DE ÉVORA, 15 e 16 de Março de 2000 – Determinantes da saúde na União Europeia: actas = health determinants in the EU: proceedings. coord. Luísa Branquinho... [et al.]; ed. lit. Ministério da Saúde: patroc. Comissão Europeia. Câmara Municipal de Évora. Universidade de Évora. Lisboa : Ministério da Saúde, 2000.

CONFERÊNCIA INTERNACIONAL PARA A PROMOÇÃO DA SAÚDE, Ottawa, Canada, 17-21 Novembro 1986 – Carta de Otawa para a promoção da saúde; organizadores Health and Welfare. Canadian Public Health Association. OMS. Lisboa: Direcção Geral de Cuidados de Saúde Primários, 1987.

CONFERÊNCIA INTERNACIONAL SOBRE CUIDADOS PRIMÁRIOS DE SAÚDE, Alma-

Ata, URSS, 6-12 de Setembro de 1978 – Declaração de Alma-Ata. Alma-Ata: OMS.UNICEF, 1978.

CONGRESO DE MÉDICOS Y BIÓLOGOS DE LENGUA CATALANA, 10, Barcelona, 1978 – Ponencias. Barcelona: Asociación de los Médicos y los Biólogos de la Lengua Catalana, 1978.

CONTENTO, I. R. – Nutrition education: linking research, theory, and practice. Boston: Jones and Bartlett Publishers, 2007.

CONTENTO, I. R. – Nutrition education: linking research, theory, and practice. 2nd ed. Boston: Jones and Bartlett Publishers, 2011.

CONTENTO, I.R. et al. – Enhancing personal agency and competence in eating and moving: formative evaluation of a middle school curriculum: choice, control, and change. *Journal of Nutrition Education & Behavior*. 39: 5 Suppl (2007) S179-S186.

CONTRACTOR, N.S.; MONGE, P. R. – Managing knowledge networks. *Management Communication Quarterly*. 16: 2 (2002) 249-258.

COOKE, J. – A framework to evaluate research capacity building in health care. *BMC Family Practice*. 6: 44 (2005) doi:10.1186/1471-2296-6-44. [Consult. Fevereiro 2008]. Disponível em http://www.ncbi.nlm.nih.gov/pmc/articles/PMC1289281/pdf/1471-2296-6-44.pdf.

COTE, S.; HEALY, T. – The wellbeing of nations: the role of human and social capital. Paris: Organization for Economic Cooperation and Development, 2001.

COTTREL, L.S. – The competent community. In: KAPLAN, B.H.; WILSON, R.N.; LEIGHTON, A.H., ed. lit. – Further explorations in social psychiatry. New York: Basic Books, 1976.

CRAWLEY, H. – Promoting health through public policy. *Health Promotion International*. 2: 2 (1987) 213 -216.

CRAWFORD, D.; JEFFREY, R. W., ed. lit. – Obesity prevention and public health. Oxford: Oxford University Press, 2005. ISBN: 0-19-856600-X.

CUETO, M. – The origins of primary health care and selective primary health care. *American Journal of Public Health*. 94: 11 (November 2004) 1864-1874.

CURRIE, J.; MORETTI, E. – Mother's education and the intergenerational transmission of human capital: evidence from College Openings. *Quarterly Journal of Economics*. VCXVIII: 4 (Nov. 2003) 1495-1532.

CUTLER, D.; DEATON, A.; LLERAS-MUNEY, A. – The determinants of mortality. *Journal of Economic Perspectives*. 20 (2006) 97-120.

CUTLER, D.; LLERAS-MUNEY, A. – Education and health: evaluating theories and evidence. Ann Arbor, Michigan: National Poverty Center. Gerald R. Ford School of Public Policy. University of Michigan, March 2007. (Policy Brief; 9). [Consult. Março 2007]. Disponível em http://www.npc.umich.edu/publications/policy_briefs/brief9/policy_brief9.pdf.

DAHLGREN, G.; WHITEHEAD, M. – Politiques et stratégies en faveur de légalité devant la santé. Copenhague: Bureau Régional de l'Europe. OMS, 1991.
DAMÁSIO, A. R. – O erro de Descartes: emoção, razão e cérebro humano. Mem Martins: Publicações Europa-América, 1994.
DAMÁSIO, A. R. – O sentimento de si: o corpo, a emoção e a neurobiologia da consciência. Mem Martins: Publicações Europa-América, 1999.
DAMÁSIO, A.R. – Ao encontro de Espinosa: as emoções sociais e a neurologia do sentir. Mem Martins: Publicações Europa-América, 2003.
DANIELS, N.; KENNEDY, B.; KAWACHI, I. – Justice is good for our health. [Em linha]. *Boston Review*. (February/March 2000) [Consult. Março 2007]. Disponível em http://bostonreview.net/BR25.1/daniels.html.
DE LEEUW, E. – Evidence for healthy cities: reflections on practice, method and theory. *Health Promotion International*. 24: 1 (Nov 2009) 19-36.
DE LEEUW, E. – Investigating policy networks for health: theory and method in a larger organizational perspective. In: ROOTMAN, I. *et al*. – Evaluation in health promotion: principles & perspectives. Copenhagen: WHO, 2001. (WHO Regional Publications European Series; 92).
DE LEEUW, E.; POLMAN, L. – Health policy making: the Dutch experience. *Social Science and Medicine*. 40: 3 (1995) 331 – 338.
DE SIMONE J.; WOLAVER, A. – Drinking and academic performance in high school. Cambridge, MA: National Bureau of Economic Research, 2005. (NBER Working Paper; 11035).
DE VITA C. J.; FLEMING, C., ed. lit. – Building capacity in non-profit organizations. Washington, DC: The Urban Institute, 2001.
DE WALQUE, D. – Education, information and smoking decisions: evidence from smoking histories, 1940-2000. Washington, DC: World Bank, 2004. (Working paper; 3362).
DE WALQUE, D. – How does the impact of an HIV/AIDS information campaign vary with educational attainment?: evidence from rural Uganda. Washington, DC: World Bank, 2005. (Working paper; 3289).
DEAS, D. et al. – Adolescents are not adults: developmental considerations in alcohol users. *Alcoholism: Clinical and Experimental Research*. 24 (2000) 232-237.
DEBELLIS, M.D., *et al*. – Hippocampal volume in adolescent-onset al.cohol use disorders. *Journal of American Psychiatry*. 157 (2000) 737-744.
DECI, E.L.; RYAN, R.M. – Facilitating optimal motivation and pshycological well-being across life's domains. *Canadian Psychology*. 49 (2008) 14-23.
DECRETO-LEI n.º 259/2000. D.R. Iª Série-A. 240. (2000-10-17) 5784-5786 – Regulamenta a Lei n.º 120/99 de 11 de Agosto (reforça as garantias do direito à saúde reprodutiva), fixando condições de promoção da educação

sexual e de acesso dos jovens a cuidados de saúde no âmbito da sexualidade e do planeamento familiar.

DENZIN, N. – The research act in sociology. London: Butterworths, 1970.

DETELS, R.; BRESLOW, L. – Current scope and concerns in public health. In: Oxford textbook of public health. 4th edition. New York: Oxford University Press, 2002. 3-20.

DEVLIN, K. – Adeus Descartes: o fim da lógica e a procura de uma nova cosmologia do pensamento. Mem Martins: Publicações Europa América, 1999.

DIDERICHSEN, E.; WHITEHEAD, M. – The social basis of disparities in health. In: EVANS, T. et al., ed.lit. – Challenging inequities in health. New York: Oxford University Press, 2001.

DOAK, C.; DOAK, L.; ROOT J. – Teaching patients with low literacy skills. 2nd ed. Philadelphia, PA: JB Lippincott, 1996.

DOWNIE, R.S.; FYLE, C.; TANNAHILL, A. – Health promotion: models and values. Oxford: Oxford Medical Publications, 1990.

DOWNIE, R.S.; TANNAHILL, C.; TANNAHILL, A. – Health promotion: models and values. Oxford: University Press, 2003.

DUBOS, R. – Mirage of health. London: Allen and Unwin, 1960.

DURLAK, J.A. – Why program implementation is important. *Journal of Prevention and Intervention in the Community*. 17: 2 (1998) 5-18.

ECDPM – About ECDPM. [Em linha]. Maastricht: European Centre for Development Policy Management, 2010. [Consult. Agosto 2010]. Disponível em http://www.ecdpm.org/.

ECDPM – Capacity.org: a gateway for capacity development. [Em linha]. Maastricht: The Netherlands: European Centre for Development Policy Management, 2010. [Consult. Julho 2010]. Disponível em http://www.capacity.org/.

EDWARDS, P.; TSOUROS, A. – Promoting physical activity and active living in urban environments: the role of local governments. Copenhagen: WHO Regional Office for Europe, 2006.

EFROYMSON, D. et al. – Hungry for tobacco: an analysis of the economic impact of tobacco consumption on the poor in Bangladesh. *Tobacco Control*. 10 (2001) 212-217.

EGOLF, B. et al. – The Roseto Effect: a 50-year comparison of mortality rates. *American Journal of Public Health*. 82: 8 (August 1992) 1089-1092.

EISENBERG, M.; SWANSON, N. – Organizational network analysis as a tool for program evaluation. 19: 4 (1996) 488.

ELMÉN, H. – Infant mortality: social inequality in a Swedish city. *European Journal of Public Health*. 3 (1993) 237-241.

ENG, E.; PARKER, E. – Measuring community competence in the Mississipi Delta:

the interface between program evaluation and empowerment. *Health Education Quarterly*. 21 (1994) 199-220.

ENGELS, F. – The condition of working class in England. Standford, CA: Standford University Press, 1958. Original version from 1845. Translated by Henderson W.O. and Chaloner W.H.

ERICKSON, M. – Unravelling the mystery of salutogenesis: the evidence base of the salutogenic research as measured by Antonovsky's Sense of Coherence Scale. Helsinki: Folkhälsan Research Center. Health Promotion Research Programme. Folkhälsans Förbund, 2007.

ERICKSON, R. – Why do graduates live longer?: education, occupation, family and mortality during the 1990s. In: JONHSSON, J. O.; MILLS, C., ed lit. – Cradle to grave: lifecourse change in modern Sweden. Durham: Sociology Press, 2001. 211-227.

ERIKSSON, M.; LINDSTRÃM, B. – Adopting a salutogenic approach: does it make any change? In: NORDIC HEALTH PROMOTION RESEARCH CONFERENCE, 5, Esbjerg, Denmark, 15-17 June 2006 – Health and Institutional Change. Esbjerg, Denmark: Unit for Health Promotion Research. University of Southern, 2006.

ERNST, M.; MOOLCHAN, E.; ROBINSON, M. – Behavioral and neural consequences of prenatal exposure to nicotine. *Journal of the American Academy of Child Adolescent Psychiatry*. 40 (2001) 630-641.

EUROPEAN COMMISSION – EUMAHP: Postgraduate training in Health Promotion in the European Union: European Masters Feasibility Study: EUMAHP Project: final report to the European Commission, SANGO-G3, 1 October 2000. Brighton: EUMAHP, 2000.

EUROPEAN COMMISSION – Notes from the 5th Meeting of the EUHPID Consortium, 9 January 2004. Mayfield House: University of Brighton, 2004.

EUROPEAN COMMISSION – The development of a European Health Promotion monitoring system: the EUHPID Project: Interim Report to the European Commission DG SANGO, 6 December 2002. Brighton: University of Brighton, 2002.

EUROPEAN COMMISSION – The state of mental health in the European Union. [Em linha]. Luxembourg: European Commission. Directorate General for Health & Consumer Protection., 2004. [Consult. Julho 2010]. Disponível em http://ec.europa.eu/health/ph_projects/2001/monitoring/fp_monitoring_2001_frep_06_en.pdf

EVANS, R.G.; BARER, M. L; MARMOR, T. R – Why are some people healthy and others not?: the determinants of health of populations. Hawthorne, NY: Aldine de Gruyter, 1994.

EVANS, T. *et al.*, ed. lit. – Challenging inequities in health. New York: Oxford University Press, 2001.

EWLES, L.; SIMNETT, I. – Promoting health: a practical guide to health education. London: Scutari Press, 1992.
EWLES, L.; SIMNETT, I. – Promoting health: a practical guide to health education. London: Scutari Press, 1992.
EZZATI, M. et al. – Rethinking the "diseases of affluence" paradigm: global patterns of nutritional risks in relation to economic development. *PloS Medicine*. 2: 5 (2005) e133. doi:10.1371/journal.pmed.0020133.
FAWCETT, S.B. et al. – The community tool box: an Internet-based resource for building healthier communities. [Em linha]. *Public Health Reports*. 115 (2000) 274-278. [Consult. Julho 2010]. Disponível em http://ctb.ku.edu/en/tablecontents/chapter_1039.aspx.
FAWCETT, S.B. et al. – Using empowerment theory in collaborative partnerships for community health and development. *American Journal of Community Psychology*. 23: 5 (1995) 677-697.
FERNANDES, A.; PERELMAN, J.; MATEUS, C. – Health and health care in Portugal: does gender matter? Lisboa: Instituto Nacional de Saúde Doutor Ricardo Jorge, 2010.
FERREIRA, J. S. – Prevalência de obesidade infanto-juvenil.: associação com os hábitos alimentares, actividade física e comportamentos sedentários dos adolescentes escolarizados de Portugal Continental. Lisboa: Escola Nacional de Saúde Pública. Universidade Nova de Lisboa, 2010. Tese de Doutoramento. Não publicado.
FERRINHO, P.; BUGALHO, M.; MIGUEL, J.P. – For better health in Europe. Lisboa: Fundação Merck Sharpe & Dohme, 2004.
FIELD, E. – Are there upward intergenerational education spillovers on health?: the impact of children's education on parents' smoking cessation. Harvard: Harvard University, June 2005. (Working Paper).
FIGUEIREDO, A.D. – Redes de educação: a surpreendente riqueza de um conceito. In SEMINÁRIO DO CONSELHO NACIONAL DE EDUCAÇÃO, Lisboa, 22 de Junho de 2001 – Redes de aprendizagem, redes de conhecimento. Lisboa: Conselho Nacional de Educação. Ministério da Educação, 2001.
FINLAND. MINISTRY OF SOCIAL AFFAIRS AND HEALTH – Government Resolution on the Health 2015 Public Health Programme. Helsinki: Ministry of Social Affairs and Health, 2001. (Publications 2001; 6).
FISHBEIN, M.; AJZEN, I. – Belief, attitude, intention and behavior: an introduction to theory and research. Reading, MA: Addison-Wesley, 1975.
FOUCAULT, M. – Power/knowledge: selected interviews and other writings 1972--1977. Brighton: Harvester Press, 1980.
FOUCAULT, M. – The archaeology of knowledge. London: Travistock, 1974.
FOUCAULT, M.; GORDON, C., ed. lit. – Power/knowledge: selected interviews and other writings. New York: Pantheon, 1977.

FOWLER A. – Questioning partnership: the reality of aid and NGO relations. *IDS Bulletin*. 31: 3 (2000) 14-18.
FRANK, J. – Bridging the divide: comprehensive reform to improve health in Mexico. In: MEETING OF THE COMMISSION ON SOCIAL DETERMINANTS OF HEALTH, Nairobi, July 2006 – Proceedings. Nairobi: Commission on Social Determinants of Health, 2006.
FREIRE, P. – A pedagogia do oprimido. Porto: Afrontamento, 1975.
FREIRE, P. – Pedagogy of the oppressed. New York: Seabury Press, 1970.
FREIRE, P. – Política e educação. 2ª edição. São Paulo: Cortez Editora, 1995.
FREUDENBERG, N. – Community capacity for environmental health promotion: determinants and implications for practice. *Health Education & Behavior*. 31: 4. (2004) 472-490.
FREUNDENBERG, N. – Time for a national agenda to improve the health of urban populations. *American Journal of Public Health*. 90: 6 (2000) 837-840.
FREUNDENBERG, N.; GALEA, S. – Cities of consumption: the impact of corporate practices on the health of urban populations. *Journal of Urban Health*. 85: 4 (Jul. 2008) 462-471.
FRIEDMANN, J. – Empowerment: uma política de desenvolvimento alternativo. Oeiras: Celta Editora, 1996.
FUKUYAMA, F. – A grande ruptura: a natureza humana e a reconstituição da ordem social. Lisboa: Quetzal Editores, 2000.
FUKUYAMA, F. – Falling tide: global trends and US civil society. *Harvard International Review*. 20 (1997) 60-64.
FUKUYAMA, F. – Social capital and the global economy. *Foreign Affairs*. 74: 5 (1995) 89-103.
GArdner, G.; ASSADOURIAN, E. – Rethinking the good life. In: HALWEIL, B.; MASTNY, L. – State of the world: a Worldwatch Institute Report on progress toward a sustainable society. New York: The Worldwatch Institute. W.W. Norton & Company, 2004.164-179.
GAVENTA, J. – Power and powerless: quiescence and rebellion in an Appalachian valley. Chicago, IL: University of Illinois Press, 1980.
GELLER, E.S. – Actively caring for environment: an integration of behaviorism and humanism. *Environment and Behavior*. 27 (1995) 184-195.
GERMANN, K.; WILSON, D. – Organizational capacity for community development in regional health authorities: a conceptual model. *Health Promotion International*. 19: 3 (2004) 289-298.
GERTLER, P.; LEVINE, D.I.; AMES, A. – Schooling and parental death. *The Review of Economics and Statistics*. 86: 1 (2004) 211-225.
GIBBON, M. – Meetings with meaning: health dynamics in rural Nepal. London: South Bank University, 1999. PhD Thesis.

GIBBON, M.; LABONTE, R.; LAVERACK, G. – Evaluating community capacity. *Health and Social Care in the Community*. 10: 6 (2002) 485-491.
GILBERT, J. – L'éducation sanitaire. Montreal: Presses de l'Université de Montreal, 1963.
GILBERT, J. – The grandeur and decadence of health education. *Canadian Journal of Public Health*. 58 (1967) 355-358.
GILLIES, P. – Effectiveness alliances and partnerships for health promotion. *Health Promotion International*. 13 (1998) 99-120.
GLANZ. K. – Teoria num relance: um guia para a prática da promoção da saúde. In: SARDINHA, L. B.; MATOS, M.G.; LOUREIRO, I., ed. lit. – Promoção da saúde: modelos e práticas de intervenção nos âmbitos da actividade física, nutrição e tabagismo. Lisboa: Faculdade de Motricidade Humana, 1999.
GLASGOW, R E. *et al*. – External validity: we need to do more. *Annals of Behavioral Medicine*. 31: 2 (2006) 105-108.
GLASGOW, R. E.; GREEN, W. L. – Importance of and criteria for evaluating external validity. In: ANNUAL NIH CONFERENCE ON THE SCIENCE OF DISSEMINATION AND IMPLEMENTATION, 2, Natcher Conference Center, NIH Campus, Bethesda, Maryland, 28-29 January 2009 – Building research capacity to bridge the gap from science to service. Bethesda: NIH Office of Behavioral and Social Sciences Research, 2009.
GLASGOW, R. E.; VOGT, T. M.; BOLES, S.M. – Evaluating the public health impact of health promotion interventions: the RE-AIM Framework. *American Journal of Public Health*. 89: 9 (1999) 1322-1327.
GLOBAL CONFERENCE FOR HEALTH PROMOTION, 5, Mexico, 5-9 June 2000 – Bridging the Equity Gap. [Em linha]. Geneva: WHO. Department of Health Promotion, Noncommunicable Disease Prevention and Surveillance, 2000b. [Consult. 2004.09.13]. Disponível em http://www.who.int/hpr/conference/.
GODFREY, M. – Prevention: developing a framework for conceptualizing and evaluating outcomes of preventive services for older people. *Health and Social Care and Community*. 9: 2 (2001) 89-99.
GODFREY, M.; TOWNSEND, J.; DENBY, T. – Building a good life for older people in local communities: the experience of aging in time and place. York: Joseph Rowntree Foundation, 2004.
GOLEMAN, D. – Destructive emotions and how to overcome them. London: Mind and Life Institute. Bloomsbury Publishing, 2003.
GOODMAN, R. M. *et al*. – Identifying and defining the dimensions of community capacity to provide the basis for measurement. *Health Education and Behavior*. 25: 3 (1998) 258-278.
GOODMAN, R.M. – A construct for building the capacity of community-based initiatives in a racial and ethnic communities: a qualitative cross-case analysis.

Journal of Public Health Management and Practice. 14: Suppl (Nov 2008) S18-S25.

GOODMAN, R.M. et al. – Development of level of institutionalisation scales for health promotion programs. *Health Education Quarterly.* 20 (1993) 161-178.

GOTTLIEB, B.H. – The primary group as supportive milieu: applications to community psychology. *American Journal of Community Psychology.* 7: 5 (1979) 469-480.

GRAMSCI, A.; HOARE, Q.; NOWELL-SMITH, J., ed. lit. – Selections from the prison notebooks. London: Lawrence & Wishart, 1971.

GREEN, L. W. – Guidelines and categories for classifying participatory research projects in health. [Em linha]. *lgreen.net*. (2010a). Disponível em http://www.lgreen.net/guidelines.html.

GREEN, L. W. – Health headlines. [Em linha]. *lgreen.net*. (2010b). Disponível em http://lgreen.net/index.html.

GREEN, L. W. – Healthy People: the Surgeon General's Report and the prospects. In: MCNEMERY, W.K., ed. lit. – Working for a Healthier America. Cambridge, MA: Ballinger Publishing, 1980. 95-110.

GREEN, L. W. – PATCH: CDC's Planned Approach to Community Health: an application of PRECEED and an inspiration for PROCEED. [Em linha]. *Journal of Health Education.* 23 (1992) 140-147. [Consult. Julho 2010]. Disponível em http://wonder.cdc.gov/wonder/prevguid/p0000065/p0000065.asp.

GREEN, L. W. et al. – Study of participatory research in health promotion: review and recommendations for the development of participatory research in health promotion in Canada. Ottawa: Royal Society of Canada, 1995.

GREEN, L. W.; KREUTER, M. W. – Health program planning: an educational and ecological approach. 4th ed. New York: McGraw-Hill, 2005.

GREEN, L. W.; KREUTER, M. W. – Health promotion planning: an educational and environmental approach. Palo Alto, CA: Mayfield,1991.

GREEN, L. W.; MERCER, S. L. – Can public health researchers and agencies reconcile the push from funding bodies and the pull from communities? *American Journal of Public Health.* 91 (2001) 1926–1929.

GREEN, L. W; GLASGOW, R. E. – Evaluating the relevance, generalization, and applicability of research: issues in external validation and translation methodology. *Evaluation & the Health Professionals.* 29: 1 (2006) 126-153.

GREEN, L.W. – National policy in the promotion of health. *International Journal of Health Education.* 22 (1979) 161-168.

GRIFFIN, K.; KNIGHT, J. – Human development and the international development strategy for the 1990s. Houndmills: MacMillan Academic and Professional, 1990.

GRIMM, J. W.; CHUMBLER, N. R. – The role of network strength in patient referrals between podiatrists and physicians. *Sociological Imagination*. 32 (1995) 98-118.

GROOTAERT, C.; VAN BASTELAR, T., ed. lit. – Understanding and measuring social capital: a multidisciplinary tool for practitioners. Washington, D.C.: The World Bank, 2002. [Consult. Junho 2010]. Disponível em http://www-wds.worldbank.org/external/default/WDSContentServer/WDSP/IB/2002/07/31/000094946_02071104014990/Rendered/PDF/multi0page.pdf.

GRUBER, J.; TRICKETT, E.J. – Can we empower others?: the paradox of empowerment in the governing of an alternative public school. *American Journal of Community Psychology*. 15: 3 (1987) 353-372.

GUSFIELD, J. – The culture of public problems: drinking-driving and the symbolic order. Chicago: University of Chicago Press, 1981.

HAAN, M.; KAPLAN, A.G; CAMACHO, T. – Poverty and health prospective evidence from the Alameda County Study. *American Journal of Epidemiology*. 125: 6 (1987) 989-998.

HALWEIL, B. et al. – State of the world: a Worldwatch Institute Report on Progress toward a sustainable society. New York: Worldwatch Institute. W.W. Norton & Company, 2004. 169.

HAMLIN, C. – Commentary: John Sutherland's epidemiology of constitutions. *International Journal of Epidemiology*. 31 (2002) 915-919.

HARDER, T. et al. – Duration of breastfeeding and risk of overweight: a meta-analysis. *American Journal of Epidemiology*. 162 (2005) 397-403.

HARDY, L.L. et al. – Family and home correlates of television viewing in 12-13 year old adolescents: the Nepean study. *International Journal of Behavioral Nutrition and Physical Activity*. 3 (2006) 24. doi:10.1186/1479-5868-3-24.

HART, J.T. – The inverse care law. *The Lancet*. 1: 7696 (1971) 405-412.

HASAN, A.; PATEL, S.; SATTERTHWAITE, D. – How to meet the Millennium Development Goals (MDGs) in urban areas. *Environment and Urbanization*. 17: 1 (2005) 3-15.

HAWE, P. – Capacity building: how can national and local authorities strengthen resources for public health in communities? [Em linha]. In: Nordic Public Health Conference, 8, 9-11 October 2005, Hotel Nordica, Reykjavík, Iceland – Public Health: Shared Responsibility. Reykjavík: Ministry of Health and Social Security. Public Health Institute of Iceland. Directorate of Health in Iceland, 2005. *Powerpoint presentation*. [Consult. Junho 2010]. Disponível em http://www.lydheilsustod.is/media/lydheilsa//HAWE_Iceland_Tuesday_plenary.pdf.

HAWE, P. et al. – Indicators to help with capacity building in health promotion better health, good health care. Sidney: Australian Centre for Health Promotion. NSW Health Department, 2000.

HAWE, P. *et al.* – Multiplying health gains: the critical role of capacity-building within health promotion programs. *Health Policy*. 39 (1997) 29-42.
HAWE, P. *et al.* – Working invisibly: health workers talk about capacity-building in health promotion. *Health Promotion International*. 13: 4 (1998) 285-295.
HAWE, P.; SHIELL, A. – Social capital and health promotion: a review. *Social Science and Medicine*. 51 (2000) 871-885.
HAYDEN-WADE, H.A. *et al.* – Prevalence, characteristics, and correlates of teasing experiences among overweight children vs. non-overweight peers. *Obesity Research*. 13 (2005) 1381-1392.
HAYEK, F.A. – The road to Serfdom. Chicago: The University of Chicago Press, 1994.
HEYNEMAN, S.P. – From the party/state to multi-ethnic democracy: education and social cohesion in the Europe and Central Asia region. *Educational Evaluation and Policy Analysis*. 22: 2 (2000) 173-191.
HILDERBRAND, M.; GRINDLE, M. – Building sustainable capacity in the public sector: what can be done? In: GRINDLE, M. S., ed. lit. – Getting good government: capacity building in the public sector of developing countries. Cambridge, Mass.: Harvard University Press. Harvard Institute for International Development, 1997.
HOPE, A.; TIMMEL, S. – Training for transformation. *Contact*. 106 (1988) 4-7.
HOUSE, J.S.; WILLIAMS, D.R. – Understanding and reducing socio-economic and racial/ethnic disparities in health. In: SMEDLEY, B.D.; SYME S.L., ed. lit. – Promoting health intervention strategies from social and behavioral research. Washington, DC: National Academy Press, 2000. 57-86.
HUBLEY, J. – Promoting health in low and middle income countries: achievements and challenges. In: SCRIVEN, A.; GARMAN, S., ed. lit. – Promoting health: global perspectives. Basingstoke, Hampshire, UK: Palgrave MacMillan, 2005. 147–166.
HUERTA, T. – Researching child and youth health networks: structure, collaborative capacity, and responsiveness: research proposal. Lisbon: ENSP. UNL, 2007. Powerpoint presentation.
HURT, L.; ROSSMANDS, C.; SAHA, S. – Effects of education and other socioeconomic factors in middle age mortality in rural Bangladesh. *Journal of Epidemiology and Community Health*. 58 (2004) 315-320.
ILLSLEY, R.; LE GRAND, J. – Regional inequalities in mortality. *Journal of Epidemiology and Community Health*. 47 (1993) 444-449.
ILLSLEY, R.; SVENSON, P-G, ed. lit. – Health inequities in Europe. *Social Science and Medicine*. Special Issue. 31: 3 (1990) 223-420.
IMPERATORI, E.; GIRALDES, M.R. – Metodologia do planeamento em saúde: manual para uso em serviços centrais, regionais e locais. Lisboa: Escola Nacional de Saúde Pública, 1993.

INTERNATIONAL CONFERENCE ON HEALTH PROMOTION, 1, Ottawa, 17-21 November – Ottawa Charter for Health Promotion. Geneva: WHO, 1986. (WHO/HPR/HEP/955.1).
INTERNATIONAL CONFERENCE ON HEALTH PROMOTION, 3, Sundsvall, 9-15 June 1991 – The Sundsvall Statement on Supportive Environment for Health. Sundsvall, Sweden: WHO, 1991.
INTERNATIONAL CONFERENCE ON HEALTH PROMOTION, 4, Jakarta, July 1997 – The Jakarta Declaration on Leading Health Promotion into the 21st century: New Players for a New Era: leading health promotion into the 21st century. Geneva: WHO, 1997. (HPR/HEP/41CHP/BR 97.4).
INTERNATIONAL CONFERENCE ON PRIMARY HEALTH CARE, Alma Ata (URSS). 6-12 September 1978 – Report on the Conference on Primary health Care. Geneva: WHO. UNICEF, 1978.
INTERNATIONAL WORKSHOP on Health, the Environment and Sustainable Development, Copenhagen, 23-25 February 1994 – Proceedings. Copenhagen: Commission for Sustainable Development, 1994.
IRWIN, A. et al. – The Commission on social determinants of health: tackling the social roots of health inequities. [Em linha]. *PLoS Medicine*. 3: 6 (June 2006) e106. doi:10.1371/journal.pmed.0030106. [Consult. Setembro 2006]. Disponível em: http://www.plosmedicine.org/article/info:doi/10.1371/journal.pmed.0030106.
ISCOE, I. – Community psychology and the competent community. *American Psycologist*. 29 (1974) 607-613.
ISRAEL, B. – Social networks and social support: implications for natural helper and community level interventions. *Health Education Quarterly*. 12 (1985) 65-80.
ITALIA. ACCADEMIA JAUFRÉ RUDEL DI STUDI MEDIEVALI – Regimen sanitatis salerni. Roma: Edizioni Moderne Canesi, 1960.
IUHPE – The evidence of health promotion effectiveness: shaping public health in a new Europe: a report for the European Commission by the International Union for Health Promotion and Education. Brussels: ECSC – EC – EAEC, 1999.
JACKSON, T.; MITCHELL, S.; WRIGHT, M. – The community development continuum. *Community Health Studies*. 8: 1 (1989) 66-73.
JANIS, I.L. – Victims of groupthink. Boston: Houghton-Mifflin, 1972.
JOFFRES, C. et al. – Facilitators and challenges to organizational capacity building in heart health promotion. *Qualitative Health Research*. 14: 1 (2004) 39-60.
JOHANNSSON, E. et al. – Tracking of the overweight from early childhood to adolescence in cohorts born 1988 and 1994: overweight in a high birth weight population. *International Journal of Obesity*. 30 (2006) 1265-1271.

JUSTO, C., coord. – Eu gostava de ir ver gente. Lisboa: Campo da Comunicação, 2005.
KANNAS, L.; KARHILA, P. – The content analysis of the core curricula of the Masters Programmes in Health Promotion and Health Education in 17 universities in Europe and North America: preliminary draft prepared for the EUMAHP Consortium Meeting in Lisbon, December 1999. Brighton: EUMAHP, 1999.
KANT, I. – Crítica da razão pura: 1782. 5ª edição. Lisboa: Fundação Calouste Gulbenkian, 2001.
KAPUCU, N.; AUGUSTIN, M.E.; KRAUSE, M. – Capacity building for community-based small nonprofit minority health agencies in central Florida. *The International Journal of Volunteer Administration*. XXIV: 3 (2007) 10-16.
KAWACHI, I. et al. – Social capital, income inequality and mortality. *American Journal of Public Health*. 87 (1997) 1491-1498.
KAWACHI, I.; BERKMAN LF – Social cohesion, social capital and health. In: BERMAN, L.F.; KAWACHI, I., ed. lit. – Social epidemiology. New York: Oxford University Press, 1999.
KAWACHI, I.; KENNEDY, B. – Socioeconomic determinants of health: health & social cohesion: why care about income inequality? *BMJ*. 314 (1997) 1037-1040.
KAWACHI, I.; KENNEDY, B.P.; WILKINSON, R., ed. lit. – The society and population health reader: income inequality and health. Vol I. New York: New Press, 1999.
KAWACHI, I.; WAMALA, S., ed. lit. – Globalization and health. Oxford: Oxford University Press, 2007.
KEAST, R. et al. – Network structures: working differently and changing expectations. *Public Administrative Review*. 64: 3 (2004) 363-371.
KEISER, J. et al. – Urbanization in sub-saharian Africa and implication for malaria control. *American Journal of Tropical Medicine and Hygiene*. 71: 2 Suppl. (Aug 2004) 118-127.
KEMERLING, G. – Plato: the state and the soul. [Em linha]. *Philosophy Pages*. (2001). [Consult. Setembro 2004]. Disponível em http://www.philosophy-pages.com/hy/2ghtm.
KHANG, Y.H.; LYNCH, J.W.; KAPLAN, G.A. – Health inequities in Korea: age- and-sex-specific educational differences in the 10 leading causes of death. *International Journal of Epidemiology*. 33: 2 (2004) 299-308.
KICKBUSCH, I. – Health literacy: addressing the health and education divide. *Health Promotion International*. 16: 3 (2001) 289-297.
KICKBUSCH, I.; WAIT, S.; MAAG, D. – Navigating health: the role of health literacy. London: International Longevity Centre. Alliance for Health and the Future, September 2006.

KICKBUSH, I. – Health literacy: a search for new categories. *Health Promotion International*. 17: 1 (2002) 1-2.

KICKBUSH, I. – New players for a new era: how up to date is health promotion? *Health Promotion International*. 11: 4. 1996: 259-261.

KICKHBUSH, I. – The Leavell lecture: the end of public health as we know it: constructing global public health into the XXI century. *Public Health*. 118: 7 (2004) 459-538.

KINDERVATTER, S. – Non formal education as an empowering process with case studies from Indonesia and Thailand. Massachusetts, MA: University of Massachusetts, 1979.

KINGTON, R.S. – The NIH roadmap. In: CONFERENCE FROM CLINICAL TRIALS TO COMMUNITY: THE SCIENCE OF TRANSLATING DIABETES AND OBESITY RESEARCH, Natcher Conference Center, 12-13 January 2004 – Proceedings. Bethesda, Maryland: National Institutes of Health, 2004. 64-67.

KLOEBLEN, A.S.; BATISH, S.S. – Undrestanding the intention to permanently follow a high folate diet among a sample of low-income women according to the health belief model. *Health Education Research*. 14 (1999) 327-338.

KOFIE, R.Y.; MØLLER-JENSEN, L. – Towards a framework for delineating sub--districts for primary health care administration in rural Ghana: a case study using GIS. *Norwegian Journal of Geography*. 55: 1 (2001) 26-33.

KOTTKE, T. E. *et al.* – Optimizing practice through research: a new perspective to solve an old problem. *Annals of Family Medicine*. 6: 5 (2008) 459-462.

KRETZMANN, J.P.; MCKNIGHT, J.L. – Building communities from the inside out: a path toward finding and mobilizing a community's assets. Chicago: Acta Publications, 1983.

KREUTER, M. W. – PATCH: its origin, basic concepts, and links to contemporary public health policy. *Journal of Health Education*. 23: 3 (April 1992) 135-139.

KREUTER, M.W. *et al.* – Social capital: evaluation implications for community health promotion. Copenhagen: WHO, 2001. (WHO Registered Publication for European Service; 92).

KREUTER, M.W.; LEZIN, N.S. – Social capital theory: implications for community-based health promotion. In: DICLEMNTI, R.J.; CROSBY, R.A.; KEGLER, M.C., ed. lit. – Emerging theories in health promotion practice and research: strategies for improving public health. San Francisco, CA: Jossey-Bass, 2002. 228-254.

KUPER, H. et al. – When reciprocity fails: effort-reward imbalance in relation to coronary heart disease and health functioning within the WhitehallII Study. Occup.Environ. Med. 2002: 59: 777-784.

LABONTE, R. – Empowerment: notes on professional and community dimensions. Canadian Review of Social Policy. 26 (1990) 64-75.

LABONTE, R. – Health promotion and empowerment: reflections on professional practice. *Health Education Quarterly*. 21 (1994) 253-268.
LABONTE, R. – Heart health inequalities in Canada: models, theory and planning. *Health Promotion International*. 7: 2 (1992) 119-128.
LABONTE, R.; EDWARDS, R. – Equity in action: supporting the public in public policy. Toronto: Centre for Health Promotion. Participaction, 1995.
LABONTE, R.; LAVERACK, G. – Capacity building in health promotion: Part 2: whose use? and with what measurement? *Critical Public Health*. 11: 2 (2001b) 128-138.
LABONTE, R.; LAVERACK, G. – Capacity building in health promotion: Part 1: for whom? and for what purpose? *Critical Public Health*. 11: 2 (2001a) 111-127.
LABONTE, R.; ROBERTSON, A. – Delivering the goods, showing our stuff: the case for a constructivist paradigm for health promotion research and practice. *Health Education Quarterly*. 23: 4 (1996) 431-447.
LALONDE, M. – A new perspective on the health of the Canadians: a working document. Ottawa: Government of Canada, 1974.
LAST, J.M.; SOSKOLNE, C.L. – Human health in a changing world. In: WALLACE, R.B., ed. lit. – Public health & preventive medicine. New York: McGraw-Hill, 2008. 925-938.
LAST, J.M.; SPASOFF, R.A.; HARRIS, S.S., ed. lit. – A dictionary of epidemiology. 4th ed. New York: Oxford University Press, 2000.
LAVERACK, G. – Addressing the contradiction between discourse and practice in health promotion. Melbourne: Deakin University, 1999. PhD thesis. Unpublished.
LAVERACK, G. – An identification and interpretation of the organizational aspects of community empowerment. *Community Development Journal*. 36: 2 (2001) 134-145.
LAVERACK, G. – Building capable communities: experiences in a rural Fijian context. *Health Promotion International*. 18: 2 (June 2003) 99-106.
LAVERACK, G. – Public health: power, empowerment, and professional practice. Hampshire: Palgrave Macmillan, 2005.
LAVERACK, G.; LABONTE, R. – A planning framework for the accommodation of community empowerment goals within health promotion programming. *Health Policy and Planning*. 15: 3 (2000) 255-262.
LEARNED, E.P. *et al*. – Business, policy, text and cases. Homewood: Richard D. Irwin, 1965.
LEGER, L.S.; NUTBEAM, D. – Finding common ground between health and education agencies to improve school health: mapping goals, objectives, strategies, and inputs. *Journal of School Health*. 70: 2 (2000) 45-50.
LEI n.º 120/99. D.R. Iª Série-A. 186. (1999-08-11) 5232-5234 – Reforça as garantias do direito à saúde reprodutiva.

LEI n.º 48/90 D.R. Iª Série 195 (90-08-24) 34532-34539 – Lei de Bases da Saúde.
LERNER, M. – Surplus powerlessness. Oakland: Institute for Labour and Mental Health, 1986.
LEWIN, K. – A dynamic theory of personality. New York: McGrawHill, 1935.
LEWIN, K. – Action research and minority problems. *Journal of Social Issues*. 2 (1946) 34-46.
LIANG, J. et al. – Socioeconomic gradient in old age mortality in Wuhan, China. *Journals of Gerontology. Series B: Psychological Sciences and Social Sciences*. 55 (2000) S222-S233.
LINDBLOM, C.E. – The science of muddling through. *Public Administration Review*. 19: 2 (1959) 79-88.
LINDSTRÖM, B. – The contribution of Health Promotion to the European perspective of education and learning. [CD-Rom]. In: EUMAHP – Phase 2 of the "European Masters in Health Promotion (EUMAHP) Project: results and recommendations. Brighton: EUMAHP, 2004.
LINDSTRÖM, M. – Attitudes towards sustainable development: priorities, responsibility, empowerment. Lund: Lund University, 2003. Doctoral dissertation.
LINGAFELTER, T. et al. – Community health workers in rural Mississipi: mobilising natural helping networks. In: AMERICAN PUBLIC HEALTH ASSOCIATION NATIONAL CONFERENCE, New York, October, 1990 – Proceedings. New York: American Public Health Association, 1990.
LIOU, D.; CONTENTO, I.R. – Health beliefs related to heart disease prevention among Chinese Americans. *Journal of Family and Consumer Sciences*. 96 (2004) 21-22.
LIOU, D.; CONTENTO, I.R. – Usefulness of psychosocial theory variables in explaining fat-related dietary behaviour in Chinese Americans: association with degree of acculturation. *Journal of Nutrition Education*. 33: 6 (2001) 322-331.
LITSIOS, S. – Malaria control, the cold war, and the postwar reorganization of international assistance. *Medical Anthropology*. 17: 3 (May 1997) 255-278.
LOCHNER, K.A. et al. – Social capital and neighbourhood mortality rates in Chicago. *Social Science & Medicine*. 56 (2003) 1797-1805.
LOGUE, E.E.; JARJOURA, D. – Modeling heart disease mortality with census tract rates and social class mixtures. *Social Science and Medicine*. 31 (1990) 545-550.
LOUDON, I. – Western medicine. Oxford: Oxford University Press, 1997.
LOUREIRO, I. – A study about effectiveness of health promoting schools network in Portugal. *Promotion & Education*. XI: 2 (2004) 85-92.
LOUREIRO, I. – Avaliação do ano lectivo 98/99. In: SEMINÁRIO DE AVALIAÇÃO DAS EQUIPAS NACIONAL E REGIONAIS, Fátima, 2 de Julho de 1998 – Actas. Lisboa: Ministério da Educação. Ministério da Saúde, 1999.

LOUREIRO, I. – Competências para promover a saúde. *Revista Portuguesa de Pedagogia*. 43: 2 (2009) 81-103.
LOUREIRO, I. – How can school influence children's food choice and improve their diet? In: THE EUROPEAN FORUM ON EATING AT SCHOOL: MAKING HEALTHY CHOICES, Strasbourg, Council of Europe, 20 and 21 November 2003 – Proceedings. Strasburg: Council of Europe, 2003. 83-99.
LOUREIRO, I. – Promoção da saúde: filosofia e/ou estratégia necessária?. Lisboa: Universidade Nova de Lisboa, 2005. Lição de Agregação na UNL. Não publicado.
LOUREIRO, I. – Quais eram os objectivos iniciais, no ano lectivo 97/98, para os próximos dois anos?. In: SEMINÁRIO DE AVALIAÇÃO DAS EQUIPAS REGIONAIS E NACIONAL, Fátima, 16 de Julho de 1999 – Actas. Lisboa: Ministério da Educação. Ministério da Saúde, 1999.
LOUREIRO, I., coord. – A Rede Nacional de Escolas Promotoras de Saúde. Lisboa: Comissão de Coordenação de Promoção e Educação para a Saúde. Ministério da Educação, 2001.
LOUREIRO, I. et al. – A investigação participada de base comunitária na construção da saúde: Projecto de Capacitação em Promoção da Saúde: resultados de um estudo exploratório. Lisboa: Instituto Nacional de Saúde Doutor Ricardo Jorge, 2009.
LOUREIRO, I.; MIRANDA, N. – MESA: Manual de educação para a saúde em alimentação. Lisboa: Serviço de Educação. Fundação Calouste Gulbenkian, 1993.
LUKES, S. – Power: a radical view. London: Macmillan, 1974.
LYERT, D. et al. – Deaths: final data for 1999. *National Vital Statistics Reports*. 49: 8 (21 September 2001).
LYNCH, J.W. et al. – Income inequality and mortality in metropolitan area of the United States. *American Journal of Public Health*. 88 (1998) 1074-1080.
MACKENBACH, J. et al. – Strategies to reduce socioeconomic inequalities in health. In: MACKENBACH, J.; BAKKER, M., ed. lit. – Reducing inequalities in health: a European perspective. London: Routledge, 2002.
MACLELLAN-WRIGHT, M.F. et al. – The development of measures of community capacity for community-based funding programs in Canada. *Health Promotion International*. 22: 4 (2007) 299-306.
MAGNUSSEN, L.; EHIRI, J.; JELLY, P. – Comprehensive versus selective primary health care: lessons for global health policy. *Health Affairs*. 23: 3 (2004) 167-176.
MAHLER, H. – World health for all to be: address to the fortieth World Health Assembly, Geneva, 5 May, 1987. Geneva: WHO, 1987.
MAIBACH, E.; PARROT, R.L. – Designing health messages. Thousand Oaks, CA: Sage Publications, 1995.

MANNING, W.G. *et al*. – The costs of poor health habits. Cambridge, MA: Harvard University Press, 1991.
MANOR, O. *et al*. – Mortality differentials among Israeli men. *American Journal of Public Health*. 89: 12 (December 1999) 1807-1813.
MARMOT, M. – Harveian oration: health in an unequal world. *The Lancet*. 368 (2006) 2081-2094.
MARMOT, M. – Health inequalities: good intentions and good results? *The Lancet*. 367 (2006) 201-202.
MARMOT, M. – Social determinants of health inequalities. *The Lancet*. 365 (2005) 1099-1104.
MARMOT, M.; SHIPLEY, M.J.; ROSE, G. – Inequalities in death: specific explanations of a general pattern? *The Lancet*. 1: 8384 (1984) 1003-1006.
MARMOT, M.; THEORELL, T. – Social class and cardiovascular disease: the contribution of work. *International Journal of Health Services*. 18 (1988) 659-674.
MARMOT, M.; WILKINSON, R. – Social determinants of health. New York: Oxford University Press, 2005.
MARMOT, M.G. – Social differencials in health within and between populations. *Daedalus: Journal of the American Academy of Arts and Sciences*. 123 (Fall 1994) 197-216.
MARMOT, M.G. – The influence of income on health: views of an epidemiologist. *Health Affairs*. 21: 2 (March/April 2002) 31-46.
MATHERS, C.D.; LONCAR, D. – Updated projections of global mortality and burden of disease, 2002-2030: data sources, methods and results. [Em linha]. Geneva: WHO, 2005. (Evidence and Information for Policy Working Paper). [Consult. Agosto 2006]. Disponível em http://www.who.int/healthinfo/statistics/bodprojections2030/en/index.html.
MATHERS, C.D. *et al*. – The global burden of disease in 2002: data sources, methods and results. [Em linha]. Geneva: World Health Organization, 2003. (GPE Discussion Paper; 54). [Consult. Agosto 2010]. Disponível em http://www.who.int/healthinfo/paper54.pdf.
MATHERS, C.M.; LONCAR, D. – Projections of global mortality and burden of disease from 2002 to 2030. *PLoS Medicine*. 3 (2006) e 442.
MATURANA, H.; VARELA, E. – Autopoiesis and cognition: the realization of the living. London: D. Reidel Publishing Company, 1980a.
MATURANA, H.; VARELA, E. – De maquinas y seres vivos. Santiago do Chile: Editorial Universitária, 1980b.
MCKENZIE, J.F. *et al*. – Planning, implementing & evaluating health promotion programs. San Francisco, CA: Pearson Education. Benjamin Cummings, 2005.
McKEOWN, T. – The role of medicine: dream, mirage or nemesis. London: Nuffield Provincial Hospital Trust, 1976.

MEARA, E. – Why is health related to socio-economic status?: the case of pregnancy and low birth weight. [Em linha]. Cambridge, MA: National Bureau of Economic Research, April 2001. (NBER Working paper; 8231). [Consult. Outubro 2008]. Disponível em http://papers.nber.org/papers/w8231.pdf.

MENDIZABAL, E. – Building effective research policy networks: linking function and form. London, UK: Overseas Development Institute, 2006.

MENKE, R. et al. – Report on socio-economic differences in health indicators in Europe: health inequalities in Europe and the situation of disadvantaged groups. North Rhine-Westphalia: Institute of Public Health, 2000.

MEZIROW, J. – Contemporary paradigms of learning. *Adult Education Quarterly.* 46: 3 (Spring 1996) 158-173.

MEZIROW, J. – Transformative learning: theory to practice. *New Directions for Adult and Continuing Education.* 74 (Summer 1997) 5-12.

MILÈN, A. – What do we know about capacity building?: an overview of existing knowledge and good practice. Geneva: WHO, 2001.

MILIO, N. – Evaluation of health promotion policies: tracking a moving target. In: ROOTMAN, I. et al., ed. lit. – Evaluation in health promotion: principles & perspectives. Copenhagen: WHO, 2001. (WHO Regional Publications European Series; 92).

MILIO, N. – Promoting health through public policy. 2nd ed. Ottawa, Ontario: Canadian Public Health Association, 1986.

MINKLER, M. – Community organizing and community building for health. 2nd ed. New Brunswick: Rutgers University Press, 2008. ISBN 0-8135-3474-7.

MINKLER, M.; COX, K. – Creating critical consciousness in health: applications of Freire's philosophy and methods to the health care setting. *International Journal of Health Services.* 10: 2 (1980) 311-322.

MINTZBERG, H. – Strategy formation: schools of thought. In: FREDRICKSON, J.W., ed. lit. – Perspectives on strategic management. New York: Harper & Row, 1990. 105-235.

MINTZBERG, H. – The structuring of organizations. Englewood Cliffs, NJ: Prentice Hall, 1979.

MIROWSKY, J.; ROSS, C. E. – Eliminating defense and agreement bias from measures of sense of control: A 2 x 2 index. *Social Psychology Quarterly.* 54 (1991) 127-145.

MODOLO, M.A. – Health promotion: a historical view. In: SEMINAR ISSWR, 14, and COURSE ASEPMGD'A, 22, Erice, Sicily, Italy, 1-6 October 1999 – Public health: a historical overview. *Annali di igiene: medicina preventiva e di comunità.* 14: 1 Suppl. 1 (Jan-Feb 2002) 1-178.

MODOLO, M.A.; MAMON, J. – A long way to health promotion through IUHPE conferences: 1951-2001. Perugia: Inter University Experimental Center for Health Education. University of Perugia, 2001.

MOLLEMAN, G. et al. – Health promotion Effect Management Instrument Preffi 2.0.: assessment package. Woerden, The Netherlands: NIGZ Netherlands Institute for Health Promotion and Disease Prevention, 2003.
MOLLEMAN, G. et al. – Implementation of a quality assurance instrument (Preffi 1.0) to improve the effectiveness of health promotion in The Netherlands. *Health Education Research*. 20: 4 (2004) 410-422.
MONDEN, C. W. S. et al. – Partner's and own education: does who you live with matter for self-assessed health smoking and excessive alcohol consumption? *Social Science and Medicine*. 57: 10 (2003) 1901-1912.
MONTEIRO, C. A. et al. – Obesity and inequities in health in the developing world. *International Journal of Obesity*. 28 (2004) 1181-1186. doi:10.1038/sj.ijo.0802716.
MOONEY, G.H. – Equity in health care: confronting the confusion. *Effective Health Care*. 1: 4 (1983) 179-184.
MOONEY, G.H. – Key issues in health economics. London: Harvester Wheatsheaf, 1994.
MOORE, M. – Public sector reform: downsizing, restructuring, improving performance. Geneva: WHO, 1996. (Discussion Paper; 7).
MORGAN, A.; SWANN, C., ed. lit. – Social capital for health: issues of definition measurement and links to health. London: Health Development Agency. NHS, 2004.
MORGAN, A.; ZIGLIO, E. – Revitalizing the evidence base for public health: an assets model. *Promotion & Education*. Supplement 2 (2007) 17-22.
MORIN, E. – O paradigma perdido: a natureza humana. Mem Martins: Publicações Europa-América, 1973. (Biblioteca Universitária).
MORRIS, J. – Social inequalities undiminished. *The Lancet*. 1 (1979) 87-90.
MURRAY, C. J. et al. – Effectiveness and costs of interventions to lower systolic blood pressure and cholesterol: a global and regional analysis on reduction of cardiovascular disease. *The Lancet*. 361 (2003) 717-725.
MUSTARD, C. A. et al. – Age specific education and income gradient in morbidity and mortality in a Canadian province. *Social Science and Medicine*. 45: 3 (1997) 383-397.
NAIDOO, J.; WILLS, J. – Health promotion: foundations for practice: public health and health promotion. 2nd ed. Ballière Tindall: Elsevier. Royal College of Nursing, 2000.
NEVES, A.; LOUREIRO, I., coord. – O que é a saúde na escola: guião orientador: escolas promotoras de saúde. Lisboa: Centro de Apoio Nacional à Rede de Escolas Promotoras de Saúde. Comissão de Coordenação de Promoção e Educação para a Saúde. Ministério da Educação, 2001.
NIX, H.L.; SEERLY, N.R. – Community reconnaissance method: a synthesis of functions. *Journal of Community Development Society*. 11 (Fall (1971) 62-69.

NORTH, D. C. – Institutions, institutional change and economic performance. Cambridge: Cambridge University Press, 1990.
NUTBEAM, D. – Health literacy as a public health goal: a challenge for contemporary health education and communication strategies into the 21st century. *Health Promotion International*. 15: 3 (2000) 259-274.
NUTBEAM, D.; HARRIS, E. – Theory in a nutshell: a guide to health promotion theory. Roseville: McGraw-Hill Book Company Australia, 2002.
O'NEIL, M.; PEDERSON, A.; ROOTMAN, I. – Health promotion in Canada: declining or transforming? *Health Promotion International*. 15: 2 (2000) 135-141.
O'NEILL, M. *et al.*, ed. lit. – Health promotion in Canada: critical perspectives. 2nd ed. Toronto: Canadian Scholars' Press, 2007.
O'NEILL, M.; STIRLING, A. – The promotion of health or health promotion? In: O'NEILL, M. *et al.*, ed.lit. – Health promotion in Canada: critical perspectives. 2nd ed. Toronto: Canadian Scholars' Press, 2007. 32-45.
OCDE – Regards sur l'éducation : les indicateurs de l'OCDE. Paris: Organisation de Cooperation et de Development Économique, 1995.
OECD – OECD health data 2006 [CD-ROM]: statistics and indicators for 30 countries. Paris: Organization for Economic Co-operation and Development. IRDES, 2006.
OECD – Shaping the 21st century: the contribution of development cooperation. Paris: Organisation for Economic Cooperation and Development, 1996.
OECD – The challenge of capacity development: working towards good practice. Paris: Organisation for Economic Cooperation and Development, 2009. (DAC Guidelines and Reference Series: a DAC Reference Document). [Consult. Maio 2010]. Disponível em http://www.oecd.org/dataoecd/34/29/42389282.pdf.
OLIVEIRA, C.C. – Auto-organização, educação e saúde. Coimbra: Ariadne Editora, 2004.
OLSON, M. – The rise and decline of nations: economic growth, stagflation and social rigidities. New Haven: Yale University, 1982.
OMS – Relatório mundial de saúde. Genebra: Organização Mundial da Saúde, 2000.
OMS – Saúde 21: Saúde para todos no Século XXI. Lisboa: Organização Mundial de Saúde. Lusodidacta, 2004. ISBN 978-972-8383-35-0.
OMS. CONSELHO DA EUROPA. COMISSÃO EUROPEIA – Rede Europeia e Portuguesa de Escolas Promotoras de Saúde. Mem Martins: Editorial do Ministério da Educação, 1998.
PADEZ, C. *et al.* – Prevalence of overweight and obesity in 7-9-y-old Portuguese children: trends in body mass index from 1972 to 2002. *American Journal of Human Biology*. 16 (2004) 670-678.

PAIM, J. S. – Determinantes sociais da saúde. Rio de Janeiro: Comissão Nacional sobre Determinantes Sociais da Saúde. Instituto Brasileiro de Geografia e Estatística. Ministério da Saúde, 2003.

PARECER n.º 6/2005. D.R. IIª Série. 226 (2005-11-24) 16462-16472 – Educação sexual nas escolas.

PARIKH, N. S. et al. – Shame and health literacy: the unspoken connection. *Patient Education and Counseling*. 27: 1(1996) 33-99.

PATEL, K.J. – O mestre em estratégia: poder, objectivos e princípios. Lisboa: Editorial Presença, 2006.

PAUL, S. – Capacity building for health sector reform. Geneva: WHO, 1995. (Discussion Paper; 5).

PIAGET, J. – Logique et connaissance scientifique. Paris: Gallimard, 1967.

PIETTE, D. et al. – Tracking down European Network of Health Promoting Schools successes for sustainable development and dissemination: the EVA 2 project: final report. Copenhagen: EC. WHO/EURO. CE.,1999.

PIETTE, D.; RASMUSSEN, V.B. – Tracking the successes of the European Network of Health Promoting Schools in sustaining for sustainable development and dissemination: an e-mail survey of national coordinators: EVA 3: a follow-up of the EVA 2 project (1997-1999). Copenhagen: EC. WHO/EURO. CE., 2002.

PIMENTA, M. – Inquérito às escolas promotoras de saúde. Lisboa: Programa de Promoção e Educação para a Saúde. Ministério da Educação, 1998.

PIMENTA, M. – Relatório síntese de auto-avaliação dos projectos EQUAL: 2ª Fase: exercício final: conclusões. Lisboa: Gabinete de Gestão EQUAL, 2008.

PIMENTA, M.; PRATAS, N. – Questionário às equipas de apoio local. Lisboa: Comissão de Coordenação da Promoção e Educação para a Saúde. Ministério da Educação, 2002.

PINEAULT, R.; DAVELUY, C. – La planificación sanitária: conceptos, métodos, estratégias. Barcelona: Masson, 1986. Trad. por Ferrus, L.; Berraondo, I. 1987.

PIOTROW, P.T. et al. – Health communication. Westport, CT: Praeger, 1997.

PITARRELLI, E.; MONNIER, E. – Benchmarking: the missing link between evaluation and management? [Em linha]. Ottawa, Ontario: Canadian Evaluation Society, [1996]. [Consult. Outubro 2008]. Disponível em http://www.evaluationcanada.ca/distribution/20001012_pitarelli_emilio_monnier_eric.pdf.

PLATO – The Republic. Cambridge, Mass: Havard University Press, 1935. English translation by Paul Shorey.

POPE, J. – Social capital should not be incorporated into surveys designed to monitor population health. *Australian and New Zealand Journal of Public Health*. 24: 3 (2000) 341.

PORTES, A. – Migrações internacionais: origens, tipos e modos de incorporação, Oeiras: Celta Editora,1999.
PORTES, A. – Social capital: its origins and applications in modern sociology. *Annual Review of Sociology*. 24 (1998) 1-24.
PORTUGAL. IMPRENSA NACIONAL CASA DA MOEDA – Declaração Universal dos Direitos Humanos, adoptada pela Assembleia Geral das Nações Unidas, em 10 de Dezembro de 1948 e publicada na 1ª Série do Diário da República, em 9 de Março de 1978. Lisboa: Imprensa Nacional Casa da Moeda, 1978.
PORTUGAL. MINISTÉRIO DA EDUCAÇÃO. GRUPO DE TRABALHO DE EDUCAÇÃO SEXUAL – Relatório preliminar. Lisboa: Grupo de Trabalho de Educação Sexual, 31 de Outubro de 2005.
PORTUGAL. MINISTÉRIO DA SAÚDE – Plano Nacional de Saúde: orientações estratégicas para 2004-2010: mais saúde para todos. Lisboa: Ministério da Saúde, 2004.
PORTUGAL. MINISTÉRIO DA SAÚDE – Plano Nacional de Saúde 2011-2016: visão, modelo conceptual e estratégia de elaboração. [Em linha]. Lisboa: Alto Comissariado da Saúde, 2010. [Consult. Setembro 2010]. Disponível em http://www.acs.min-saude.pt/pns2011-2016/files/2010/07/Documento--Estrategico-PNS-2011-2016.pdf.
PORTUGAL. MINISTÉRIO DA SAÚDE – Saúde um compromisso: a estratégia da saúde para o virar do século: 1998-2002. Lisboa: Ministério da Saúde, 1999.
PORTUGAL. MINISTÉRIO DA SAÚDE. DGS – Elementos estatísticos: informação geral: saúde 2003. Lisboa: Direcção Geral da Saúde, 2005.
PORTUGAL. MINISTÉRIO DA SAÚDE. DGS – Saúde na comunidade: guia orientador para elaboração de indicadores. Lisboa: Direcção Geral da Saúde, 2003.
PROCHASKA, J.O.; DICLEMENTE C.C. – The transtheoretical approach: crossing the traditional boundaries of therapy. Homewood, IL: Dow Jones-Irwin, 1984.
PROCHASKA, J.O.; DICLEMENTE, C.C. – Stages of change in the modification of problem behaviors. *Progress in Behavior Modification*. 28 (1992) 183-218.
PROCHASKA, J.O.; DICLEMENTE, C.C.; NORCROSS, J.C. – In search of how people change: applications to addictive behaviors. *The American Psychologist*. 47: 9 (Sep 1992) 1102-1104.
PRONK, N.P. *et al*. – Relationship between modifiable health risks and short-term health care charges. *Journal of the American Medical Association*. 282: 23 (1999) 2235-2239.
PUBLIC HEALTH AGENCY OF CANADA – A tool for planning, building and reflecting on community capacity in community-based health projects. [Em linha]. Sidney: Public Health Agency of Canada, 2004. [Consult. Setembro 2006]. Disponível em http://www.phac-aspc.gc.ca/canada/regions/ab-nwt-tno/downloads-eng.php.

PUSKA, P. et al. – Changes in premature death in Finland: successful long-term prevention of cardiovascular diseases. *Bulletin of the World Health Organization*. 76: 4 (1998) 419-425.

PUSKA, P. et al. – The community-based strategy to prevent coronary heart disease: conclusions from the ten years of the North Karelia Project. *Annual Review of Public Health*. 6 (1985) 147-193.

PUTNAM, R. – Alone: the collapse and revival of American community. New York: Simon and Schuster, 2000.

PUTNAM, R. – Bowling alone: America's declining social capital. *The Journal of Democracy*. 6 :1 (1995) 65-78.

PUTNAM, R. D. – The strange disappearance of civic America. *American Prospect*. 24 (1996) 43-48.

PUTNAM, R. D.; LEONARDI, R.; NANETTI, R. Y. – Making democracy work: civic traditions in modern Italy. Princeton, NJ: Princeton University Press, 1993.

PUTNAM, R.D. – Bowling alone: the collapse and revival of American Community. New York: Simmon & Schuster, 2000.

PUTNAM, R.D.; MYERS, D.G. – Close relationships and quality of life. In: KAHNEMAN, D.; DIENER, E.; SCHWARZ, N., ed. lit. – Well-being: the foundations of hedonic psychology. New York: Russell Sage Foundation, 1999. 377.

QUALMAN, A.; BOLGER, J. – Capacity development: a holistic approach to sustainable development. [London]: International Development Information Centre, 1996. (Development Express; 8).

RAMOS, V. – Medicina geral e familiar: 10 x 3 ideias-chave. In: ALVES, M.V.; RAMOS, V. (Coord.) – Medicina geral e familiar: 20 anos: Da vontade. Lisboa: Associação Portuguesa dos Médicos de Clínica Geral, mvainvent livros, 2004.

RAPHAEL, D. – Social determinants of health: present status, unanswered questions, and future directions. *International Journal of Health Services*. 36: 4 (2006) 651-677.

RAPP, C. – Strengths model: case management with people suffering from severe and persistent mental illness. New York: Oxford University Press, 1998.

RAPPAPORT, J. et al. – Studies in empowerment: steps toward understanding and action. New York: Haworth Press, 1984.

RE-AIM – Homepage. [Em linha]. Denver, CO: Workgroup to Evaluate and Enhance the Reach and Dissemination of Health Promotion Interventions, 2010. [Consult. Agosto 2010] Disponível em http://www.re-aim.org/about-re-aim/what-is-re-aim.aspx.

RIBEIRO, J.L.P. – Escala de Satisfação com o Suporte Social (ESSS). *Análise Psicológica*. 3: XVII (1999) 547-558.

RIBEIRO, J.L.P. – Mental health inventory: um estudo de adaptação à população portuguesa. *Psicologia, Saúde & Doenças*. 2: 1 (2001) 77-99.

RIFKIN, S.B. – Community participation in maternal and child health/family planning programmes. Geneva, Switzerland: WHO, 1990.
RIFKIN, S.B.; MULLER, F.; BICHMANN, W. – Primary health care: on measuring participation. *Social Science and Medicine*. 26: 9 (1988) 931-940.
RILLING, J.K. *et al*. – A neural basis for social cooperation. *Neuron*. 35 (2002) 395-405.
RIMER, B.K. – Moving translational research forward: do we need a GPS?. In: CONFERENCE FROM CLINICAL TRIALS TO COMMUNITY: THE SCIENCE OF TRANSLATING DIABETES AND OBESITY RESEARCH, Natcher Conference Center, 12-13 January 2004 – Proceedings. Bethesda, Maryland: National Institutes of Health, 2004. 37- 44.
RISSEL, C. – Empowerment: the holy grail of health promotion? *Health Promotion International*. 9: 1 (1994) 39-47.
ROBERTSON, A.; MINKLER, M. – New health promotion movement: a critical examination. *Health Education Quarterly*. 21 (1994) 295-312.
ROGERS, E. M. – A prospective and retrospective look at the diffusion model. *Journal of Health Communication*. 9 (2004) 13-19.
ROGERS, E.M. – Diffusion of innovations. 5th ed. New York: Free Press, 2003.
ROGERS, R.W. – Changing health related attitudes and behaviour: the role of preventive health psychology. In: MCGLYN, R. et al., ed. lit. – Interfaces in psychology. Lubbock: Texas Tech University Press, 1984.
ROHDEWOHLD, R. – Capacity-building needs assessment for local governments in Indonesia. Maastricht, The Netherlands: European Centre for Development Policy Management, 2000.
ROOTMAN, I. *et al*. – A framework for health promotion evaluation. In: ROOTMAN, I. *et al*., ed. lit. – Evaluation in health promotion: principles & perspectives. Copenhagen: WHO, 2001. (WHO Regional Publications. European Series; 92).
ROOTMAN, I. *et al*. – Evaluation in health promotion: principles and perspectives. Copenhagen: WHO, 2001. (WHO Regional Publications. European Series; 92).
ROSE, G. – A strategy of preventive medicine. Oxford: Oxford University Press, 1992. 123-124.
ROSE, G.; MARMOT, M. – Social class and coronary heart disease. *British Journal of Heart Disease*. 4 (1981) 155-169.
ROSE, R. – How much does social capital add to individual health?: a survey study of Russians. *Social Science & Medicine*. 51: 9 (2000) 1421-1435.
ROSENSTOCK, I.M. – Historical origins of the health belief model. *Health Education Monographs*. 2: 4 (1974) 1-8.
ROSENZWEIG, M.R.; SCHULTZ, T.P. – Schooling, information and nonmarket productivity: contraceptive use and its effectiveness. *International Economic Review*. 30: 2 (1989) 457-477.

Ross, C.E.; Mirowsky, J. – Refining the association between education and health: the effects of quantity, credential and selectivity. *Demography*. 36: 4 (1999) 445-460.

Roughan, J.J. – Village organisation for development. Honolulu, HI: University of Hawaii. Department of Political Science, 1986. PhD Thesis.

Rowe, J.W.; Khan, R.L. – Human aging: ususal and successful. *Science*. 237: 4811 (1987) 143-149.

Rowe, J.W.; Khan, R.L. – Successful aging. *The Gerontologist*. 37: 4 (1997) 433-440.

Ryan, W. – Blaming the victim. New York: Vintage Books, 1976.

Sakellarides, C. – De Alma Ata a Harry Potter: um testemunho pessoal. *Revista Portuguesa de Saúde Pública*. Volume temático: 2 (2001) 101-108.

Salgado, L. – A educação e o desenvolvimento. Coimbra: Centro de Estudos Sociais da Universidade de Coimbra, 1995.

Sampson, R.J.; Morenoff, J.D. – Public health and safety in context: lessons from community-level theory on social capital. In: Smedley, B.D.; Syme, S.L., ed. lit. – Promoting health intervention strategies from social and behavioral research. Washington, DC: National Academy Press, 2000. 284-303.

Sanders, I.T. – Preparing a community profile: the methodology of a social reconnaissance. Lexington, KY: Bureau of Community Services. University of Kentucky, 1950. (Kentucky Community Series; 7).

Santana, P. – Geografias de saúde e do desenvolvimento. Coimbra: Almedina, 2005.

Sarason, I.G. et al. – Assessing social support: the social support questionnaire. *Journal of Personality and Social Psychology*. 44: 1 (1983) 127-139.

Sardinha, L.B.; Matos, M.G.; Loureiro, I., ed. lit. – Promoção da saúde: modelos e práticas de intervenção nos âmbitos da actividade física, nutrição e tabagismo. Cruz Quebrada: Faculdade de Motricidade Humana, 1999.

Scholman, B.F. – Health literacy: a key ingredient for managing personal health. [Em linha]. *Online Journal of Issues in Nursing*. 9: 2 (February 2004). [Consult. Setembro 2004]. Disponível em http://www.nursingworld.org /MainMenuCategories/ANAMarketplace/ANAPeriodicals/OJIN/Tableof-Contents/Volume92004/No2May04/HealthLiteracyAKeyIngredientforManagingPersonalHealth.aspx.

Scott, T.L. et al. – Health literacy and preventive health care use among Medicare enrollees in a managed care organization. *Medical Care*. 40: 5 (2002) 395-404.

Searl, J.R. – Rationality and realism: what is at stake? *Daedalus: Journal of the American Academy of Arts and Sciences*. 122: 4 (1993 Fall) 55-83.

Seedhouse, D. – Health promotion: philosophy, prejudice and practice. West Sussex: John Wiley & Sons, 2004.

SELIGMAN, M. – Helplessness: on depression, development and death. San Francisco, CA: W.H. Freeman, 1975.
SELIGMAN, M.E.P. – Learned optimism. Toronto: Pocket Books, 1990.
SEN, A. – Development as capability expansion. In: GRIFFIN, K.; KNIGHT, J. – Human development and the international development strategy for the 1990s. Houndmills: Macmillan Academic and Professional, 1990. 41-58.
SEN, A. – Development as freedom. Oxford: Oxford University Press, 1999.
SHADISH, W.R.; COOK, T.D.; CAMPBELL, D.T. – Experimental and quasi-experimental design. Boston: Houghton Mifflin, 2002.
SHI, L. *et al.* – Vulnerability and the patient-practitioner relationship: the roles of gatekeeping and primary care performance. *American Journal of Public Health*. 93 (2003) 138-144.
SHKOLNIKOV, V.M. *et al.* – Educational level and adult mortality in Russia: an analysis of routine data 1979 to 1994. *Social Science & Medicine*. 47: 3 (1998) 357-369.
SHOR, I.; FREIRE, P. – A pedagogy for liberation. Boston: Bergin and Garvey Publishers,1987.
SIEGEL, L.M,; ATTKISSON, C.C.; CARSON, L.G. – Need identification and program planning in the community context. In: Attkisson, C.C. et al., ed. lit. – Evaluation of human service programs New York: Academic Press, 1978. 215-252).
SIMÕES, J. – Retrato politico da saúde: dependência do percurso e inovação em saúde: da ideologia ao desempenho. Lisboa: Almedina, 2004.
SINGHAL, A.; LUCAS, A. – Early origins of cardiovascular disease: is there a unifying hypothesis? *The Lancet*. 363 (2004) 1642-1645.
SINGLE, E. *et al.* – International guidelines for estimating the costs of substance abuse. 2nd ed. Geneva: WHO, 2003.
SKOCPOL, T. – Diminished democracy: from membership to management in American civic life. Norman, Oklahoma: University of Oklahoma Press, 2003.
SKOCPOL, T. – Protecting soldiers and mothers: the political origins of social policy in the United States. Cambridge, MA.: Harvard University Press, 1992.
SKOCPOL, T. – Unraveling from above. *The American Prospect*. 25 (1996) 20-25.
SLOVIC, P. – The risk game. *Journal of Hazard Materials*. 86 (2001) 17-24.
SLOVIC, P. – Trust, emotion, sex, politics, and science: surveying the risk-assessment battlefield. *Risk Analysis*. 19 (1999) 689-701.
SMITH, G.D. – Income inequality and mortality: why are they related? *British Medical Journal*. 312 (1996) 987-1014.
SMITH, N.; LITTLEJOHNS, L.; THOMPSON, D. – Shaking out the cobwebs: insights into community capacity and its relation to health outcomes. *Community Development Journal*. 36: 1 (2001) 30-41.

SOKOLOFF, K.L.; ENGERMAN, S.L. – Institutions, factor endowments, and paths of development in the New World. *Journal of Economic Perspectives*. 14: 3 (2000) 217-232.

SOKOLOFF, K.L.; ZOLT, E. M. – Inequality and the evolution of institutions of taxation: evidence from the economic history of the Americas. In: EDWARDS, S.; ESQUIVEL, G.; MÁRQUEZ, G., ed. lit. – The decline of Latin American economies: growth, institutions, and crises. Cambridge, Mass: National Bureau of Economic Research. University of Chicago Press, 83-138. (NBER Chapters).

SOLAR, O.; IRWIN, A. – A conceptual framework for action on the social determinants of health: discussion paper for the Commission on Social Determinants of Health. Geneva: World Health Organization, 2007.

SON, M. et al. – Relation of occupational class and education with mortality in Korea. *Journal of Epidemiology and Community Health*. 56 (2002) 798-799. doi: 101133/jech 56.10.790.

SPANDORFER, J. et al. – Comprehension of discharge instructions by patients: a preliminary study. *Annals of Emergency Medicine*. 25: 1 (1995) 71-74.

STACEY, R.D. – Complexity and creativity in organizations. San Francisco: Berren-Koehler Publishers, 1996.

STEIN, S. – Equipped for the future: a customer driven vision for adult literacy and lifelong learning. Washington, D.C.: National Institute for Literacy, 1995.

STEVENS, K.; MORRIS, J. – Struggling toward sustainability: considering grassroots development. *Sustainable Development*. 9 (2001) 149-164.

STRAUSS, J.; DUNCAN, T. – Human resources: empirical modelling of household and family decisions. In: BEHRMAN, J.; SRINIVASAN, T.N., ed. lit. – Handbook of development economics. Vol III. Amsterdam: Elsevier Science, 1995.

STRONG, K. et al. – Preventing chronic disease: a priority for global health. *International Journal of Epidemiology*. 35: 2 (2006) 492-494.

STRONG, K. et al. – Preventing chronic diseases: how many lives can we save? *The Lancet*. 366: 9496 (Oct-Nov 2005) 1578-1582.

STRONG, K. et al. – Preventing chronic diseases: how many lives can we save? *The Lancet*. 366 (2003) 1578-1582.

SUHRCKE, M., coord. et al. – Chronic disease: an economic perspective: confronting the epidemic of chronic disease. [Em linha]. London: The Oxford Health Alliance, 2006. [Consult. Dezembro 2006]. Disponível em http://www.oxha.org/knowledge/publications/oxha-chronic-disease-an-economic-perspective.pdf.

SWEEDEN. THE NATIONAL INSTITUTE OF PUBLIC HEALTH – Sweeden's new public health policy. Östersund: The National Institute of Public Health, 2002.

SYME, S. – Social epidemiology and work environment. *International Journal of Health Services*. 18 (1988) 635-45.
SYME, S.L.; BALFOUR, J.L. – Social determinants of disease. In: WALLACE, R.B., ed. lit. – Public health and preventive medicine. 14th ed. Norwalk, CT: Appleton & Lange, 1999. 795-810.
TANG, K.C.; BEAGLEHOLE, R.; O'BYRNE, D. – Policy and partnership for health promotion: addressing the determinants of health: editorials. *Bulletin of the World Heath Organization*. 83: 12 (December 2005) 884.
TARLOV, A. – Social determinants of health: the socio-biological translation. In: BLANC, D.; BRUNNER, E.; WILKINSON, R. ed. lit. – Health and social organization. London: Routledge, 1996. 71-93.
TENDLER, J. – Good government in the tropics. Baltimore: John Hopkins, 1997.
THOMAS, K.W.; VELTHOUSE, B.A. – Cognitive elements of empowerment: an "interpretative" model of intrinsic task motivation. *Academy Management Review*. 15 (1990) 666-681.
TONES, K. – Health promotion, health education, and the public health. In: Oxford Textbook of Public Health. Volume 2: Methods of Public Health. Oxford: University Press, 2002. 829-863.
TONES, K.; GREEN, J. – Health promotion: planning and strategies. London: Sage, 2004.
TONES, K.; TILFORD, S. – Health education: effectiveness, efficiency, equity. 2nd ed. London: Chapman & Hall, 1994.
TRIANDIS, H.C. – Interpersonal behavior. Monterey, CA: Brooks/Cole, 1977.
U.K. CABINET OFFICE. STRATEGY UNIT – Alcohol misuse: how much does it cost? [Em linha]. London: Strategy Unit. Cabinet Office, 2003. [Consult. Outubro 2006] Disponível em http://www.strategy.gov.uk/downloads/files/econ.pdf.
U.K. HMSO – Public health in England: the report of the Committee of Inquiry into the Future Development of the Public Health Function ("Acheson Report"). London: HMSO, 1998.
U.K. HS GOVERNMENT – Health is global: a UK Government Strategy 2008-2013. [Em linha]. London: HS Government, 2008. [Consult. Outubro 2009]. Disponível em http://www.dh.gov.uk/prod_consum_dh/groups/dh_digitalassets/@dh/@en/documents/digitalasset/dh_088753.pdf.
U.S. DEPARTMENT OF HEALTH AND HUMAN SERVICES – Healthy People 2010. Washington, DC: US Government Printing Office, 2000.
U.S. DEPARTMENT OF HEALTH AND HUMAN SERVICES – Quick guide to health literacy. [Em linha]. Washington, DC: Office of Disease Prevention and Health Promotion. US Department of Health & Human Services, 2008. [Consult. Julho 2010]. Disponível em http://www.health.gov/communication/literacy/quickguide/Quickguide.pdf.

U.S. DEPARTMENT OF HEALTH AND HUMAN SERVICES. OFFICE OF DISEASE PREVENTION AND HEALTH PROMOTION – Health communication. In: US DEPARTMENT OF HEALTH AND HUMAN SERVICES. OFFICE OF DISEASE PREVENTION AND HEALTH PROMOTION – Healthy People 2010. Vol. 1. Chapter 11. [Em linha]. Washington, DC: Office of Disease Prevention and Health Promotion, November 2000. 11-25. [Consult. Outubro 2001] Disponível em [http://www.healthypeople.gov/Document/pdf/Volume1/11HealthCom.pd.

U.S. DEPARTMENT OF HEALTH, EDUCATION AND WELFARE – Healthy People: Surgeon General's Report on Health Promotion and Disease Prevention. Washington, DC: Public Health Service, 1979. (DHEW-PHS-79-55071).

UNDP – Capacity assessment and development in a systems and strategic management context. Washington, DC: Management Development and Governance Division. Bureau for Development Policy. United Nations Development Programme, January 1998. (Technical Advisory Paper; 3).

UNDP – Capacity building for development programme. [Em linha]. Washington, DC: United Nations Development Programme, 2010. [Consult. Maio 2010] Disponível em http://www.undp.org/capacity/.

UNDP – Human development report: Millenium Development Goals: a compact among nations to end human poverty. New York: United Nations Development Programme. Oxford University Press, 2003.

UNDP – Human development report. New York: United Nations Development Programme. Oxford University Press, 1990.

UNESCO – Recommendation on the development of adult education adopted by the General Conference at its nineteenth session, Nairobi, 26 November 1976. [Em linha]. Paris: United Nations Educational, Scientific and Cultural Organization, 1976. [Consult. Outubro 2006] Disponível em http://www.unesco.org/education/pdf/nairob_e.pdf.

UNITED KINGDOM. HM GOVERNMENT. Health is Global: a UK Government Strategy 2008-2013. [Em linha]. London: HM Government, 2008. [Consult. Outubro 2009] Disponível em http://www.dh.gov.uk/prod_consum_dh/groups/dh_digitalassets/@dh/@en/documents/digitalasset/dh_088753.pdf.

UNITED NATIONS – Agenda 21: the United Nations Programme of Actions from Rio. New York: United Nations. Department of Public Information, 1993. Presented at the United Nations Conference on Environment and Development, Rio de Janeiro, 1992.

UNITED NATIONS – Economic and social council: economic, social and cultural rights. New York: United Nations. Commission on Human Rights, 2003. (E/CN.4/2003/58).

UNITED NATIONS – Report of the World Summit on Sustainable Development. Johannesburg, South Africa, 26 August-4 September 2002. New York: United Nations, 2002. (A/CONF.199/20).

UNITED NATIONS – United Nations Millenium Declaration. Washington, DC: United Nations, 2000. (A/RES/55/2).
UNITED NATIONS – Universal Declaration of Human Rights. [Em linha]. Washington, DC: General Assembly. United Nations, 1948. [Consult. Outubro 2001] Disponível em http://www.un.org/en/documents/udhr/index.shtml
UNITED NATIONS. ECONOMIC AND SOCIAL COUNCIL – Economic, social and cultural rights. Washington, DC: United Nations Commission on Human Rights, 2003. (E/CN.4/2003/58).
UPHOFF, N. – Understanding social capital: learning from the analysis and experience of participation. In: PARTHADAS, G.; SERAGELDIN, S., ed. lit. – Social capital: a multifaceted perspectives. Washington D. C.: World Bank, 2000.
US CENTERS FOR DISEASE CONTROL AND PREVENTION – Measuring healthy days: population assessment of health-related quality of life. Atlanta, GA: Health Care and Aging Studies Branch. Division of Adult and Community Health. National Center for Chronic Disease Prevention and Health Promotion. Centers for Disease Control and Prevention, 2000.
US DEPARTMENT OF HEALTH AND HUMAN SERVICES. OFFICE OF THE SURGEON GENERAL – The health consequences of involuntary exposure to tobacco smoke: a report of the Surgeon General. Atlanta, GA: Office on Smoking and Health. National Center for Chronic Disease Prevention and Health Promotion. Coordinating Center for Health Promotion. Centers for Disease Control and Prevention. U.S. Department of Health and Human Services, 2006.
US DEPARTMENT OF HEALTH, EDUCATION AND WELFARE – Healthy people: the surgeon general's report on health promotion and disease prevention. Washington, D.C.: U.S. Department of Health, Education and Welfare, 1979. (Government Printing Office. Stock 017-001-00416-2).
USA. DEPARTMENT OF HEALTH AND HUMAN SERVICES. PUBLIC HEALTH SERVICE – Healthy People: national health promotion and disease prevention objectives. Washington, D.C.: Department of Health and Human Services, 1990. (DHHS Publication; PHS 91-50213).
USA. DEPARTMENT OF HEALTH AND HUMAN SERVICES. PUBLIC HEALTH SERVICE – Healthy People: the road ahead. [Em linha]. Washington, D.C.: Department of Health and Human Services, 2010. [Consult. Outubro 2010]. Disponível em http://www.healthypeople.gov/HP2020)
USA. GENERAL ACCOUNTING OFFICE – Improving the flow of information to the Congress. Washington, DC: US Congress, 1995.
USA. INSTITUTE OF MEDICINE – Bridging disciplines in the brain, behavioural, and clinical sciences. Wasghington D.C.: National Academy Press, 2000.
USA. INSTITUTE OF MEDICINE – Health literacy: a prescription to end confusion. Washington, D.C.: The National Academies Press, 2003.

USA. INSTITUTE OF MEDICINE – New health system for the 21st century. Washington, D.C.: Institute of Medicine. National Academy Press, 2001.

USA. INSTITUTE OF MEDICINE – Promoting health: intervention strategies from social and behavioural research. Washington, DC: Institute of Medicine, 2000.

USA. INSTITUTE OF MEDICINE – Speaking of health: assessing health communication strategies for diverse populations. Washington D.C.: Committee on Communication for Behavior Change in the 21st Century: Improving the Health of Diverse Populations. Board on Neuroscience and Behavioral Health. Institute of Medicine. The National Academies Press, 2002.

USA. INSTITUTE OF MEDICINE – The future of the public health in the 21st century. Washington, DC: Committee on Assuring the Health of the Public in the 21st century. Board on Population Health and Public Health Practice. Institute of Medicine. The National Academies Press, 2003.

USA. INSTITUTE OF MEDICINE. COMMITTEE ON COMMUNICATION FOR BEHAVIOR CHANGE IN THE 21ST CENTURY: IMPROVING THE HEALTH OF DIVERSE POPULATIONS – Speaking of health: assessing health communication strategies for diverse populations. Washington, D.C.: Institute of Medicine. National Academy Press, 2002.

USA. JOINT COMMITTEE ON NATIONAL EDUCATION STANDARDS – National health education standards: achieving health literacy. Atlanta, GA: American Cancer Society, 1995.

USA. NATIONAL CANCER INSTITUTE – Making health communications work. Washington, DC: US Department of Health and Human Services, 1989. (Publication NIH; 89-1493).

USA. NATIONAL CIVIC LEAGUE – The Civic Index: measuring your community's civic health. 2nd ed. Denver, CO: National Civic League Press, 1999.

USA. NATIONAL CIVIC LEAGUE – The community visioning and strategic planning handbook. Denver, CO: National Civic League Press, 2000.

USA. NATIONAL COMMITTEE ON VITAL HEALTH STATISTICS – Shaping a vision of health statistics for the 21st century. Washington, DC: National Centre for Health Statistics. Centers for Disease Control and Prevention. US Department of Health and Human Services, 2002.

USA. PEOPLE'S HEALTH MOVEMENT – About People's Health Movement. [Em linha]. [Consult. Abril 2010]. Disponível em http://www.phmovement.org/.

USA. W.K KELLOGG FOUNDATION – The logic model. Battle Creek, Michigan: W.K Kellogg Foundation, 2004.

VEGA, M. Y. – The CHANGE approach to Capacity-Building Assistance. *AIDS Education and Prevention*. 21: Supplement B (2009) 137-151.

VILLERMÉ L.R. – De la mortalité dans les divers quartiers de la ville de Paris et des causes qui la rendent très différente dans plusieurs d'entre eux, ainsi que

dans les divers quartiers de beaucoup de grandes villes. *Annales d'Hygiène et de Médicine Légale*. 3 (1830) 294-341.
VOLBERDA, H.W.; ELFRING, T. – Rethinking strategy. London: Sage Publications, 2001.
WACQUANT, L. – Notas para esclarecer a noção de habitus. [Em linha]. *Revista Brasileira de Sociologia da Emoção*. 6: 16 (Abril 2007) 5-11. [Consult. Julho 2010]. Disponível em http://www.cchla.ufpb.br/rbse/WacquantArt.pdf.
WAGNER, E.H. *et al*. – Quality improvement in chronic illness care: a collaborative approach. *The Joint Commission Journal of Quality Improvement*. 27: 2 (2001) 63-80.
WALLACE, D.; WALLACE, R. – Life and death in upper Manhattan and the Bronx: toward an evolutionary perspective on catastrophic social change. *Environmental Planning*. 32 (2000) 1-22.
WALLERSTEIN, N. – Empowerment to reduce health disparities. *Scandinavian Journal of Public Health*. 30: Suppl 59 (2002) 72-77.
WALLERSTEIN, N. – Powerlessness, empowerment and health: implications for health promotion programs. *American Journal of Health Promotion*. 6 (1992) 197-205.
WALLERSTEIN, N.; BERNSTEIN, E. – Introduction to community empowerment, participatory education and health. Special issue. *Health Education Quarterly*. 21 (1994) 141- 148.
WALLERSTEIN, N.; DURAN, B. Community-based participatory research contributions to intervention research: the intersection of science and practice to improve health equity. *American Journal of Public Health*. 100: S1 (2010) S40-S46. DOI: 10.2105/AJPH.2009.184036.
WALLERSTEIN, N.; DURAN, B.M. – The theoretical and historical roots of CBPR. In: MINKLER, M.; WALLERSTEIN, E.N., ed. lit. – Community-based participatory research and health. San Francisco, CA: Jossey-Bass, 2003.
WALLERSTEIN, N.; SANCHEZ, V.; VELARDE, L. – Freirian praxis in health education and community organizing: a case study of an adolescent prevention program. In: MINKLER, M., ed. lit. – Community organizing and community building for health. 2nd ed. New Brunswick: Rutgers University Press, 2008.
WALLERSTEIN, N.; SANCHEZ-MERKI, V. – Freirian praxis in health education: research results from an adolescent prevention program. *Health Education Research*. 9: 1 (1994) 105-118.
WALSH, S.J.; PAGE, P.H.; GESLER, W.M. – Normative models and healthcare planning: network-based simulations within a geographic information system environment. *Health Services Research*. 32: 2 (1997) 243-260.

WANDERSMAN, A; FLORIN, P – Citizen participation and community organizations. In: RAPPAPORT, J.; SEIDMAN, E., ed. lit. – Handbook of community psychology. New York: Academic/Plenum, 2000. 247-272.
WEBER, M. – Wirshaft und Gesellschaft (Economy and Society). Tübingen, Germany: Mohr Siebeck, 1922.
WEIL, M. – Women, community, and organizing. In: VAN DEN BERGH, N.; COOPER, L.B., ed. lit. – Feminist visions for social work. Silver Spring, MD: National Association of Social Workers, 1986.
WEISBROD, R.R.; PIRIE, P.L.; BRACHT, N. – Impact of a community health promotion program on existing organisations: the Minnesota heart health program. *Social Science and Medicine*. 34 (1992) 639-642.
WENGER, E. – Communities of practice: learning, meaning and identity. New York: Cambridge University Press, 1998.
WERNER, D. – Empowerment and health. *Contact*. 102 (1988) 1-9.
WHITEHEAD, M. – The concepts and principles of equity and health. Copenhagen: WHO Regional Office for Europe, 1990 (EUR/ICP/RPD; 414). [Consult. Agosto 2010]. Disponível em http://whqlibdoc.who.int/euro/-1993/EUR_ICP_RPD_414.pdf.
WHITEHEAD, M.; DAHLGREN, G. – Why not now?: action on inequalities in health. *European Journal of Public Health*. 4 (1994) 1-2.
WHITEHEAD, M.; SCOTT-SAMUEL, A. DALGREN, G. – Setting targets to address inequalities in health. *The Lancet*. 351 (1998) 1279-1282.
WHO – A citizen's guide to chronic disease care: taking action to make your voice heard. Geneva: Foundation for Research and Training in Patient Education, 2007.
WHO – Action on the social determinants of health: learning from previous experiences: a background paper prepared for the Commission on Social Determinants of Health. [Em linha]. Geneva: WHO Health Equity Team. Office of the Assistant Director-General. Evidence and Information for Policy Cluster, March 2005. [Consult. Dezembro 2009]. Disponível em http://www.who.int/social_determinants/resources/action_sd.pdf.
WHO – Action on the social determinants of health: learning from previous experiences. Geneva: WHO, March 2005.
WHO – Adelaide Statement on Health in All Policies: moving towards a shared governance for health and well-being. Adelaide: Government of South Australia. WHO, 2010a.
WHO – CHOICE: Choosing Interventions that are Cost Effective. [Em linha]. Copenhagen: World Health Organization, 2010b. [Consult. Agosto 2010] Disponível em http://www.who.int/choice/en/.
WHO – Constituition. Geneva, WHO, 1948.
WHO – Gaining health: the European strategy for the prevention and control of

noncommunicable diseases. Copenhagen: WHO Regional Office for Europe, 2006.

WHO – Global health promotion scaling up for 2015: a brief review of major impacts and developments over the past 20 years and challenges for 2015. Copenhagen: WHO, 2005. Unedited Working Paper.

WHO – Health aspects of human rights, with special reference to developments in biology and Medicine. Geneva: WHO, 1976.

WHO – Health for All for the Twenty First Century. Geneva: WHO. 1997.

WHO – Health for all targets: the health policy for Europe. Updated ed. 1991. Copenhagen: WHO, 1993. (European Health For All Series; 4).

WHO – Health promotion: a discussion document on the concepts and principles. Copenhagen: WHO Regional Office for Europe, 1984.

WHO – Health promotion: follow-up to 6th Global Conference on Health Promotion: report by the Secretariat. Copenhagen: WHO, January 2006b. (EB 117/11. Executive Board 16).

WHO – Health promotion and healthy lifestyles. Geneva: WHO, 2004. (EB 113/7).

WHO – Health promotion glossary. Geneva: WHO, 1998 (HPR/HEP/98.1).

WHO – Highlights on health in Portugal. Copenhagen: World Health Organization. Regional Office for Europe, 2004.

WHO – Influence of poverty on health: report of the Secretariat. Geneva: WHO, 2003. (EB 113/12).

WHO – Innovative care for chronic conditions: building blocks for action: global report: noncommunicable diseases and mental health. [Em linha]. Geneva: WHO, 2002. [Consult. 2004.09.13]. Disponível em http://www.who.int/diabetesactiononline/about/icccglobalreport.pdf.

WHO – Integrated prevention of non-communicable diseases: draft global strategy on diet, physical activity and health. Geneva: WHO, 2004. (EB 113/44 Add.1 – Executive Board 113rd session).

WHO – Milestones in health promotion: statements from global conferences. Geneva: WHO, 2009.

WHO – Positioning CINDI to meet the challenges. Copenhagen: WHO Regional Office for Europe, 1993.

WHO – Preventing chronic diseases: a vital investment. Geneva: World Health Organization, 2005.

WHO – Prevention and control of noncommunicable diseases: implementation of the global strategy: report by the secretariat. Geneva: WHO Executive Board, 2008. (EB 122/9).

WHO – Primary health care: report of the International Conference on Primary Health Care, Alma Ata, USSR. Geneva: WHO, 1978.

WHO – The Bangkok Charter for Health Promotion in a Globalized World. [Em linha]. Geneva: WHO, 2006a. The Bangkok Charter for Health Promotion in a Globalized World was passed at the 6th Global Conference on Health Promotion, held in Bangkok in August 2005. [Consult. Dezembro 2009]. Disponível em http://www.who.int/healthpromotion/conferences/6gchp/hpr_050829_%20BCHP.pdf.

WHO – The European Health Report 2002. Copenhagen: WHO Regional Office for Europe, 2002. (European Series; 97).

WHO – The Verona Initiative. Verona: WHO. Regional Office for Europe, 2000a.

WHO – The world health report 2003: shaping the future. [Em linha]. Geneva: WHO, 2003. [Consult. 04-04-2003]. Disponível em http://www.who.int/whr/2003/en.

WHO – WHO's contribution to achievement of the development goals of the United Nations Millenium Declaration. Geneva: WHO, 2002 (WHA55.19).

WHO. ALLIANCE FOR HEALTH POLICY AND SYSTEMS RESEARCH – What is health policy and systems research and why does it matter?. *Briefing Note*. 1 (2007) 1-7. [Consult. Agosto 2007] Disponível em http://www.who.int/alliance-hpsr/resources/AllBriefNote1_5.pdf.

WHO. COMMISSION ON MACROECONOMICS AND HEALTH – Macroeconomics and health: investing in health for economic development: report of the Commission on Macroeconomics and Health. Geneva: WHO, 2001.

WHO. CSDH – Closing the gap in a generation: health equity through action on the social determinants of heath. Geneva: Commission on Social Determinants of Health. WHO, 2008.

WHO. EURO – Review of national Finnish health promotion policies and recommendations for the future. Copenhagen: World Health Organization. Regional Office for Europe, 2002.

WHO. EURO –WHO evaluation of the National Health Plan (2004-2010) Copenhagen: The Regional Office for Europe, 2010c.

WICKIZER, T.M. et al. – Activating communities for health promotion: a process evaluation method. *American Journal of Public Health*. 83 (1993) 561-567.

WILKINSON, R. – Unhealthy societies: the afflictions of inequality. London: Routledge, 1996.

WILLIAMS, G. C., et al. – Autonomous regulation and long-term medication adherence in adult outpatients. *Health Psychology*. 17, 269-276

WILSON, E. O. – A unidade do conhecimento: consiliência. Rio de Janeiro: Editora Campus, 1999.

WINSLOW, C.E.A. – The untitled fields of public health. *Science*. 51 (1920) 23.

WORLD BANK – World development report 1993: investing in health. New York: Oxford University Press, 1993.

WORLD CONFERENCE ON EDUCATION FOR ALL, Jomtien, Thailand, 5 to 9 March, 1990 – Declaration on Education For All. [Em linha]. Paris: UNESCO,

1990. [Consult. Agosto 2007] Disponível em http://www.unesco.org/education/efa/ed_for_all/background/jomtien_declaration.shtml.

WORLD EDUCATION FORUM, Dakar, Senegal, 26-28 April 2000 – The Dakar Framework for Action: Education for All: Meeting our Collective Commitments. [Em linha]. Paris: UNESCO, 2000. [Consult. Agosto 2007] Disponível em http://unesdoc.unesco.org/images/0012/001211/121147e.pdf.

WYN-OWEN, J. – Keynote address: organisational change for health gain. In: NATIONAL CONFERENCE. University of Western Sydney, November 1, 1994.

YEATMAN H.; NOVE T. – Reorienting health services with capacity building: a case study of the core skills in Health Promotion Project. *Health Promotion International* 17:3 41-350. 2002.

YEN, I.; SYME, S.L. – The social environment and health: a discussion of the epidemiologic literature. *Annual Review of Public Health*. 20 (1999) 287-308.

ZIMMERMAN, M.A. – Empowerment theory: psychological, organizational and community levels of analysis. In RAPPAPORT, J., ed. lit. – Handbook of community psychology. New York: Academic/Plenum Publishers, 2000. 43-63.

ZIMMERMAN, M.A.; RAPPAPORT, J. – Citizen participation, perceived control and psychological empowerment. *American Journal of Community Psychology*. 15 (1988) 725-750.

GLOSSÁRIO

Acção intersectorial para a saúde
: É uma relação reconhecida entre parte ou partes do sector da saúde e parte ou partes de outros sectores, que se organizou para agir sobre um assunto, por forma a conseguir resultados finais ou intermédios em saúde, de um modo que seja mais efectivo, eficiente ou sustentável do que aquele que poderia ser conseguido se o sector da saúde actuasse isoladamente.

Acesso
: A entrada real ou potencial de uma população no sistema de saúde. Está dependente da vontade, recursos e necessidades que os indivíduos manifestam no processo de procura de cuidados. A capacidade para obter os serviços desejados ou necessários pode ser influenciada por muitos factores, incluindo a deslocação, a distância, o tempo de espera, recursos financeiros disponíveis e a disponibilização/oferta de serviços.

Advocacy
: Empenho na mudança política, legislativa ou organizacional, na defesa de um grupo ou de uma população, no sentido de obter resposta para uma particular necessidade.

Auto-eficácia
: Um constructo da teoria socio-cognitiva que se refere à crença de um indivíduo quanto à sua capacidade de desempenhar um comportamento específico.

Avaliação de impacte
: A avaliação dos efeitos de um programa sobre os objectivos intermédios, incluindo mudanças nos factores predisponentes, capacitantes e de reforço, nas mudanças

	comportamentais e ambientais e nos resultados sociais e em saúde
Avaliação de Impacte em Saúde – AIS (*Health Impact Assessment* – HIA)	É uma combinação de procedimentos, métodos e instrumentos através dos quais uma política, programa ou projecto podem ser julgados quanto aos seus efeitos potenciais na saúde de uma população, bem como à distribuição desses efeitos na mesma população.
Avaliação de qualidade	Medição da prática ou serviço profissional ou técnico para comparar com padrões de referência para determinação do nível de excelência.
Benchmarks	Valores ou padrões com os quais as medições são comparadas. No contexto de indicadores e de saúde pública, um *benchmark* é um valor preciso que é usado como uma referência para comparações futuras (semelhante a uma linha de dados de partida, ou *baseline*). Por vezes também se referem como as "melhores práticas" num determinado campo. As comunidades comparam-se em relação a estas referências. Muitos grupos usam *benchmark* como sinónimo de indicador ou meta.
Benefícios	Melhoria dos resultados em saúde, da qualidade de vida ou das condições sociais, relacionada com as intervenções de Promoção da Saúde ou dos cuidados de saúde.
Boas práticas	Recomendações para uma intervenção, baseadas na revisão crítica de investigações múltiplas e de estudos de avaliação que dão suporte à eficácia da intervenção nas populações e circunstâncias nas quais os estudos foram conduzidos, bem como da sua efectividade noutras populações e situações em que possa ser implementada.
Capacidade da comunidade	Potencialidades combinadas que influenciam positivamente o investimento, recursos e aptidões da comunidade, usadas na resolução de problemas e reforçar a qualidade de vida dos seus cidadãos.
Coligação ou aliança	Um grupo de organizações ou de representantes de grupos de uma comunidade que se juntam para um objectivo comum.

Comunidade	Conjunto de pessoas que se identificam por valores comuns e preocupações partilhadas no desenvolvimento do bem-estar do seu grupo ou área geográfica.
Condições de vida	A combinação de circunstâncias comportamentais e ambientais que estabelecem o estilo de vida de cada um e a sua situação social em relação com a saúde.
Constructo	A representação de conceitos, no âmbito de uma explicação causal ou enquadramento teórico. Por exemplo, factores predisponentes, capacitantes e de reforço, são constructos para a representação de conceitos ou variáveis mais específicos tais como crenças, atitudes, aptidões e gratificações em saúde.
Determinantes das injustiças em saúde	São determinantes sociais, económicos e relacionado com o estilo de vida que aumentam ou diminuem as injustiças sociais em saúde. Estes factores podem sempre ser influenciados por escolhas/decisões políticas, comerciais e individuais.
Diagnóstico comportamental	Identificação de acções específicas relacionadas com a saúde que muito provavelmente afectam, ou poderão afectar, um determinado resultado.
Diagnóstico social	Identificação, em termos objectivos e subjectivos, de problemas ou aspirações para o bem comum, definidos para uma população com base em indicadores económicos e sociais e para o indivíduo em termos da sua qualidade de vida.
Educação para a saúde	Qualquer combinação planeada de experiências de aprendizagem concebida para predispor, capacitar e reforçar comportamento voluntário conducente à saúde em indivíduos, grupos ou comunidades.
Equidade em saúde	Implica que idealmente todos podem atingir o seu completo potencial em saúde e que ninguém pode estar em desvantagem para atingir esse potencial devido à sua posição social ou a outros factores socialmente determinados.

Equidade nos cuidados de saúde	Conceito que incorpora uma combinação justa de medidas na distribuição de recursos, de modo a permitir igual acesso por todos os que têm iguais necessidades, aos níveis geográfico, económico e cultural. Outras dimensões da equidade em cuidados de saúde incluem iguais possibilidades de obter cuidados informais e a mesma qualidade de cuidados profissionais para todos.
Estilo de vida	Complexo de acções, condicionadas por factores culturais, sociais, económicos e ambientais, que são características de um individuo, grupo e comunidade e que constituem o padrão do comportamento ao longo do tempo e que está relacionado com a saúde mas que não é necessariamente direccionado à saúde.
Estratégias de financiamento justas para os serviços de saúde	Implicam contribuições financeiras progressivas de acordo com a capacidade de pagar as quais são usadas para proporcionar cuidados de acordo com as necessidades, independentemente da capacidade de pagar.
Evidência baseada na prática	Selecção de métodos e/ou instrumentos que, usados num programa, em determinado contexto, mostraram a sua efectividade e que são transferíveis, assumidos por outro programa noutro contexto (transferabilidade da prática).
Implementação	O acto de converter os objectivos programáticos em acções, através de mudanças políticas, regulação e organização.
Lei dos cuidado inversos (Inverse Care Law)	Expressão usada para descrever uma situação em que a disponibilidade de bons cuidados médicos varia na razão inversa à necessidade de os obter pela população (Hart, 1971).
Literacia em saúde	Capacidade das pessoas em aceder e compreender a informação básica em saúde e sistema de saúde. Capacidade para usar esta informação, de forma a que ela possa melhorar a saúde e apoiar a acção em saúde.
Mediadores	Variáveis intermédias ou causais entre as intervenções e os efeitos pretendidos que podem afectar directamente os resultados

Moderadores	Características dos indivíduos, locais, canais e circunstâncias que podem interferir no efeito de um programa, nas variáveis mediadoras ou nos resultados.
Necessidade	1) O que seja requerido para a saúde ou bem estar ou 2) uma estimativa das intervenções exigidas, com base num de um diagnóstico do problema e, em populações, o número de pessoas elegível para beneficiar da(s) intervenção(ões).
Objectivo comportamental	Formulação de um resultado desejado que indica quem, quanto, como e quando o deve obter.
Organização da comunidade	Conjunto de procedimentos e processos através dos quais uma população e as suas instituições mobilizam e coordenam recursos para resolver um problema ou prosseguir objectivos comuns.
Parcerias comunitárias em saúde	Um *continuum* de relações entre o sistema público de saúde de nível local e os seus componentes, que estimulam a partilha de recursos, responsabilidades e prestação de contas na melhoria de saúde da comunidade e que assume a *advocacy* para a capacitação, a prestação dos serviços e a melhoria da saúde da comunidade. São constituídas para assegurar uma perspectiva integrada de melhoria do estado de saúde.
Políticas de saúde orientadas para a equidade	Têm o objectivo de diminuir ou eliminar injustiças sociais na saúde.
Prática baseada na evidência	Selecção de decisões programáticas ou de intervenções, fundamentadas na força dos dados recolhidos numa comunidade respeitantes às suas necessidades e na informação relativa a intervenções ou programas previamente de efectividade comprovada, recorrendo por vezes à teoria na ausência de dados e alinhando intervenções com necessidades da comunidade.
Promoção da Saúde	Qualquer combinação planeada de iniciativas educativas, políticas, reguladoras e organizacionais dirigidas a acções

	conducentes à saúde de indivíduos, grupos e comunidades.
Protecção da saúde	Uma estratégia paralela à promoção da saúde em algumas políticas nacionais; o foco é o ambiente e não nos determinantes comportamentais da saúde e os métodos são mais parecidos com os da engenharia e agências reguladoras do que com os das agências educativas, sociais ou dos serviços de saúde.
Qualidade de vida	A percepção de indivíduos ou grupos de que as suas necessidades estão a ser satisfeitas e de que não lhes são negadas oportunidades para atingirem a felicidade e a realização
Resultados em saúde	Características de um paciente ou de um problema de saúde numa população, definidas do ponto de vista médico ou epidemiológico que resultam de uma intervenção médica ou de promoção da saúde, num determinado momento
Risco relativo	Quociente entre a taxa de mortalidade ou de incidência de uma doença ou condição, verificada naqueles que estão expostos a um determinado factor de risco (ex: fumadores) e a taxa de mortalidade ou de incidência da mesma doença ou condição nos não-expostos (ex: não fumadores). Um risco relativo de 1, indica que não existe maior risco dos expostos em relação aos não expostos.
Saúde da população	Não é simplesmente a soma da saúde dos indivíduos, uma vez que envolve também considerações sobre os padrões de distribuição da saúde na população, tendo em conta subgrupos económicos, sociais e culturais.
Sistema de saúde	A totalidade das relações entre indivíduos, grupos, organizações e sectores de actividade pública e privada que dão resposta às ameaças à saúde e criam oportunidades para promover, proteger, tratar e cuidar em todas as fases da vida.

Sistema público de saúde de nível local	O conjunto de entidades, publicas, privadas e organizações de voluntariado, bem como de indivíduos e associações informais que contribuem para a saúde da população numa determinada área administrativa.
Stakeholders	Todas as pessoas, agências e organizações com um investimento ou que são elementos chave na saúde da comunidade e no sistema público de saúde de nível local. Inclui pessoas e organizações que beneficiam de e/ou participam na prestação de serviços que promovem a saúde da população e o bem-estar global.
Triangulação	Utilização de dados de várias fontes, observadores e diferentes métodos de colheita de dados, para assegurar que o problema é visto sob vários ângulos, em vez de uma única leitura, por vezes enviesada.
Validade externa	A validade externa evidencia que os resultados de um estudo podem ser generalizados a outras situações, com outra população. Um estudo pode ter validade interna mas não validade externa. Nunca poderá ter validade externa um estudo que não tenha validade interna.
Validade interna	Garantia de que os resultados de uma avaliação podem ser atribuídos ao objecto, método ou programa avaliados.

ÍNDICE DE QUADROS

QUADRO 1 – Carga de doença e mortes por doenças não transmissíveis na Região Europeia da OMS, segundo a causa (estimativas de 2005) 87

QUADRO 2 – Exemplos de custos internos, quasi-externos e externos (e benefícios) das doenças crónicas e dos estilos de vida não saudáveis 89

QUADRO 3 – De todas as mortes por causas específicas, qual a distribuição antes dos 60 anos segundo o rendimento dos países? 93

QUADRO 4 – Incapacidades ajustadas para os anos de vida (DALYs) por causa específica antes dos 60 anos, segundo o rendimento dos países 93

QUADRO 5 – Exemplos de acção concertada a nível governamental 104

QUADRO 6 – As gerações da avaliação de políticas..................................... 119

QUADRO 7 – Os elementos da auditoria... 124

QUADRO 8 – A Promoção da Saúde no Modelo da Qualidade de Vida 162

QUADRO 9 – Matriz de avaliação da capacidade de uma comunidade no domínio da organização 204

QUADRO 10 – Procedimentos e métodos para a identificação de necessidades e problemas de saúde 226

QUADRO 11 – RE-AIM. Dimensões e definições 266

ÍNDICE DE FIGURAS

Figura 1 – Teoria dos quatro humores: representação em diagrama 18
Figura 2 – Diagrama da Carta de Ottawa 31
Figura 3 – Modelo de desenvolvimento da saúde e abordagens de intervenção em saúde 38
Figura 4 – Determinantes da saúde 49
Figura 5 – Estadios das expectativas pessoais com possível influência na propensão para cuidar activamente 51
Figura 6 – Um diagrama organizativo para o ensino da Promoção da Saúde 52
Figura 7 – Os principais determinantes da saúde 58
Figura 8 – Prevalência de fumadores diários (%) nos quintis mais pobres e mais ricos de uma selecção de países de baixo e médio rendimento 58
Figura 9 – Frequência de problemas segundo o nível de rendimento familiar 61
Figura 10 – Equilíbrio esforço-gratificação e incidência das doenças cardio--vasculares em homens e mulheres. Estudo Whitehall 62
Figura 11 – Quadro técnico de referência da Comissão dos Determinantes Sociais da Saúde (WHO, 2008) 66
Figura 12 – Níveis de política para lidar com as desigualdades em saúde ... 71
Figura 13 – Visão integrada dos determinantes da saúde 76
Figura 14 – Distribuição das mortes no mundo (%) segundo a causa e por categorias de rendimento dos países (Banco Mundial, 2002) ... 85
Figura 15 – Distribuição das mortes segundo a causa e por regiões do Banco Mundial (2002) (%) (excluindo países de alto rendimento) 86
Figura 16 – Projecções de mortalidade por causas específicas (% no total de mortes) nos países de baixo rendimento, cenário *baseline* 90
Figura 17 – Modelo de cuidados a doentes crónicos 101
Figura 18 – Organizações de saúde e elaboração de políticas 110
Figura 19 – A amplitude da participação 120

Figura 20 – As últimas gerações de avaliação e as modalidades de participação 121
Figura 21 – Modelo de auditoria 123
Figura 22 – O enquadramento operacional analítico 125
Figura 23 – Realização de mamografia alguma vez na vida. Brasil 2003 128
Figura 24 – Homens de 64 anos em 1990, que morreram até 1996, por nível de educação (Amostra Nacional Sueca) 129
Figura 25 – Mortalidade ajustada para a idade da população trabalhadora da Coreia do Sul entre os 20-64 anos, segundo o sexo e nível de educação,1993-1997 129
Figura 26 – Referência conceptual da literacia em saúde 134
Figura 27 – Pontos potenciais para intervenção no quadro conceptual da literacia em saúde 135
Figura 28 – Modelo integrador dos determinantes da mudança de comportamentos 150
Figura 29 – Estádios de mudança e estratégias de apoio 151
Figura 30 – Nível de *empowerment* social 167
Figura 31 – Um modelo conceptual de uma rede social 170
Figura 32 – Estrutura de uma rede 172
Figura 33 – Capacitação como um conjunto de relações entre actores 174
Figura 34 – Modelo conceptual para o desenvolvimento da comunidade 193
Figura 35 – As componentes da capacidade de uma comunidade segundo Goodman 196
Figura 36 a) e b) – Simulação do uso do sociograma aplicado à avaliação dos domínios da capacidade da comunidade em três momentos 201
Figura 37 – As cinco fases do PATCH 213
Figura 38 – O modelo PRECEDER-PROCEDER 216
Figura 39 – Acção em saúde segundo a percepção das necessidades pelo público e pelos profissionais e de acordo com a avaliação política 223
Figura 40 – Níveis de colaboração em investigação participada (IP) no campo da saúde 255
Figura 41 – Evidência em Promoção da Saúde 259
Figura 42 – Um modelo sinérgico para intervenções baseadas na evidência 260
Figura 43 – Aplicação da evidência e da teoria em investigação e intervenção de base populacional 262
Figura 44 – A disseminação no ciclo da investigação 264

ÍNDICE REMISSIVO

Abordagem epidemiológica – 231
Acção social – 83, 113, 154, 155, 166, 224, 248, 270
Acesso
   definição – 68, 69, 70
   a melhor rendimento – 131
   à participação – 267, 203
   aos cuidados – 14, 63, 105, 239
   aos recursos – 60
   ao sistema de saúde – 99
   aos progressos em saúde – 32
   à educação – 15, 152
   à educação e à saúde – 41
   aos serviços de saúde – 70, 131
   à informação – 131, 139, 144, 155
   às redes sociais – 153
Acheson, D. – 39, 81
Actores – 65, 103, 106, 113, 118, 123, 173
   Actores-chave – 78, 108, 109, 124, 126, 163, 173, 180, 184, 187, 188, 212, 215, 220, 237, 242, 245, 253
Adelaide – 32, 34, 103, 104
Adolescência – 80, 94, 213
Advocacy – 39, 65, 138, 143, 241, 321
   Dos *media* – 247, 248
   De políticas – 100, 141, 271, 317
Ajuda externa – 72, 180, 224
Ajzen, I.– 148, 159

Álcool – 57, 81, 87, 90, 94, 95, 96, 97, 98, 113, 156, 235, 258
Aleitamento – 57, 94, 234, 256
Alimentação – 20, 30, 57, 84, 94, 96, 98, 106, 114, 115, 116, 138, 153, 258
Actividade física – 14, 20, 81, 84, 87, 91, 96, 100, 127, 132, 138, 153, 234, 258
Alma-Ata – 19, 30, 73, 74, 75
Almeida – 88
Amaro, R. – 211
Ambiente – 20, 22, 23, 25, 29, 47, 54, 62, 73, 78
   Social – 62, 79, 149, 189
   Físico – 62, 244
   Político – 30, 31, 32, 33, 236
   Sustentável – 31
Antonovsky, A. – 27, 45, 46, 60, 161, 241
Aprendizagem – 187
Aprendizagem crítica – 153
Aprendizagem social – 159, 241, 254
ASAP – 156
Atitudes – 102, 141, 142, 144, 145, 148, 150, 239, 240, 25
Autarquias – 182, 183, 217, 227, 270
Austrália – 78, 174, 186
Auto-avaliação – 183, 195, 198, 200, 206, 220
Auto-cuidado – 27, 137, 141

Auto-eficácia – 144, 148, 152, 153, 241
Avaliação – 100, 118, 174, 187, 192, 194, 195, 200, 205, 211, 237, 271
 de impacte – 73, 106, 107
 de políticas – 97, 109, 111, 117, 118, 119, 120, 121, 126
 do Plano Nacional de Saúde – 117
 da RNEPS – 145, 183, 207
 da capacitação – 198, 199, 201, 203, 204, 206
 de programas – 212, 215, 217, 220, 223, 231, 249, 252, 262
Baker, D.W. – 132
Bandura, B.– 148, 159, 161
Bangkok – 34
Beaglehole, R.– 40, 99, 190
Becker, M.H.– 148, 159
Benchmarking – 117, 118
Bjaras G. – 200, 210
Black, D.– 59
Bourdieu, P.– 24, 155, 156
Brasil – 72, 78, 111, 114, 128
Breslow, L.– 40, 83, 234, 269, 270
BRIDGE – 126
Brownson – 219
Brunner, E. J. – 61, 256
Bunce – 169
Campbell, D.T. – 86, 264
Canadá – 25, 77, 79, 105, 129, 130, 152, 169, 192, 202
Capacidade – 14, 15, 23, 33, 44, 45, 53, 61, 67, 79, 133, 138, 153, 155, 157, 161, 167, 170, 171, 179
 da comunidade – 196, 197, 199, 200, 201, 204, 208
 organizacional – 186, 194
Capacitação – 160, 161, 172, 173, 181, 186, 187, 188, 198, 216, 241, 248, 257

 dos profissionais – 99, 141, 174
 dos cidadãos – 14, 98, 101, 177, 178, 200
 das organizações – 185, 186
Capital humano – 13, 63, 94
Capital social – 32, 63, 80, 135, 154, 164, 166, 167, 168, 170, 175, 178, 184, 239
Carélia do Norte – 225, 259
Cessação tabágica – 52, 100
Chadwick, E.– 22
CHOICE – 97
CINDI – 260
Coleman, J.S.– 166
Competências – 45, 54, 96, 112, 114, 122, 132, 133, 137, 154, 160, 172, 175, 188, 194
Comportamento – 27, 47, 61, 147, 150, 152, 155, 159, 235, 236, 239, 256, 266
Comunicação – 159, 207, 227, 243, 247, 258
Consiliência – 214, 258
Consumidor – 137, 241
Contento, I.– 148, 150, 151, 240
Co-responsabilização – 103
Crawford, D. – 270, 271
Crawley – 191
Cueto, M.– 74
Cuidados de Saúde Primários / CSP – 25, 26, 30, 51, 73, 74, 75, 99, 113, 190, 270
Dahlgren, G.– 57, 59, 67
Damásio, A.– 19, 21, 35, 36, 45
Daveluy, C.– 225
De Leeuw, E. – 105
Deci, E.L. – 149
Denzin, N. – 206
Descartes – 17, 18, 21
Desenvolvimento humano – 13, 14, 15, 94, 172, 199, 271

Índice Remissivo

Desigualdades – 8, 41, 59, 60, 63, 67, 166, 271,
  em saúde – 34, 59, 60, 63, 66, 67, 70, 71, 81, 106, 113, 127, 130, 133, 153, 164
  sociais – 32, 73, 138, 157, 163
Desmedicalização – 137
Determinantes
  da saúde – 7, 15, 23, 34, 39, 40, 49, 57, 58, 72, 150, 231, 236, 256, 257
  sociais – 59, 65, 66, 70, 71, 74, 76, 77, 78, 81, 82, 97, 99, 135, 157
Diagnóstico – 72, 76, 77, 181, 187, 188, 209, 212, 214
diagnóstico ambiental – 236, 237, 244
diagnóstico comportamental – 233, 244
diagnóstico social – 220, 222, 224, 229, 230
DiClemente, C.C. – 150, 241
Direitos humanos – 14, 21, 25, 59, 106, 157, 168, 269
Doença crónica – 27, 57, 65, 70, 84, 88, 90, 91, 92, 93, 96, 265
Doenças crónicas não transmissíveis – 83, 84, 85, 94, 98, 103
Doenças transmissíveis – 84, 85, 92, 258
Dubos, R. – 19
Durlak, J.A. – 248
ECDPM – 198
Educação para a saúde – 20, 23, 25, 30, 40, 51, 52, 53, 72, 96, 136, 145, 153, 154, 159, 160, 179, 247
Emancipação – 156, 179
Engels, F. – 22
Envelhecimento – 84, 88, 256
EQUAL – 195, 261
Equidade – 68, 74, 126, 186, 214
Escola – 13, 34, 43, 54, 60, 75, 80, 82, 95, 96, 100, 115, 116, 127, 145, 147, 181, 207, 222, 227, 233, 250, 270
  Escola Promotora de Saúde – 12, 34, 54, 80, 116, 145, 146, 181, 182, 183, 261
  escolas de pensamento estratégico – 28, 29
  escolaridade – 43, 62, 95, 127, 128, 130, 131, 132, 136, 185
  saúde escolar – 153
Estratégia – 20, 28, 29, 35, 40, 79, 82, 83, 87, 91, 97, 105, 151, 157, 161, 181, 235, 237, 244, 246, 250
Estratégias locais – 107, 121, 150
Estudo de Whitehall – 61
Evans, R.G. – 60, 77
Evidência – 97, 100, 107, 121, 126, 139, 235, 258, 259, 260, 262
Factores capacitantes – 191, 239, 240
Factores de reforço – 239, 241
Factores de risco – 45, 57, 67, 87, 99, 100, 230, 233
Factores predisponentes – 216, 239, 240, 248
Factores protectores – 57, 91, 157, 233, 234, 237, 243
Fawcett, S.B. – 179, 224
Ferrinho, P. – 132
Figueiredo, A.D.– 54
Finlândia – 79, 111, 122, 126
Fishbein, M. – 148, 159
Foucault, M. – 47, 176
Freire, P. – 48, 72, 156, 180, 222
Freudenberg, N. – 59, 175
Fukuyama, F. – 166
German, K. – 186, 192
Gibbon, M. – 173, 200, 201, 203
Glanz, K. – 148, 246
Glasgow, R.E. – 262, 265

Godfrey, M. – 88
Goleman, D. – 19
Goodman, R.M. – 178, 179, 194, 196
Green, L.W. – 30, 40, 107, 160, 209, 213, 214, 216, 222, 223, 227, 229, 232, 233, 237, 254, 255, 262, 265
Hart, J.T. – 60
Harvey – 21
Hawe, P. – 164, 173, 174, 177, 178, 194, 200, 222
Health impact assessment – 73
Healthy People – 107
I & D – 112
Impacte das intervenções – 98, 106, 107, 253, 254, 266
Impacte das doenças – 88, 92,94
Impacte na saúde – 37, 73, 81, 160, 224
Índice cívico – 196, 197
Índice de massa corporal – 90, 91, 95
Inequidade – 65, 67
Infância – 80, 83, 240
Inovação – 167, 170, 179, 195
Institute of Medicine – 11, 41, 133, 134, 135, 136, 138, 139, 149, 150
Instituto Nacional de Saúde – 112, 217, 284
Investigação em promoção da saúde – 106, 253, 254, 257, 261, 263
Irwin, A. – 60, 66, 276
IUHPE – 97, 235
Jacarta – 33
Justo – 87
Kawachi, I. – 60, 154, 166, 168, 175
Kickbusch, I. – 133, 137
Kington, R.S. – 258, 262
Kreuter, M.W. – 160, 212, 213, 216, 222, 223, 227, 229, 232, 233, 237, 262, 265
Labonte, R. – 49, 153, 155, 172, 173, 174, 176, 177, 178, 179, 200, 201, 203, 204

Laennec – 21
Lalonde, M. – 25, 57, 79, 105, 159
Last, J.M. – 231, 269, 270,
Laverack, G. – 153, 161, 172, 173, 174, 177, 178, 199, 200, 201, 203, 204, 205
Lewin, K. – 148, 159
Liderança – 28, 99, 105, 178, 182, 200
Literacia – 96, 127, 131
Literacia em saúde – 133, 134, 135, 137, 138, 141, 152, 154, 192
Loudon, I. – 18, 21, 23
Loureiro, I. – 161, 167, 182, 183, 207, 217, 222, 246
Mackenbach, J. – 78
Mahler, H. – 25, 26, 72, 75
Marmot, M. – 59, 60, 61, 75, 76, 132, 256
Marx, K. – 22
Mathers, C.D. – 63, 83, 85
Matrizes de avaliação – 199, 203
Maturana, H. – 42, 44
Mediadores – 196, 243
Mendizabal, E. – 254
Menke, R. – 132
Mercer, S.L. – 255
Método epidemiológico – 76, 231
México – 32
Mezirow, J. – 47, 48
Miguel, J.P. – 132
Milén, A. – 160, 188
Milio, N. – 109, 110, 111, 117, 160
Minkler, M. – 155, 175, 179, 197
Mintzberg, H. – 28, 29
Mobilização de recursos – 33, 179, 183, 200
Modelo da Crença em Saúde – 148, 240
Modolo, M.A. – 20, 159
Molleman, G. – 252
Monnier, E. – 119, 120, 121

Moore, M. – 187, 190
Morin, E. – 42, 43
Mudança de comportamento – 15,30, 147, 150, 156, 216, 235, 238, 239, 266
Mudança de paradigma – 41
Mudança organizacional – 26
Mudança – 34, 40, 54, 65, 75, 151, 155, 160, 187, 214
Naidoo, J. – 165
Nairobi – 131,
National Civic League – 197
Necessidades – 31, 60, 67, 69, 126, 135, 210, 247, 263
Necessidades em saúde – 213, 223, 225
Nutbeam, D. – 136, 140, 154
Obesidade – 64, 92, 94, 95, 100, 149, 256, 270
O'Neill, M. – 159, 160, 299
Objectivos de Desenvolvimento do Milénio – 14, 34, 65,70, 84
Observatório – 115, 126
Olson, M. – 166, 168
Organizações de aprendizagem – 191, 198, 261
Ottawa – 31, 38, 40, 73, 160, 172
Padez, C. – 100
Paim, J.S. – 128
Parceria – 98, 100, 175, 179, 181, 189, 194, 211
Participação – 263, 265
Participação dos profissionais – 22
Participação dos cidadãos/comunidades – 230, 237, 247, 250, 258, 262, 270
PATCH – 212, 213
Patel, K. J. – 29, 100, 245
People's Health Movement – 178
Piaget, J. – 50
Piette, D. – 145, 146, 147, 207

Pimenta, M. – 195, 207
Pineault, R. – 225, 226
Piotrow, P.T. – 145
Planeamento – 99, 160, 187, 209, 210, 213, 214, 220, 229, 252, 253
Plano Nacional de Saúde – 82, 107, 117
Pobreza – 14, 15, 22, 33, 41, 256
Policy making – 108
Politicas de saúde – 106, 117, 122, 126
Portes, A. – 170
Portugal – 54, 55, 64, 65, 78, 82, 100, 107, 117, 131, 145, 157, 169, 181, 190, 191, 217, 221, 227, 260, 261, 270
Potencialidades – 35, 54, 163, 173
PRECEDE – *212, 213, 214*
PRECEDER – 187, 214, 215, 216, 220, 231, 239, 240, 242
Preffi – 252
PROCAPS – 217
PROCEED – 160, 213, 214, 215
PROCEDER – 160, 187, 215, 216, 220, 239, 241, 242, 265
Prochaska, J.O. – 150, 241
Puska, P. – 225, 259
Putnam, R.D. – 36, 164, 166, 175, 222
Qualidade de vida – 101, 111, 135, 162, 216, 239
Ramos, R. – 96
Raphael, D. – 71
Rappaport, J. – 154, 155
Rasmussen, V.B. – 145, 146, 147, 207
REACH – 265, 266
RE-AIM – 266
Reconhecimento social – 185, 227
Rede das Cidades Saudáveis – 34, 46, 100, 213, 261
Rede de Hospitais Amigos dos Bebés – 34
Rede dos Hospitais Promotores de Saúde – 34

Rede social – 168, 170, 171, 246
REEPS – 146
Reino Unido – 22, 81, 82, 107
Resultados em saúde – 60, 65, 76, 130, 141, 157, 177, 191
RGR – 161, 163
Ribeiro, J.L.P. – 64, 169
Rimer, B.K. – 260, 264
Rissel, C. – 155
RNEPS – 181
Robertson, A. – 49, 197
Rogers, E. M. – 156, 265
Rootman, I. – 38, 105
Rosenstock, I.R. – 148, 195
Ryan, R.M. – 149, 160
Salutogénese – 34, 37, 41, 42, 45, 184, 241
Santana, P. – 64
Saúde mental – 64, 168, 256
Saúde em todas as políticas – 34, 103, 257
Saúde Pública – 15, 20, 22, 25, 28, 39, 41, 72, 76, 77, 78, 79, 80, 81, 84, 107, 111, 113, 121, 141, 159, 163, 190, 211, 214, 259, 263, 269, 270

Saúde um compromisso – 82, 117, 191
Sen, A.– 13, 15, 172
Settings – 54, 266
Simões, J. – 106
Skocpol, T. – 168
Slovic, P. – 238
Smith, G.D. – 63, 160, 176
SOC – 45
Sociogramas – 199, 200
Sokoloff, K.L. – 170
Son, M.– 128, 129
Stakeholders – 111, 207, 253, 254
Stresse – 19, 132
Suécia – 80, 105, 126, 200
Sundsvall – 32
Teoria da Acção Racional – 148, 159
Teoria da auto-determinação – 149
Teoria sócio-cognitiva ou teoria da aprendizagem social – 148, 159, 317
Wagner – 101, 265
Wallerstein – 60, 154, 156, 157, 175, 176, 180, 197
Wikinson – 59, 60, 75, 76, 154
Ziglio – 163

ÍNDICE GERAL

PREFÁCIO 7

FOREWORD 9

SIGLAS 11

I – INTRODUÇÃO 13

II – A SAÚDE E OS PARADIGMAS DA SAÚDE 17

    1. Conceitos de saúde 17
    2. A evolução da Medicina e das estratégias para obter saúde 20
    3. A Organização Mundial de Saúde e a Declaração Universal dos Direitos Humanos 24
    4. Da Prevenção à Promoção da Saúde 26
    5. Promoção da Saúde: uma abordagem estratégica e ética 28

III – VALORES E PARADIGMAS 35

    1. Os valores da Promoção da Saúde 35
    2. O modelo integrado de desenvolvimento da saúde 37
    3. A Promoção da Saúde e a Saúde Pública 39
    4. Construção do conhecimento e salutogénese 42
    5. O ensino/aprendizagem em Promoção da Saúde 47

IV – DETERMINANTES DA SAÚDE 57

    1. Introdução 57
    2. Determinantes sociais e desigualdades em saúde 59
    3. A Comissão dos Determinantes Sociais da Saúde da OMS 65
    4. Enfrentar as desigualdades em saúde 66

5. A integração dos determinantes da saúde nos programas de intervenção na comunidade 72
6. A valorização dos Cuidados de Saúde Primários 73
7. Visão integrada dos determinantes da saúde 75
8. Políticas nacionais e determinantes da saúde 77

V – DOENÇAS CRÓNICAS E DESIGUALDADES EM SAÚDE 83

1. Introdução 83
2. As doenças crónicas no mundo 84
3. Os custos da doença crónica 88
4. São os mais ricos em cada país os mais afectados? 92
5. Impacte das doenças crónicas não transmissíveis no desenvolvimento humano 94
6. Prevenção primária das doenças crónicas 96
7. Princípios de prevenção e controlo das doenças crónicas 98
8. O papel dos sistemas de saúde 99
9. Modelos de cuidados a doentes crónicos 101
10. Direitos e co-responsabilização social 103

VI – POLÍTICAS DE PROMOÇÃO DA SAÚDE

1. Enquadramento 105
2. O processo de produção de uma política de Promoção da Saúde .. 108
3. Políticas nacionais orientadas para a Promoção da Saúde 111
4. O Plano Nacional de Saúde em Portugal 117
5. A avaliação de políticas de saúde 117
6. Avaliação externa da política de saúde: o exemplo da Finlândia ... 122
7. O Observatório Europeu de Sistemas e Políticas de Saúde 126

VII – A EDUCAÇÃO E A SAÚDE

1. Duas faces da mesma moeda 127
2. Porque é que a educação afecta a saúde? 131
3. Literacia em saúde 133
4. Quadro conceptual de referência da literacia em saúde 134
5. Competências individuais e das comunidades 137
6. O sistema de saúde e a literacia em saúde 138
7. Orientações práticas para a comunicação em saúde 141
8. A utilização estratégica da comunicação 144
9. Obstáculos à educação para a saúde 145
10. O tempo é importante 147

11. Teorias explicativas da mudança do comportamento 147
12. Estratégias para mudar comportamentos 150
13. Educação, literacia e *empowerment* 152

VIII – CAPACITAÇÃO DOS INDIVÍDUOS, DAS ORGANIZAÇÕES E
DAS COMUNIDADES 159

1. Da Educação para a Saúde à Promoção da Saúde 159
2. A Promoção da Saúde numa perspectiva de Capacitação 161
3. Capital social e saúde 164
4. Suporte social 168
5. A importância da coesão social 169
6. Redes Sociais 170
7. Capacitação de uma comunidade 172
8. *Empowerment* da comunidade 175
9. Capacitar as organizações e o sistema de saúde 185
10. Identificação de problemas 187
11. Concepção de estratégias e acções 189
12. As organizações de saúde como organizações de aprendizagem. 191
13. Avaliar a capacitação 198
14. Onde reside o sucesso? 208

IX – PLANEAMENTO EM PROMOÇÃO DA SAÚDE 209

1. Enquadramento 209
2. Modelos de planeamento em Promoção da Saúde 210
3. A "Abordagem Planeada da Saúde da Comunidade" 212
4. O modelo PRECEDER-PROCEDER 215
5. PRECEDER – Diagnóstico 220
6. PROCEDER – Delineamento da Intervenção 241
7. Qualidade da intervenção 252
8. Investigação em Promoção da Saúde 253

X – REFLEXÃO FINAL 269

BIBLIOGRAFIA 273

GLOSSÁRIO 317

ÍNDICE DE QUADROS 325

ÍNDICE DE FIGURAS 327

ÍNDICE REMISSIVO 329

ÍNDICE GERAL.. 335